健康管理医师
制度研究

轩志东　李德勋　张桂兰　许　静　等著
罗桂华　魏　骅　梁　栋　万　艳

全国百佳图书出版单位
中国中医药出版社
·北京·

图书在版编目（CIP）数据

健康管理医师制度研究 / 轩志东等著 . —北京：中国中医药出版社，2021.9

ISBN 978 – 7 – 5132 – 6754 – 0

Ⅰ . ①健…　Ⅱ . ①轩…　Ⅲ . ①保健–研究　Ⅳ . ① R161

中国版本图书馆 CIP 数据核字（2021）第 027468 号

中国中医药出版社出版

北京经济技术开发区科创十三街 31 号院二区 8 号楼

邮政编码　100176

传真　010–64405721

廊坊市晶艺印务有限公司印刷

各地新华书店经销

开本 880×1230　1/32　印张 13.25　字数 354 千字

2021 年 9 月第 1 版　2021 年 9 月第 1 次印刷

书号　ISBN 978 – 7 – 5132 – 6754 – 0

定价　59.00 元

网址　www.cptcm.com

服 务 热 线　010–64405720

购 书 热 线　010–89535836

维 权 打 假　010–64405753

微信服务号　**zgzyycbs**

微商城网址　**https://kdt.im/LIdUGr**

官 方 微 博　**http://e.weibo.com/cptcm**

天猫旗舰店网址　**https://zgzyycbs.tmall.com**

如有印装质量问题请与本社出版部联系（010–64405510）

《健康管理医师制度研究》作者名单

著　　者　轩志东（河南大学循证医学与临床转化研究院，
　　　　　　　　　河南大学临床医学院）

　　　　　李德勋（安徽中医药大学医药经济管理学院）

　　　　　张桂兰（湖北省孝感市中心医院）

　　　　　许　静（河南中医药大学管理学院）

　　　　　罗桂华（陕西中医药大学人文管理学院）

　　　　　魏　骅（安徽中医药大学医药经济管理学院）

　　　　　梁　栋（福建医科大学公共卫生学院）

　　　　　万　艳（连云港市第一人民医院）

　　　　　任学群（河南大学循证医学与临床转化研究院）

　　　　　安祥林（牡丹江医学院卫生管理学院）

　　　　　何国忠（昆明医科大学公共卫生学院）

　　　　　欧阳静（陕西中医药大学人文管理学院）

　　　　　李妍妍（河南中医药大学管理学院）

　　　　　马春梅（牡丹江医学院卫生管理学院）

　　　　　李秀芹（陕西中医药大学人文管理学院）

　　　　　赵凌波（陕西中医药大学人文管理学院）

　　　　　张禄生（阜外华中心血管病医院）

　　　　　轩钰涵（中国人民解放军第 988 医院）

　　　　　杨　迪（佳木斯大学公共卫生学院）

　　　　　谢洪敏（湖北省安陆市中医院）

学术秘书　程　涵（河南大学社会医学与卫生事业管理专业研究所）

前　言

一、核心概念界定

1. 健康管理医师的职业定位　健康是一个连续的谱系，从健康状态和亚健康状态到亚临床状态和临床状态，直至死亡。环境、社会、生物和心理等众多因素都直接或间接地影响着人们的健康。在健康状态阶段，很多学科和行业都可以根据其政策和行动主动地或不自觉地影响人们的健康。在亚健康状态阶段，及时鉴别出亚健康状态，促使它向健康状态转变，防止它向亚临床状态和临床状态转变就需要有医学工作者的参与。目前的医疗卫生工作体系，进入医疗卫生机构时处于亚临床状态者由临床医师提供鉴别和指导服务，但不提供管理服务；而未进入医疗机构但处于亚临床状态者，不会得到本该由临床医师提供的鉴别和指导、管理服务。在实践工作中，最薄弱的环节是没有将亚健康状态到亚临床状态管理的衔接工作、亚临床状态到临床状态管理的衔接工作做好。最理想的工作方式是，需要一个行业或者职业能具有比较全面的知识和技能，从健康状态和亚健康状态到亚临床状态和临床状态直至死亡，全谱系地管理起来。最理想的往往不现实。退而求其次，需要建立一个行业或者职业，能具有相对满足百姓需要的比较全面的知识和技能，既要有医学、健康促进的知识和技能，又要有管理的知识和技能，且在经济上能够为社会所负担得起，将从健康状态和亚健康状态到亚临床状态和临床状态，直至死亡的全谱系健康管理起来，至少是能够在市场竞争中集中精力把从亚健康状态到亚临床状态管理的衔接工作、从亚临床状态到临床状态管理的衔接工作做好。不了解健康状态就不了解疾病状态。没有医学知识就不能够准确有效地鉴别健康状态。要做好这些工作，非医师不可。这类医师就是健康管理医师。

健康管理医师就是职业定位于健康谱系的亚健康和亚临床阶段，从事健康管理和医学实践的医师；是以二级预防为工作重点，以亚健康和亚临床个体，常见病、多发病患者为主要服务对象，与中医、临床、口腔、公共卫生并列的第五类执业医师。

很显然，我们讲的健康管理医师不是有的医院从事健康体检的医师，而是掌握健康管理专业知识与技能的健康管理医学专门人才。

2. **健康管理医师制度**　对于国家和社会而言，要促进和提高国民的健康管理水平，就有必要建立健全健康管理医师体系和规则，我们称之为健康管理医师制度。

二、创建健康管理医师制度的必要性

我国居民健康状况和卫生人力状况，以及人口结构状况和经济状况，都要求我们创建健康管理医师制度。

1. **从居民健康状况、卫生人力状况和人口结构状况思量**　根据世界卫生组织的数据，2016 年我国女性居民出生之时的期望寿命为 77.9 岁，比美国（81.0 岁）少 3.1 岁；我国女性居民在 60 岁时，期望寿命为 21.0 岁，比美国（24.7 岁）少 3.7 岁。我国女性居民在出生之时健康期望寿命为 69.35 岁，比美国（70.12 岁）少 0.77 岁；我国女性居民在 60 岁时健康期望寿命为 16.5 岁，比美国（19.01 岁）少 2.51 岁。这些数据说明，我国人民的健康水平已经接近于美国。但是从世界各国期望寿命和健康期望寿命的比较研究发现，到了慢性非传染性疾病为主要死亡原因时期，期望寿命和健康期望寿命每增加一点点都是非常困难的。我国居民健康水平，在短期之内是很难追赶上美国的。

我国女性期望寿命与美国的差距，从出生之时的 3.1 岁到 60 岁的 3.7 岁，增加了 0.6 岁。我国女性健康期望寿命与美国的差距，从出生之时的 0.77 岁到 60 岁的 2.51 岁，增加了 1.74 岁。我国与美国在期望寿命上从出生到 60 岁之时的差距变化值（0.6 岁），小于健康期望寿命从出生到 60 岁之时的差距变化值（1.74 岁），这个数据说明，我国对于中老年人的健康重视不够，老年人的健康水平相对美国要差。

联合国人口基金会的报告显示，2019 年，中国人口为 14.201 亿人（不包括中国香港、中国澳门和中国台湾人口），65 岁及以上人口占 12%。美国人口为 3.291 亿人，65 岁及以上人口占 16%。中国国家统计局的报告显示，中国 2019 年年末的总人口为 140005 万人，65 岁及以上人口为 17603 万人，占 12.57%。我国由于实行计划生育政策近 40 年，未来几年 65 岁及以上人口占比将快速增加，并赶上和超过美国。结合期望寿命和健康期望寿命的分析，可以断定，今后 40 年内，人口老龄化将是我国居民健康的重要挑战。

要解决全民健康问题，需要综合国力。其中，卫生人力资源是重要的影响因素。

世界卫生组织报告显示，2017 年，美国每万人口有 26.120 名医师，中国每万人口有 19.798 名医师。据此，结合前述我国 2019 年人口 14.201 亿人测算：我国居民拥有医师数量要达到美国水平还需要增加 897787 名医师。

美国医师都要经历研究生教育，获得医学博士学位。我国，以现有国力水准而言，在可以预见的数十年之内，根本不可能把现有医师全部或者十分之一数量提升到博士，更不要说再增加近 90 万名医学博士学位的医师了。

不过，从居民健康现实情况和近百年医疗卫生历史来看，在追赶美国健康水平的现阶段，可以合理配置卫生人力资源，暂时不需要把全体医师都培养成医学博士水准。在现实生活中，居民疾病以常见病和多发病为最多，健康管理问题以亚健康和亚临床状态为主，要解决常见病和多发病的诊断治疗问题，要解决亚健康和亚临床状态管理问题，需要有基本医学知识和技能的医师，在乡村和社区面对广大居民执行具体医学操作即可。

由此可见，从我国居民健康状况、卫生人力状况和人口结构状况思量，我们必须创建健康管理医师制度。

2. 从现实卫生经济状况思量　以适宜的卫生人力配置，去解决适当的卫生问题，能够取得最好的成本效果比值。

由于硕士、博士研究生毕业医师的培养成本很高，又由于硕士、博士研究生毕业医师在执业时一般要使用与其身份相称的其他价格昂贵的生产要素，今后数十年，我国常见病和多发病的诊断治疗预防问题，亚健康和亚临床状态的健康管理问题，如果完全由硕士、博士研究生毕业医师去解决，那么医疗卫生健康服务价格将会因供给侧成本推得很高，整个医疗卫生健康服务市场将不可避免地在很高的均衡价格之下运行，相对于实际需要而言，相对于经济社会发展水平而言，全体居民，特别是贫困居民要支付更多的费用，其中超出实际需要、超出经济社会发展水平的费用就是不该有的浪费的社会财富和个人财富。医疗卫生资源浪费将会是社会中下阶层居民的经济负担，将会阻碍整个国家社会的发展。

美国医疗保健和医疗救助中心（center for medicare & medicaid services）给出数据，2018 年美国卫生总费用占到国内生产总值（GDP）的 17.7%；总量达到 3.6 万亿美元，人均 11172 美元，比 2017 年增加 4.6%。中国国家统计局给出数据，2018 年中国卫生总费用 59121.90 亿元，国内生产总值 990865.10 亿元，卫生总费用占到国内生产总值的 5.97%，人均 4236.98 元，比 2017 年（人均 3783.83 元）增加 11.98%。2018 年，美国卫生总费用是中国的 4.3 倍；美国人均卫生总费用是中国的 18.46 倍（注：2018 年中国人民币与美国美元市场汇率波动在 7：1 上下，本文以 7：1 计算）；美国卫生总费用占到国内生产总值的百分比高出中国 11.73 个百分点。

从这些比较数据看,中国卫生资源投入与美国相比还有很大差距。美国是发达国家,中国是发展中国家;美国是开拓者,中国是追赶者。中国在卫生资源投入方面追赶美国的道路还很漫长。

中国与美国在卫生总费用、人均卫生总费用、卫生总费用占国内生产总值百分比方面存在巨大差距的原因,一是美国科学技术发达,市场经济制度高效,生产了大量的财富。二是美国建立了覆盖全体 65 岁及以上居民的医疗保健保障制度(medicare),建立了覆盖全体贫困居民的医疗救助保障制度(medicaid),建立了基于市场经济制度的商业医疗保障制度。除此之外,主要的就是美国医师都是博士毕业,且经过严格的临床医疗实践规范培训,由此造成了供给侧成本很高,进而推动了医疗卫生服务市场在较高的医疗卫生服务均衡价格之下运作。

中国在发展中,当然需要让全体居民获得与经济社会发展水平相适宜的医疗卫生服务,建立健全老年居民医疗保健保障制度,建立健全贫困居民医疗救助保障制度,促进和发展商业医疗保障制度。与此同时,要提高医师整体科学技术水平,培养更多的博士学位医师来解决复杂的高难度的疾病诊断、治疗及预防问题,培养大量具有适宜理论知识技能的医师来解决常见病和多发病的诊断、治疗及预防问题,来解决健康状态、亚健康状态和亚临床状态的健康管理问题。这里讲的具有适宜理论知识技能的医师有 3 个层次意义:其一,专业适宜。居民的健康管理工作需要由健康管理医师来做,这是因为健康状态与亚健康状态之间、亚健康状态与亚临床状态之间、亚临床状态与临床状态之间诊断和处置须得医师做出,非医师职业人员做出的诊断和处置常常会有较多的漏诊和误诊以及错误处置。其二,技术适宜。其具有的理论知识技能的范围、数量和质量能够满足常见病和多发病的诊断、治疗及预防工作需要,能够满足健康状态、亚健康状态、亚临床状态和临床状态诊断和处置工作需要，能够满足健康管理工作需要。其三，经济适宜。其培养成本及其在市场上的服务收费价格，能够让经济状况中下阶层居民，特别是贫困居民承受得起；当然，特别贫困居民对于医疗服务和健康管理服务的获得需要政府采取社会合作方式给予制度救助。

我国今后的卫生人力政策，如果没有专业适宜，那就会在投入卫生资源很多，卫生总费用、人均卫生总费用和卫生总费用占国内生产总值百分比大幅增高的同时，不能够较为有效地解决基层居民常见病和多发病的诊断、治疗及预防问题，不能够较为有效地解决基层居民健康状态、亚健康状态和亚临床状态的健康管理问题，事倍功半，效果与成本比值较低。今后的卫生人力政策，如果没有技术适宜和经济适宜，当技术落后、数量不足和质量不够的任意一种组合出现之时，都不能够有效满足基层居民常见病和多发病的诊断、治疗及预防工作需要，不能够满足基层居民健康状态、亚健康状态和亚临床状态的健康管理工作需要，效果达不到社会期望和要求，效果与成本比值也会较低。当技术先进、数量充足和质量很高的任意一种组合出现之时，都能够有效满足基层居民常见病和多发病的诊断、治疗及预防工作需要，能够满足基层居民健康状态、亚健康状态和亚临床状态的健康管理工作需要；可是，由于医疗健康服务市场均衡价格处于较高位置而造成卫生总费用、人均卫生总费用和卫生总费用占国内生产总值百分比增加，其中部分增加是无意义的卫生资源浪费，同时，还会出现部分居民需求不能够得到满足的现象，同样会有效果不佳，效果与成本比值较低。

根据以上分析，我国今后的卫生人力政策，如果没有专业适宜、技术适宜和经济适宜，那么非但不能够取得基层居民常见病和多发病诊断、治疗及预防工作的良好效果，健康管理工作的良好效果，而且会造成卫生总费用、人均卫生总费用和卫生总费用占国内生产总值百分比的增加，其中没有意义的、没有效果的或者说是浪费的增加的部分卫生总费用占国内生产总值百分比增加1个百分点就是国民财富的巨大浪费，如果增加3个百分点（全世界生产总值长期平均年增长率在3%左右）就会严重阻碍我国追赶先进国家、实现民族复兴的进程。我国今后的卫生人力政策，应当追求专业适宜、技术适宜和经济适宜。

由此可见，从卫生经济方面思量，为了更好地解决基层居民常见病和多发病的诊断、治疗、预防工作问题，更好地解决基层居民健康管理工作问题，必须得创建健康管理医师制度。

三、创建健康管理医学本科专业的必要性和可行性

1. 创建健康管理医学本科专业的必要性

（1）创建健康管理医学本科专业是社会发展的客观需要：我国现阶段，无论是在卫生人力对于居民健康和人口结构的适宜方面，还是在卫生人力受制于经济发展水平方面，要更好地解决基层居民常见病和多发病的诊断、治疗、预防工作问题，更好地解决基层居民健康管理工作问题，都必须得走出一条具有中国特色的、符合我国国情的、适宜我国卫生健康事业发展的健康管理工作道路，创建健康管理医师制度。

创建健康管理医师制度是社会发展的客观需要，现实的卫生健康事业也需要一大批健康管理医师。

社会需要和社会需求是催生高等院校专业建设的根本因素，也是推动高等院校专业建设的根本动力。为此，高等院校有必要创建培养健康管理医学专门人才的健康管理医学本科专业。

（2）国内外高等院校尚未开设健康管理医学本科专业：本研究团队检索中文和英文文献得知，截至2020年，国内外尚未有人提出健康管理医师制度的概念，国内外高等院校还没有设立健康管理医学专业。

截至2020年，我国开设西医临床医学本科专业的高等院校有195所，开设中医学本科专业的高等院校有56所。这些高等院校

均未开设健康管理医学本科专业。高职高专类院校也没有开设该专业。

（3）临床医学本科专业的知识结构尚不能够满足健康管理医学实践的需要：就目前社会经济和卫生健康发展状况而言，临床医学本科专业毕业生在取得执业医师或者执业助理医师资格之后，对于解决社区和乡村的常见病和多发病的问题，以及健康－亚健康－亚临床－临床状态的鉴别诊断问题，知识结构是合理的，也是能够胜任的。但对于处理常见病和多发病的健康管理问题，以及健康－亚健康－亚临床－临床状态的健康管理问题，其知识结构尚不够完善，能力尚显不足。很明显，是因为其缺少管理学基础知识，缺少健康管理学及相关学科知识。此外，其他一些学科的知识也需要加强，如社会医学知识、社区医学知识等。

虽然临床医学本科专业的知识结构和基本技能是健康管理医学工作必要的基础条件，但如果为了让临床医学本科专业毕业生具备从事健康管理工作的能力，而简单地在临床医学本科专业培养方案中增加健康管理方面的课程，就会增加教学负担，或者延长学制。而这些都是不科学的，缺少经济合理性。为此，有必要创建新的医学类本科专业——健康管理医学。

（4）中医学本科专业知识结构尚不能够满足健康管理中医学实践的需要：与西医学临床医学本科专业基本知识、基本理论和基本技能不能满足健康管理医学实践需要的理由一样，中医学本科专业基本知识、基本理论和基本技能也不能够满足健康管理中医学实践的需要，为此，有必要创建新的中医学本科专业——健康管理中医学。

（5）健康服务与管理本科专业培养的人才不能有效开展健康管理医学实践：为了推动卫生健康事业发展，适应健康管理实践需要，2015年开始，教育部在本科专业目录中增设了健康服务与管理本科专业，是公共管理专业类下的一个特设专业，学制4年，授管理学学士学位。

　　健康服务与管理本科专业设置的医学课程和学时很少，毕业生不能依法取得执业医师资格，也没有能力从事健康管理医学实践。从健康–亚健康–亚临床–临床状态谱线看，健康服务与管理本科专业培养的人才，其工作是对健康状态的人群进行健康管理。由于医学知识不足、不具备健康和疾病的鉴别诊断能力，且没有执业医师或执业助理医师资格，故而无法有效开展亚健康–亚临床–临床状态人群的健康管理工作。相比较而言，健康管理医学本科专业培养的人才，其工作主要是对亚健康–亚临床–临床状态人群进行健康管理。健康服务与管理本科专业不能够替代健康管理医学本科专业。

　　截至 2020 年，全国有 108 所医学类和非医学类高等院校开设了健康服务与管理本科专业。以开设健康服务与管理本科专业的高等院校数量之多反衬比较，也能说明健康管理医学本科专业和健康管理中医学本科专业是我国社会之急需专业。

　　由此可见，我国要解决居民健康问题、实现健康中国目标，开设健康管理医学专业、培养健康管理医学专门人才无疑是一条切实可行之路。

　　2. 创建健康管理医学本科专业的可行性　要创建一个新的本科专业，能否成功的条件在于毕业生的就业前景和课程设置。课堂教学、实习条件和经济条件是高等院校考虑的事情，本书不做论述。

　　（1）就业前景：为了实现健康中国目标，让全体人民达到与经济社会发展水平相适宜的卫生健康水平，需要创建健康管理医师制度，培养一大批健康管理医师，做好健康管理医学实践工作。要培养一大批健康管理医师，就必须创建健康管理医学本科专业。

　　从创建健康管理医师制度的必要性和创建健康管理医学本科专业的必要性方面可知，健康管理医学本科专业毕业生有着广阔的就业前景。

（2）课程设置：健康管理医学实践和健康管理中医学实践是在一定的经济社会发展条件之下，以增强体质、促进健康、预防控制疾病为目的，使用人文社会科学、自然科学、生物学、行为科学、心理学、基础医学、临床医学、预防医学、中医学、管理学、健康管理学及其他相关学科的基本知识、基本理论和基本技能，在社区和乡村，对于居民个人、家庭和群体，针对常见病和多发病，针对健康－亚健康－亚临床－临床疾病－死亡状态，所开展的健康状态诊断和鉴别诊断、疾病治疗、健康管理工作。

截至 2020 年，我国独立设置的医学高等本科院校，开设临床医学本科专业的综合性大学（包括中医药大学），两者共计 195 所，都开设了上述专业课程，也就是说，都具备或基本具备创建健康管理医学本科专业的课程教学条件。

我国 23 所中医药大学（不包括西藏藏医药大学）和 1 所中医学院都具备或基本具备了创建健康管理中医学本科专业的课程教学条件。

在创建健康管理医学本科专业的过程中，必须要做的研究就是根据健康管理医师的职业定位，确定健康管理医学本科专业毕业生应具备的基本知识、基本理论和基本技能，确定学生应学习的学科知识结构、课程数量、课程内容、理论教学、实验教学和实习教学时数，确定应该学习课程之间的关系，是齐头并进还是先承后继，进而安排教学，设计出培养方案文稿(官方文件公布的是培养方案，学者研制的称培养方案文稿)。

由于健康管理医师制度和健康管理医学本科专业都是第一次提出，具有原创属性，健康管理医学本科专业培养方案文稿的研制也充满了学术挑战。以某大学为背景研制健康管理医学本科专业培养方案文稿，也是为了说明其对于具有类似背景条件的大学创建健康管理医学本科专业具有现实的、拿来即可应用的可行性。

四、本书结构

本书分上下两篇。上篇为健康管理医师制度设计理论研究，下篇是健康管理医学本科专业人才培养的设想。

上篇所研究的是大学院校"围墙"之外的事情，分为两部分：第一部分是健康管理医师的职业定位和工作任务；第二部分是健康管理医师市场和健康管理医学服务市场的运作方式，政府对健康管理医师和健康管理医学服务的管理方式。

下篇所研究的是大学院校"围墙"之内的事情，拟出健康管理医学本科专业的人才培养方案文稿，分为健康管理中医学本科专业人才培养方案文稿、健康管理（西）医学本科专业人才培养方案文稿。

人才培养方案文稿针对健康管理医师职业定位和工作任务展开，提出健康管理医学本科专业毕业生应具备的学科知识、理论和技能。

上篇的健康管理医师制度设计理论研究与下篇的健康管理医学本科专业人才培养的设想有机结合，构成完整的系统研究。上篇为政府和社会所用，下篇为大学院校所用。

本书的读者对象为政府官员，特别是从事卫生健康管理工作的官员，对居民健康负有领导责任或关联责任的政府官员；高等医学教育工作者和领导者；从事卫生健康政策研究工作的专家、学者和研究生，以及相关人员。

本书在健康管理医师制度方面进行了浅显探索，一些值得商榷的理论问题和不足之处欢迎读者提出宝贵意见，以便再版时修订提高。

轩志东

2021 年 3 月

目 录

上 篇
健康管理医师制度设计理论研究

下 篇
健康管理医学本科专业人才培养的设想

上 篇

健康管理医师制度设计理论研究

　　本篇旨在应用社会医学、经济学、管理学等基础理论，设计一套以市场经济体制运作方式为基础的健康管理医师制度，以适宜的制度规则激励健康管理医师投身于基层，为我国庞大的亚健康、亚临床人群，常见病、多发病、慢性病患者提供健康管理医学服务。

　　本篇属于应用基础理论研究部分，自成体系，分为9章。除第一章绪论和第九章文献系统综述外，第二章至第八章是理论研究工作的主要内容，包括7个方面：①理论支撑体系。②健康管理医师的基本内涵。③构建健康管理医师制度的必要性与可行性。④健康管理医师服务市场运作机制。⑤健康管理医师生产服务体系。⑥健康管理医师职业管理制度。⑦健康管理医师制度的优势与特色。

第一章　绪　论

一、研究背景与研究设想

从完全健康到患病，个体一般要经历完全健康状态、亚健康状态、亚临床状态和临床疾病状态。这期间，健康危险因素从无到有，从弱到强，最终导致疾病的发生。

健康管理是一种对个体健康状况及健康危险因素进行全面检测、评估、诊断和干预的新型医学服务过程，是预防控制疾病、促进维护健康的重要工具。相关研究表明：在健康管理方面每投入1元钱，就可以减少3~6元的医疗费用。现阶段，中国的亚健康人数超过9亿人；高血压患者人数已达3.3亿人，高血脂患者人数超过1.6亿人，糖尿病患者人数约1.14亿人；2018年新发癌症患者约428.5万人，死亡癌症患者约286.5万人，平均每天新发癌症患者1.17万人。如果能够利用健康管理守住我国9亿多亚健康人群的健康，如果能够通过医学与健康管理学的完美结合，及早发现、及早诊断、及早治疗、及早管理好这些常见病、多发病、慢性病，那么居民的健康将得到全面守护，国家社会将节省几十亿元的医疗费用，再加上与健康相关的生产效率的回报，实际效益将更大。

人才是第一生产力，要想使以上愿景成真，就必须要形成一支以医学为基础的健康管理专业化人才队伍。这是因为健康管理服务整合了医学服务技术优势，其技术特性决定了服务提供者不仅要掌握疾病的发病原因、发病机制、诊治与护理方法，还要掌握消除和避免健康危险因素，维护和促进个体群体健康的理念、技术和方法，应该是既会"治已病"又会"治未病"的医学专业人才；其综合、主动、连续的管理服务特征更要求服务提供者走入寻常百姓家，全职全面地从事健康管理工作。

　　然而，由于培养成本较高，医疗人力资源紧张，以医学为基础的医护人员不可能放弃临床工作而专门学习和专职从事健康管理工作；由于缺乏专业医学知识与技能，营养师、健身教练、健康管理师等健康服务人员不能及时发现、准确鉴别、有效预防和控制疾病，无法完全胜任亚健康、亚临床状态以及临床疾病状态的健康管理工作。虽然不少医疗服务机构设置了"健康管理医师"岗位，尝试将医学与健康管理学的优势特色相结合，但是这些"健康管理医师"大多是从其他科室抽调，由临床医师兼职完成健康管理工作，不够"专心"与"专业"，反而造成医疗人力资源的浪费。

　　对此，最理想的方式就是建立一个行业或者职业，其具有全面的生命健康学科相关知识和技能，能够实现全人群、全生命周期的健康管理。然而，最理想的不一定是最现实的。退而求其次，我们需要建立一个相对满足居民健康需要，能够融健康管理学、预防医学、临床医学等知识与技能为一体，并且在经济上可为社会负担的行业或职业，至少可以在市场竞争中把传统医疗卫生服务机构无法顾及的营养师、健康管理师等健康服务人员无法完全胜任的亚健康、亚临床人群和常见病、多发病、慢性病患者的健康管理工作做好。

　　亚健康－亚临床状态、亚临床－临床疾病状态之间的区别较为模糊，而其间的变化联系又比较紧密。因此，要做好不同状态的健康管理工作，就必须清楚其间的区别与联系，了解健康影响因素及其变化趋势，这就必然要求从业人员具有一定的医学知识与技能；在确诊为亚临床、临床疾病后，就必须要提供对症治疗和康复指导，以防止疾病恶化，促使疾病状态向健康状态转变，这就必然要求从业人员具备执业医师资格，如此才能胜任亚健康－亚临床状态，甚至亚临床－临床状态的健康管理工作。由此，提出健康管理医师的研究设想。

本研究提出的健康管理医师是以医学为基础的健康管理专业化人才，是专职、专业、专门从事健康管理，长于"治未病""治欲病"，兼能"治小病"的医师，与专注于"治已病""治大病""治专病"的临床医师不同，与不能"识病治病"的健康管理师亦不相同。在人民健康需求不断增加、卫生挑战不断升级的今天，要促进和提高国民健康水平，实现健康中国战略规划，就有必要建立健全健康管理医师制度。

二、研究目的

我国的卫生工作长期存在重医疗、轻预防、缺健康管理的现象，不能做到有效防控疾病，导致大量亚健康、亚临床人群只能被动等待健康恶化，常见病、多发病、慢性病患者只能依赖药物、手术治疗，最终造成我国因疾病带来的经济负担不断增加。

对此，我们研究团队提出建立健康管理医师制度，设立健康管理医师，通过经济、管理等制度的创新与应用，促使健康管理医师投身于基层，为我国庞大的亚健康、亚临床人群，常见病、多发病、慢性病患者提供一步到位的防、治、管结合服务，为落实二级预防与健康管理工作提供全新的理论思考。

三、研究内容与技术路线

研究内容与技术路线见图 1–1。

四、研究意义

（一）理论意义

当前的临床医学、预防医学、健康管理学等学科研究专注于各自领域的实践应用，缺乏关于大健康学科的融合性研究，严重滞后于卫生实践的发展需要。

健康管理医师是具有疾病预防、疾病诊疗、健康管理等多种健

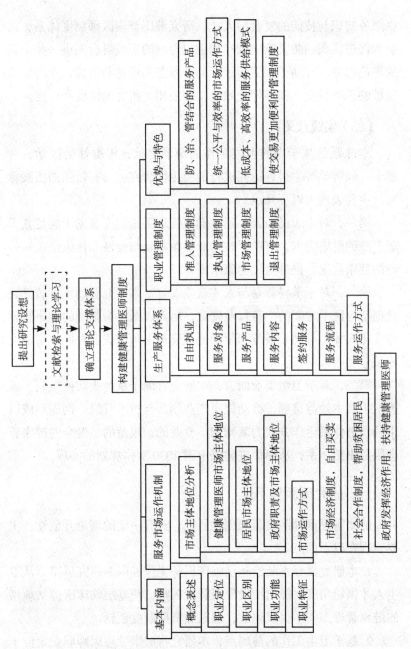

图 1-1　研究内容与技术路线

康服务知识与技能的复合型人才。研究健康管理医师制度体系，将会为促进疾病预防、疾病诊疗和健康管理的实践融合提供一些全新的理论思考，有助于探索防治管结合服务的理论新范式，促进健康领域的多学科交叉和多理论融合，拓展相关研究的深度和广度。

（二）实践意义

本课题是基于当前卫生工作的薄弱之处，根据社会医学、管理学、经济学等学科理论而进行的应用性研究，具有较强的实践意义，主要表现为以下几点。

第一，对于居民而言，建立健康管理医师制度有助于满足其不断上涨的健康需求，有助于改善亚健康蔓延与慢性非传染性疾病井喷的健康状况，提升全民健康水平。

第二，对于学科教育与人才就业而言，本研究有助于打破健康管理学与医学之间的学科行业壁垒，培养以医学为基础的健康管理专业化人才，有助于规范和激励健康管理医师的职业发展，带动人才就业和收入增长。

第三，对于卫生事业而言，本研究有助于从源头防控疾病，破解卫生成本效益难题，推动健康产业创新与技术升级，倒逼形成以市场经济体制运作方式为基础的、专业的、规范的、健全的健康管理服务供给体系，从而促进健康中国2030宏伟规划的实现。

五、研究创新与不足

健康管理医师制度属原创性研究，具有一定的理论开创性，主要表现在以下两点。

1. 本研究放弃不断给基层临床医师工作加码的研究思路，从卫生人才供给角度，提出增设健康管理医师，使基层临床医师从烦琐的健康管理工作中得以解放，属医师资格制度创新。

2. 基于卫生工作的薄弱点，本研究将健康管理医师职业定位于亚健康、亚临床状态，主张其提供一步到位的防治管结合服务，并以市场为导向设计制度规则，旨在以市场经济体制运作方式落实基层二级预防与健康管理工作，是对我国医疗卫生服务模式的创新与发展。

　　不足方面主要体现在本课题是由逻辑推导而完成的探索性理论研究，有待实践检验。

第二章　理论支撑体系

本研究的支撑理论主要由社会医学基本理论；经济学的社会分工理论、制度定义、交易成本理论、劳动交易价值论、社会合作竞争理论、市场结构－行为－绩效范式；管理学的能级匹配原理、系统论、剃刀原则；哲学的罗尔斯正义论等学科理论构成。依研究工作的理论逻辑和行文顺序，叙述如下。

一、社会医学的生物－心理－社会医学模式

社会医学是一门由医学与社会科学融合而成的交叉学科，主要从社会科学的角度，应用社会学、心理学、管理学等理论和方法，深入探讨社会因素与健康之间的作用规律，以制定卫生保健措施，保障和促进人们的生活健康质量。

作为一门学科，社会医学是随着社会经济的发展而发展起来的。早期的医学虽然已经注意到社会因素与个人健康的关系，但始终限制于个体水平，缺少对人群健康的研究。直至文艺复兴时期，大规模的工业化生产带来一系列的职业损害和公共卫生问题，人们开始普遍认识到社会因素与健康、疾病的密切关联，开始出现社会医学的萌芽。1838 年，罗舒（J.A.Rochoux）率先提出社会卫生学这一术语。1848 年，法国医师盖林（Jules Guerin）首次提出社会医学的概念，并将社会医学分为社会病理学、社会生理学、社会卫生学、社会治疗学。随后社会卫生学与社会医学在国际上开始交替使用。第二次世界大战以后，国外逐渐统一使用"社会医学"，社会医学进入学科理论快速发展阶段。

　　社会医学的理论精髓在于医学模式。医学模式是处在不同历史阶段的人们，对于生命过程、健康和疾病的认识及概括，是人们观察、分析和处理医学有关问题的标准形式和方法。随着时代变迁，医学模式经历了经验医学时期的神灵主义医学模式和自然哲学医学模式，近代医学时期的机械论医学模式和生物医学模式，以及现代医学时期的生物－心理－社会医学模式。

　　现阶段，社会医学倡导生物－心理－社会医学模式。它指导人们具备相对、连续、多维的健康－疾病观；建议人们无论是提供卫生技术服务，还是进行卫生政治决策，都应该综合生物、心理和社会因素积极全面地考虑问题；提倡拓宽卫生系统的服务边界，应该将单一的"治疗服务"扩大至综合的"治疗、预防、健康管理等服务"，应该将有限的"医院内服务"扩大至广泛的"医院外服务"，应该将一维的"生理服务"扩大至多维的"生物－心理－社会服务"，如此方能满足居民健康和社会发展的需要。

　　本研究凝结了社会医学的核心思想作为基本指导理论。受生物－心理－社会医学模式的启发，本研究提出建立健康管理医师职业的设想，旨在构建具有广泛社会服务功能，能够融治疗、预防、健康管理服务为一体，至少可以从生物、心理、社会三个层次提供卫生服务的全新医师制度。在第三章健康管理医师的基本内涵、第六章健康管理医师生产服务体系，本研究充分借鉴并参考社会医学的健康－疾病观、社会病因学、社会防治学等理论和方法，旨在确保健康管理医师概念范畴的准确性和生产服务的科学性。

二、管理学的能级匹配原理

　　能级概念出自原子物理学，是指具有不同能量的核外电子，按照各自不同的轨道围绕原子核有序运转，形成了相对分离而又稳定的结构、秩序和层次。物理学给现代管理学以启示，发展出了能级匹配原理。主要是指在任何一个管理系统里，各组织机构、管理人员、普通员工其实都是围绕管理目标而运转的核外电子，都应该根据本身能力匹配不同的工作事务，只有这样才能保障系统的稳定与高效。如果能级失调、秩序混乱，则会能量抵消，形成内耗，必然产生公平和效率的损失。

社会医学健康观认为：健康是一个连续的谱系，从完全健康状态到亚健康、亚临床状态，再到临床疾病状态，直至死亡，也相当于一个连续递进的层级。因此，为提高居民的整体健康状态，卫生服务系统应该能级匹配地一一对应个体不同的健康状态。目前，我国的医疗系统更多地关注健康的后端工作，能级匹配于临床疾病状态；公共卫生系统强调预防关口前移，大力开展一级预防工作，能级匹配于完全健康状态。至于"亚健康－亚临床状态"的卫生工作，则一直没有"能级相当"的专业人士与之匹配，导致卫生健康服务的断层。为弥补当前中国卫生服务供给短板，基于能级匹配原理，笔者在本研究的第三章提出了健康管理医师的概念，并明确了它的职业定位与职业区别。

健康管理医师职业定位于亚健康、亚临床状态，其"医学能力"略低于临床医师，但是同时又具有临床医师所欠缺的"疾病预防"和"健康管理"的能力。如此能级配置，既能填补亚健康、亚临床状态的供给空白，又能将临床医师从非临床的卫生事务中解放出来，有助于减少医疗系统的内耗，提高整个卫生系统的运转效率和工作质量，有助于应对老龄化、慢性非传染性疾病化带来的社会挑战。

三、经济学的社会分工理论

社会分工思想历史悠久，最早可追溯到我国的春秋时代，代表人物为齐国宰相管仲。虽然春秋时期社会经济并不发达，但是管仲却率先发现了社会分工的作用。管仲认为"工作必须专，专然后才能成功，才能熟而生巧，减少劳动时间"，故《管子》曰"成于务""不务则不成""能则专，专则侠"。其后，大约处在中国战国时代的古希腊历史学家色诺芬（Xenophon）和哲学家柏拉图（Plato）提出了社会分工理论的雏形。柏拉图认为，分工是城邦的起源，分工的目的在于城邦正义，其毕生信念就是建立一个按照人的性格正确分工，每个人各司其职、各守其分的理想国。色诺芬的社会分工思想与柏拉图有许多相似之处，但在一定程度上超越了柏拉图的思想。其优越性主要表现在：①色诺芬初步考虑了分工与交换的关系，认为实现分工水平取决于市场的扩大，提出了分工受制于交换的思想。②色诺芬初步考察了单个工场中的分工，提出了分工的专业化能够提高技能的熟练程度的观点。

随着社会分工水平的提高和生产力的快速发展，以斯密（Adam Smith）、马克思（Karl Heinrich Marx）、杨格（Allyn Abbott Young）、杨小凯等为代表的经济学家不断丰富和发展了社会分工理论。

斯密是第一个系统阐述社会分工理论的经济学家，他确立了社会分工理论在经济学中的首要地位，认为分工是劳动力发展和经济进步的根本源泉。其分工理论分为两个层次：一是微观层次的工场手工业分工。斯密通过考察工场手工业发现，"劳动生产力上最大的进步，以及所有劳动指向和应用的地方展现出的熟练程度、技能和判断力的提高，似乎都源于分工"。二是宏观层次的社会分工。①分工导致的专业化能够推动技术进步，技术进步又能够促进社会经济增长，因此分工是社会经济进步的根源。②分工受制于市场范围，分工的演进取决于市场范围的扩大，因此，分工又是社会经济进步的结果。基于上述发现，斯密提出了"通过深化或持续引进新的分工而自我维持的经济增长理论"。

马克思继承了斯密的部分观点，认可了分工的重要性，认为一个民族的生产力体现于该民族的分工发展程度；并且在斯密的"专业化分工"的范畴之上，又明确地提出了"协作是社会分工的效率之源"的观点，认为基于专业化分工的协作能够产生一种以集体力为表现形式的全新生产力。杨格超越了斯密关于分工和市场的直线因果论，认为分工具有网络效应，分工与专业化是报酬递增的根源，"市场规模是经济过程中的内生变量而非外在给定约束"，继而提出了斯密–杨格定理，即"分工取决于市场规模，而市场规模又取决于分工"，经济社会的进步就来自这个循环累积的过程之中。华裔经济学家杨小凯把制度经济学的交易费用引入分工分析，认为"分工水平取决于交易成本与分工收益的相对比较"，进而强调了制度变迁和组织创新对分工重要性的影响。如今，社会分工理论逐渐发展壮大，细化出许多分支，包括：劳动分工理论、国际分工理论、劳动地域分工理论、产业分工理论、专业分工理论等。

分工理论主要在以下两个方面支撑本研究：

第一，社会分工理论揭示了本研究的重要性和必要性，是本书第四章的立论依据。随着经济的发展以及老龄化、慢性非传染性疾病化程度的加深，中国社会已然出现了"健康管理医师"这一分工岗位，但是大多是由临床医师兼职完成这一分工内容，并不够"专心"与"专业"。能则专，专则伕，由临床医师兼职从事健康管理，恰好便是社会分工理论倡导的专业化经济的现实反面案例。根据上述社会分工理论可知：分工能够促进经济发展，制度创新能够降低分工的交易费用，促进分工深化与演进。因此，为满足居民健康需求，增强健康行业经济活力，推动卫生健康服务供给侧改革，我们有必要建立一个正式的"健康管理医师"行业或职业，有必要建立一套规范化制度体系，以减少其交易成本，促使其专业化发展。

第二，社会分工理论指导细化分工的同时，应加强不同工种之间的合作，这是本书第六章第七节的指导理论。分工与协作是一对联系非常紧密的概念，马克思在《资本论》中曾非常详尽地论述过分工与协作之间的关系和作用。根据社会分工理论的协作观点，本项研究提出，在医疗卫生系统内部，健康管理医师在基于医学规则提供医学服务的同时，要与临床医师加强合作，以提高医疗卫生系统的运行效率；在具体生产和服务的过程之中，健康管理医师亦要与其服务对象分工合作，共同管理和提升居民健康，以保证服务质量和生产效率。

四、经济学的制度定义

制度是制度经济学的研究对象，其定义经过了漫长的研究和规范过程。"制度"一词，最早是在 1899 年，由凡勃仑（Thorstein Bunde Veblen）在其著作《有闲阶级论：关于制度的经济研究》中提出，并正式引入经济学分析。在此之前，传统经济学总是将制度作为既定前提，不予以考虑与分析。凡勃仑从心理学的角度研究制度，认为"制度实质上就是个人或社会对有关的某些关系或某些作用的一般思想习惯"，因此他将制度定义为"一种流行的精神态度或一种流行的生活理论……如果就其一般特征来说……可以归纳为性格上的一种流行的类型"。

继凡勃仑之后，1934 年，康芒斯（John Rogers Commons）出版了《制度经济学》，从所有权的角度进一步发展了制度的内涵。康芒斯认为，交易是所有权的移转，是制度经济学最小的研究单位，因为它包含了"冲突""依存""秩序"三种成分，能够从法律、心理、伦理的角度恰如其分地表达人与人、人与自然之间的关系；交易可以分为买卖的交易（bargaining）、管理的交易（managed）和限额的交易（rationed）三种基本活动，这三种活动合在一起构成了经济学研究上的一个较大的单位——制度。他在《制度经济学》中写道："我们可以把制度解释为'集体行动控制个体行动'。集体行动的种类和范围甚广，从无组织的习俗到许多有组织的机构，例如：家庭、公司、控股公司、同业协会、工会、联邦储备银行、'联合事业的集团'以及国家。"

之后，加尔布雷思（John Kenneth Galbraith）、缪尔达尔（Gunnar Myrdal）等后来的制度经济学家对制度内涵的认识都未超过凡勃仑与康芒斯划定的范围。直至诺贝尔经济学奖获得者、新制度经济学代表人物诺斯（Douglass C. North）对制度下了一个被广为接受的定义，才确切地表达了制度的内涵，清晰地划定了制度经济学的研究范围。

诺斯指出，制度经济学的制度不是诸如国家机构、政权组织、资本主义制度或者社会主义制度的"制度环境"，而是类似游戏规则的"制度安排"。他在其著作《制度、制度变迁与经济绩效》中点明了制度的性质、功能及作用机制，说："制度是一个社会的游戏规则，更规范地说，它们是为决定人们的相互关系而人为设定的一些制约……制度为人类提供了一个基本结构，它已为人们创造出秩序，并试图降低交换中的不确定性；制度加上所利用的技术，决定了交易和转化成本，因而决定了人们从事经济活动的获利性与可行性。"

制度即规则，本研究所指的制度是制度经济学范畴中的制度，是"制度安排"，不是"制度环境"。健康管理医师制度，就是用以约束健康管理医师行为的规则集，是健康管理医师在社会中进行经济活动而应该遵循的规则。开展健康管理医师制度设计，其目的就是通过一系列专业、规范的制度安排，来降低交易中的不确定性，来激励和改变健康管理医师以及与之产生交易关系的经济主体的行为与决策，以达到良好的经济社会绩效。

五、经济学的交易成本理论

交易成本（transaction cost）又称交易费用，是制度经济学的核心概念。泛指所有为促成交易发生而形成的成本，包括搜寻信息，达成、签订、监督、履行合同，违约后寻求赔偿等一切不直接发生在物质生产过程中而纯属交易者之间为达成（或放弃）交易而耗费的成本。

1937年，科斯（Ronald Harry Coase）出版了《企业的本质》，

提出交易成本的思想，用以解释企业因何而存在。科斯认为："企业的显著特征就是作为价格机制的取代……建立企业，使之有利可图的原因可能是，市场运行是需要成本的。"为了减少市场运行成本，人们可能更偏好与一个主体签订长期契约而不是与未知、无数的人频繁地订立短期契约。"通过形成一个组织，允许某些权威（一个企业家）支配资源，市场的运行成本就能确定被减少"，因此出现了企业。可见，在科斯看来，交易成本就是价格机制的运行成本。

虽然科斯利用交易成本的思想解释了企业的本质，但是他并没有使用"交易成本"这一术语，也没有给予其非常明确的界定，因此交易成本理论一度陷入沉寂。直至1960年，科斯发表了经典论文《社会成本问题》，这一情况才有所改变。

在《社会成本问题》中，科斯进一步明确了交易成本的概念，将其表述为"市场交易成本（the cost of market transactions）"；并且创造性地考察了市场交易成本与外部性、权利界定、制度安排、资源配置等经济问题的关系，有了许多珍贵的发现。后人将其研究成果归纳成为科斯定理。科斯定理表明：①如果交易成本为零，无论如何界定初始权利，理性人总是可以通过反复的谈判来实现帕累托最优的资源配置。此时，市场是有效的，不需要任何政府行为来影响人们通向最优的努力。②在交易成本为正的现实世界中，初始的产权界定对经济绩效有重要影响。如果没有产权制度，那么人们会为争夺无主之物而付出相当高的交易成本，或者直接导致交易失败；如果产权界定不清，那么市场机制将很难解决由于权利归属不清而产生的外部性问题，容易导致公平和效率的双损失。因此，在现实生活中，确立清晰的产权制度是优化资源配置的基础。一般来说，只要产权明晰，即使存在交易成本，理性人也会基于制度规则和自身需求，通过市场机制议出价格，以交易成本最小化方式来解决外部性经济问题。③对权利的不同界定和分配，会产生不同的交易成本，进而产生不同效率的资源配置。因此在进行制度选择与设计时，应该注重分析和比较何种制度安排与权利分配产生的交易成本最小，社会总产值最大。

几乎是同一时期，1961 年斯蒂格勒（George Joseph Stigler）发表了《信息经济学》，1962 年阿罗（Kenneth Joseph Arrow）发表了《发明的经济福利与资源配置》，分别从信息成本、专利收费困难研究交易费用，与科斯一起拉开了新制度经济学的序幕。后来他们都因此获得了诺贝尔经济学奖。毫不夸张地说，交易成本理论引起了一场经济学的革命。

1969 年，阿罗在研究市场失灵的问题时首次正式使用"交易成本"这一术语。他将交易成本视为"经济系统的运行成本"，并指出："市场失灵不是单用一个外部性就能解释清的……市场并不是绝对地失灵；更好的是放宽眼界看问题，那就是在一般情况下，交易成本的存在会阻碍市场；而在一些特定情况下，会使市场根本不能形成。"

科斯、阿罗的学生，交易成本理论集大成者威廉姆森（Oliver Eaton Williamson）继承了他们的观点，将交易成本比作"经济世界中的摩擦力"；并且在康芒斯交易理论的基础上，重新界定了交易范畴，把组织间和组织内的很多活动纳入交易范围，将交易成本引入经济组织、反托拉斯、管理学等领域。此外，威廉姆森还基于合同人的行为假设，指出资产专用性、不确定性和交易频率是产生交易成本的原因，并从这三个维度分析交易成本，通过比较交易成本来研究各种交易类型的治理结构及组织架构的演进，使交易成本经济学在概念诠释和实证检验两方面均取得了长足的进展。

擅长中国经济制度分析的张五常，发现了科斯研究的不足之处，指出"企业并不是市场的取代，而仅仅是用要素市场取代产品市场，或者说是一种合约取代另一种合约"，并提出"如果交易费用真是零，根本不会有市场存在"。张五常把交易成本视作"制度成本"，认为"从最广泛的意义上说，交易成本包括所有那些在鲁宾逊·克鲁索经济中不可能存在的成本，在这种经济中，既没有产权，也没有交易，亦没有任何种类的经济组织……这样定义之后，就可以把交易成本看作是一系列制度成本，其中包括信息成本、谈判成本、起草和实施合约的成本、界定和实施产权的成本、监督管理的成本和改变制度安排的成本"。

诺斯基于张五常"鲁宾逊·克鲁索经济中不存在交易成本"的观点，将人类行为划分为交易行为与转化行为，认为"交易成本是实施和规定构成交易基础的契约的成本，因而包含了那些从贸易中获取的政治和经济组织的所有成本"；结合交易成本理论、人类行为理论和生产理论，发现了制度存在的原因、制度的作用、制度的变迁方向以及制度与经济绩效的关系，创立了制度变迁理论。

虽然现阶段交易成本理论仍存在概念范畴未统一、测度量化困难等问题，但是它极强的理论解释意义和实践指导意义使之成为契约理论、企业理论、产权理论、国家理论、演化博弈论等众多理论的生长点。因此，选取交易成本理论作为本研究的基础理论。

第一，交易成本从理论上解释了制度的功能和作用，即制度能够降低交易费用，从而优化资源配置和提高经济效率，继而证明了第四章构建健康管理医师制度的必要性。由其衍生的相关理论和分析方法则从不同的角度指导着我们如何具体地设计制度。

第二，根据科斯定理，本项研究始终贯彻着清晰产权结构的原则构建制度。无论是分析政府的基本职责，还是要求健康管理医师达标准入、签约服务、依规执业退出，抑或是从法治的角度提出市场规则管理、市场结构－行为管理、财政支出管理，本项研究始终致力于建立一个全面且清晰的规则体系，以便于确立职业的合法性、降低交易的不确定性、保证资产专用性和技术专业性，从而从根源上降低交易成本，帮助健康管理医师服务市场稳定、有序、合理、合法地运行。

第三，为防止部分资源禀赋不足或竞争能力不强的个体因交易成本过高而放弃交易或交易失败，在第五章健康管理医师服务市场运作机制中要求政府发挥经济管理职能，帮助贫困居民和健康管理医师克服或分担交易成本，以降低经济摩擦，提高市场绩效。

六、经济学的劳动交易价值论

劳动交易价值论是由轩志东提出的经济理论，揭示了交换价值的实现规律。受制度经济学、政治经济学启发，轩志东以交易为基本分析单位，将制度因素——社会结构和交易规则引入经济分析；基于"使用价值是交换价值的基础，而劳动是使用价值来源"这一认识，以无差别的人类劳动为价值尺度，以劳动时间量作为分析工具，通过考察买方"省免"的劳动时间量阈值和卖方"增殖"的劳动时间量阈值在不同交易中的变化来研究交换价值的实现规律。

轩志东认为，交换价值是一种物品相对于其他物品的使用价值的计量，亦是买卖双方对交易物品使用价值的主观计量。当买卖双方对交易物品使用价值的主观计量在讨价还价中达成一致时，交换价值得以实现，并表现为成交时刻的商品价格。

基于理性人的假设，买方会根据交易物品对其自身的效用，将由自身生产该物品的劳动时间量与通过交易方式获得该物品所需付出的劳动时间量进行对比。只有在自身生产该物品的劳动时间量大于等于通过交易方式获得该物品所需付出的劳动时间量时，买方才能通过交易节约财富与劳动力。这两个劳动时间量的差值就是"省免"的劳动时间量阈值。同理，卖方会根据自己生产该物品的经验和对买方生产能力的估计，将由自身生产该物品所付出的劳动时间量与由买方生产该物品所付出的劳动时间量做对比。只有在由其自身生产该物品所付出的劳动时间量小于等于买方生产该物品所付出的劳动时间量时，卖方才能通过交易为自己增加财富与劳动力。这两个劳动时间量的差值就是"增殖"的劳动时间量阈值。交换价值的实现就是买卖双方通过"增殖"的劳动时间量和"省免"的劳动时间量对物品的使用价值、财富、劳动痛苦、克服自然阻力的劳动力的转移和分配。

如图 2-1 所示：为实现利益最大化，卖方会尽可能地向右推移"增殖"的劳动时间量阈值的上限，使增殖的财富与劳动力最多；买方亦会尽可能地向左挤压"省免"的劳动时间量阈值的下限，使省免的财富与劳动力最多。因此，对于卖方来说，选择 F 优于选择 D；对于买方来说，选择 A 优于选择 C。

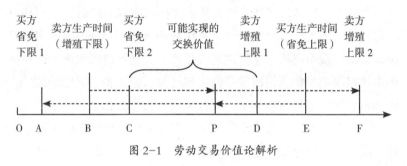

图 2-1　劳动交易价值论解析

在一个平等的交换过程中，交换价值是以"省免"的劳动时间量和"增殖"的劳动时间量的存在为前提的，卖方或者买方会因出现亏损而拒绝交易。因此，在平等的交换过程中，不会发生买方挤压下限至 A，或者卖方推移上限至 F 的情况。只有在买方下限和卖方上限位于 BE 之间，例如：分别处于 C、D 的位置，使得"省免"的劳动时间量阈值与"增殖"的劳动时间量阈值相交的时候，买卖双方才具有谈判的可能，交换价值才可能会形成。此时，可能实现的交换价值的集合就是 BD 与 CE 的交集 CD。当买方下限和卖方上限在 P 点重合，即买卖双方通过讨价还价统一了他们对于交易物品的主观计量时，交易才能成功，交换价值才得以实现，这时交换价值具体表现为成交时刻的价格。此时，买方在力所能及的范围内，实现了个人"省免"劳动时间量阈值的最大化；卖方在力所能及的范围内，实现了个人"增殖"劳动时间量阈值的最大化。

见微知著，从一个平等的交易单位，推及由众多平等的交易单位组成的市场，如果这个市场上的每一对交易者，都能平等地通过讨价还价实现各自劳动时间量阈值的最大化，那么这个市场就统一了公平与效率，实现了资源配置的帕累托最优。

然而，如果买卖双方地位能力不平等，处在强势的一方势必会利用自己的优势地位和能力，剥夺对方的劳动成果，使得对方的劳动时间量阈值减少，甚至减少至负值，即买方下限到达 A 或卖方上限到达 F。此时，交易的达成就不能使买卖双方同时实现劳动时间量阈值的最大化，必然导致交易结果的分配不公。同时，由于交换价值的实现不再依赖平等地讨价还价，交换价值再也无法反映市场主体对于交易物品使用价值的主观计量，进而丧失了"无形之手"的调节功能，使得市场的生产配置效率也大打折扣。

可见，交换过程是否平等，决定着交换价值能否自由平等地实现，决定着社会分配公平和社会生产效率。轩志东认为：如果交换过程中的不平等是由社会结构或（和）社会规则造成的，那么，长此以往就会形成强者愈强、弱者愈弱的态势，导致社会财富分配的不公，甚至引发社会动荡。"交换价值实现的公平程度主要在于社会结构与社会规则，在于社会结构的安排是否使买卖双方对交易事件的地位和能力平等，在于社会规则是否对全体劳动者具有普适性"，进而揭示了制度因素——社会结构与社会规则之于交换价值实现的重要性。

另外，轩志东根据康芒斯的交易理论，进一步拓展了劳动交易价值论，清晰了市场经济制度与计划经济制度的边界，证明了市场经济制度优于计划经济制度。制度经济学奠基人康芒斯将交易分为买卖的交易、管理的交易和限额的交易三种基本类型，认为买卖的交易是买卖双方自由讨价还价的交易；限额的交易是限定价格或者限定数量的交易；管理的交易是上级与下级之间的交易。轩志东基于劳动交易价值论，进一步发展了康芒斯的交易理论，明确提出：买卖的交易就是市场经济制度；限额的交易就是计划经济制度。市场经济制度与计划经济制度的根本区别就在于交换价值能否通过买卖双方的讨价还价自由地形成，继而推论出：市场经济制度优于计划经济制度。至于管理的交易，是不直接涉及交换价值实现过程的社会经济活动，包括但不限于家庭、企业、政府、各类组织机构的管理、法治、伦理的活动，是维系和推动市场经济制度及计划经济制度运转的社会规则与社会结构。因此，为保证市场经济制度的优越性，管理交易的主体，特别是责任最大的管理主体——政府，应该致力于实现社会结构的平等和社会规则的普适，以保证交易的平等与自由。

以上便是劳动交易价值论的基本内容。由劳动交易价值论可知：要想统一公平与效率，实现帕累托最优的资源配置，就要保证交换价值在平等的交换过程中自由地实现。要想保证交换价值在平等的交换过程中自由地实现，政府就应当致力于实现社会结构的平等和社会规则的普适，减少对交易价格、交易数量等微观经济的计划与干预，就应当允许社会实行市场经济制度，让买卖双方在平等的社会结构和普适的社会规则中自由地讨价还价，自由地交易。

本项研究凝结了劳动交易价值论作为经济思想指导，主要在以下几个章节予以借鉴和显现。在第五章第一节，政府的基本职责中，提出政府应该公正公平地决策，应该注重利用规则来平衡和制约双方的地位权势，以保证交易过程的平等；在第五章第二节，提出健康管理医师服务市场应该实行市场经济制度，试图通过赋予买卖双方充分的自由自主权，来实现劳动时间量阈值的最大化。在第六章第一节，本项研究提出健康管理医师应该具有自由执业的权利，如此方能保证市场人力资源的流动性和创造性。在第七章第三节，为保障交换过程的平等，本项研究提出政府负有市场结构－行为管理的责任，应该通过法制的方式规范匡正市场结构和交易规则，限制垄断，促进保护竞争行为，以便交换价值在平等的交换过程中自由地实现，进而保证买卖双方"省免"和"增殖"劳动时间量阈值的最大化，社会分配公平与社会生产效率的最大化。

七、哲学的罗尔斯正义论

罗尔斯正义论又称公正论，是由现代美国伦理学家、哲学家罗尔斯（John Bordley Rawls）提出的"公正即是公平（justice as fairness）"的政治哲学理论。罗尔斯认为："正义观的特定作用就是指定基本的权利和义务，决定恰当的分配份额。"由于种种原因，人们在出发点上是不平等的，需要正义的原则来处理"分享社会合作所带来的利益时的冲突要求"。因此，"社会正义原则的主要问题是社会的基本结构，是一种合作体系中的主要的社会制度安排"。

罗尔斯基于社会契约论假设了一个理想的立约环境——无知之幕（veil of ignorance），认为"正义的原则是在一种无知之幕后被选择的"。无知之幕将所有有关个人处境、价值观念、特殊心理特征等偶然的社会信息屏蔽，让所有人回归原初状态（original position）。在这种原初状态下，理性的人们会按照程序正义的观念，遵循"最大最小值规则"选择出两个正义原则，用以区别和安排社会体系中两个方面，"一是确定与保障公民的平等自由的方面，另一是确定与建立社会及经济不平等的方面"。

第一个原则是平等自由原则，适用于第一个方面。具体是指"每个人对与所有人所拥有的最广泛平等的基本自由体系相容的类似自由体系都应有一种平等的权利"。罗尔斯认为，公民的基本自由大致包括"政治上的自由（选举和被选举担任公职的权利）及言论和集会自由；良心的自由和思想的自由；个人的自由和保障个人财产的权利；依法不受任意逮捕和剥夺财产的自由"。在一个正义的社会中，政府应该通过立法保障每个人的自由权利，这些自由的权利对每一个公民来说一律平等。

第二个原则旨在减少自然运气和社会偶然因素对社会合作分配配额的影响，适用于第二个方面。具体是指"社会的和经济的不平等应这样安排，使它们：①在与正义的储蓄原则一致的情况下，适合于最少受惠者的最大利益；②依系于在机会公平平等的条件下职务和地位向所有人开放"。一般认为，第二个原则的前半部分是差别原则，后半部分是机会平等原则。差别原则否定了不顾弱者利益的分配思路，主张在不损害任何一人自由的前提下，社会与经济利益的分配要最大限度地增进最小受惠者的利益。机会平等原则不仅要在各种职务地位上实现形式的机会平等（formal equality of opportunity），还要使具有同样能力和志向的人的期望，不受到出身禀赋的影响，都具有平等的机会达到它们，实现实质的机会平等（substantive equality of opportunity）。换言之，第二个原则要求在权益分配过程中，应当注重保障机会的均等和最弱势群体的利益最大化。

为防止不同正义原则之间的冲突，罗尔斯提出了两个优先规则。第一优先原则（自由的优先性）认为，两个正义原则之间应以词典序列（lexical order）排列，因为"自由只能为了自由的缘故而被限制"。第二优先原则强调正义对效率和福利的优先，认为在利益分配时，首先应实现机会平等，其次要保证最弱势群体得到的利益的增量最大化，最后才要考虑效率、福利最大化的问题。第一原则优先于第二原则，意指第二原则中的高收入、高财富不构成破坏第一原则基本平等自由的理由。

罗尔斯的正义论是一个公正处理权利划定和利益分派的哲学理论，在社会不同领域都有着理论发展和实践应用，健康领域亦不例外。例如：理论方面，哈佛教授丹尼尔斯（Norman Daniels）将罗尔斯正义理论引入医疗资源分配领域，建立了医疗资源公正理论（just health care），轩志东亦受正义理论的影响，提出了"穷人健康问题优先"和"社会合作竞争理论";实践方面,基本医疗保险制度、健康扶贫、重大疾病救济等民生项目,都是正义理论在我国卫生健康领域的具体应用。

人们一贯追求健康公平,因此本项研究选择正义理论作为第五章的基本指导理论。在第五章第一小节,根据正义论的两个正义原则和优先原则,提出并区分了政府的基本职责,政府对于健康管理医师、居民的职责。在第五章第二小节,本项研究认为政府应该秉持第二正义原则对健康管理医师服务市场进行结构调整和利益分配。在面向居民的服务分配过程中,政府应该注重保障居民获得健康服务的机会均等,优先改善社会中看病难、看病贵、因病致贫、因病返贫的中下阶层人群享有健康管理医师服务的情况。在扶助健康管理医师职业发展时,政府应该保证具有类似能力和期望的健康管理医师具有相同的职业前景,应该帮助在职业发展初期暂时处于弱势的健康管理医师克服因市场发育不良或社会结构不合理对其就业、创业、营业带来的不利影响;待其职业发展步入正轨,政府应减少或停止对其扶助。

八、经济学的社会合作竞争理论

社会合作竞争理论是轩志东基于社会分工理论、劳动交易价值论、罗尔斯公正论、边沁(Jeremy Bentham)快乐论(hedonism)等理论,分别通过考察社会生产和分配过程中社会合作竞争关系而提出的有关物品应该如何生产和分配的理论。

在对社会生产过程的考察中,轩志东发现,"源于生产的、以社会分工为前提的合作是人类生存的基础",人们在由社会分工形成的社会生产合作网络中进行社会合作。生产效率高者进入社会生产合作网络的结合点,以相互竞争、相互合作的方式不断提高社会生产效率,不断拓展社会生产合作网络;生产效率较低或没有生产力的人们则填充于社会生产合作网络的间隙中,准备和等待进入社会生产合作的结合点（例如儿童、失业人群），或者以一种特殊、有效的合作方式维持和促进着社会生产（例如老人、罪犯）。

根据人们在社会生产合作网络中的分布类型，轩志东将社会合作归纳为以下两种类别：一是进入社会生产合作网络结合点的，竞争过程中的合作；二是未进入社会生产合作网络结合点的，竞争过程以外的，更广范畴的社会合作。在第一种社会合作中，社会合作主体是具有生产竞争能力，能够通过竞争进入社会生产合作结合点的居民；在第二种社会合作中，社会合作主体是不具有或者暂时不具有生产竞争能力，无法进入或者暂时没有进入社会生产合作竞争结合点的居民。

在对社会分配过程的考察中，轩志东通过回溯制度变迁发现：社会制度是社会成员普遍认可的有关社会物品分配的制度，是社会合作的规则。任何正式制度的形成，都是先有共享知识框架，后有具体的规则规定，所以在选择适宜的社会合作规则之前应该先选择适宜的共享知识框架。

在第一个社会合作规则的选择中，轩志东以"追求个人幸福是善的、美的"作为基本的共享知识框架，承认竞争是善的、美的，提出竞争过程中的合作应该选择遵循竞争规则；在第二个社会合作规则的选择中，以边沁的快乐论——"为保证个人幸福，人们应该是被激励着保障他人的幸福"作为基本的共享知识框架，承认人人平等是善的、美的，主张第二种社会合作的主体可以通过更广范畴的社会合作共享社会竞争的生产成果，进而提出竞争过程之外的合作应该选择"置于个人主义追求之上的，使集体幸福总体增长"的更广范畴的社会合作规则。轩志东认为，封建社会的文明在朝代更替中止步不前，就是因为社会不具有"人人平等"的共享知识框架，不具有更广范畴的社会合作规则；而现代社会的快速发展，则是因为每一个人都具有平等观念，每一次"追求个人幸福"的竞争都厚植于"保障他人幸福"的土壤中。基于这一认识，轩志东指出，第二种社会合作规则应该是第一种社会合作规则（或者说是社会竞争规则）的基础。

社会合作竞争论将社会物品的生产和分配划分成两个区域——社会竞争区域和社会合作区域，揭示了市场与政府的职能边界。在社会竞争区域，社会合作与社会竞争统一于生产交易活动，主要由市场机制完成资源的配置，是市场职能发挥作用的地方。在社会合作区域，社会合作是社会竞争的前提条件。为实现竞争结果以外的社会合作，就需要政府以合法手段来安排人人平等的社会结构和组织调节社会产品的二次分配，因此，社会合作区域是政府发挥职能作用的地方。轩志东强调，政府对组织市场之外的社会合作，不应以行政计划的手段介入到生产和交易中去，应该设计一种机制帮助弱势群体获得社会竞争的机会和能力，使他们能够通过平等自由的竞争，实现以公正为目的的二次分配。

如果说劳动交易价值理论强调的是平等自由竞争交易的重要性，那么罗尔斯正义论则是对在非平等社会结构中如何保证正义分配的补充回答。社会合作竞争理论与劳动交易价值论、罗尔斯正义论一脉相承，继承了市场观点，认可了政府的正义作用，但是又强调了广泛的合作竞争对社会发展的推动力量，是对政府和市场应该如何合作、如何调节物品生产和分配的进一步理论细化。

本研究选择社会合作竞争理论作为第五章的基本理论指导。在设计第五章第二节市场运作方式时，提出政府应该让市场处于优先地位，使其充分地发挥作用，充分进行买卖的交易，由市场完成资源配置。在竞争结果之外，政府应该采用市场经济运行方式组织社会合作，使居民最大限度地共享发展经济成果：①政府应该设计一种补需方的社会合作机制来帮助贫困居民，例如：报销补偿制或健康救济券制，使其能够以市场竞争的方式实现二次分配下的最大效率。②政府应该发挥经济作用，通过安排专项资金来帮助其就业、融资，利用税收政策降低其营业压力。

九、管理学的系统论

20 世纪 40 年代，"机械决定论的自然观"在科学思想领域占统治地位，使得科学过分关注分离的、零散的部分或因素，而忽略这些部分或因素之间的相互作用。系统论创始人，美籍奥地利理论生物学家贝塔朗菲（Ludwig Von Bertalanffy）则认为，机械决定论忽视和加以否定的是"生命现象中最基本的那些东西"，因此它解决不了"有组织的复杂事物"。基于这一观点，贝塔朗菲创立了一般系统论（general system theory）。他将系统视作"相互作用着的若干要素的复合体"，使用数学逻辑来"阐述和推导一般适用于'系统'的各种原理"，例如：系统的非加和性、生长与竞争、中心化等概念原理。

在其著作《一般系统论：基础、发展和应用》中，贝塔朗菲还特别地强调了系统论在物理、生物、人类科学、心理学、精神病学领域的一般化应用，在思想界掀起了"系统运动"，使系统观念成为众多理论的生长点。如今，系统原理已经成为管理学的四大基本原理之一。它要求管理者具有整体性、综合性、动态性、开放性、适应性的系统观点，主张管理者运用系统的观点、理论和方法对管理活动进行充分的系统分析和系统的优化，以达到优化管理的目的。

系统思想指导着本研究的具体架构。从系统论的角度来看，健康管理医师制度是围绕以健康管理医师为核心要素的系统而展开设计的。这个系统包括：健康管理医师自身功能、定位、作用（第三章），以及健康管理医师的服务市场运作机制（第五章）、生产服务体系（第六章）、职业管理制度（第七章）等。在这个系统的每个组成部分中，本项研究又循着事物发展的时间线，结合实际，探讨了健康管理医师与该系统内其他要素（政府、居民、临床医师、执业机构等）的关系及作用方式。

十、管理学的剃刀原则

关于如何认识共相及其与个别事物的关系，中世纪经院哲学其实是有两种不同意见的：一是唯实论，二是唯名论。共相指一般和普遍，唯实论认为共相具有客观实在性，是具体事物的本质或原始形式；唯名论则主张只有具体事物才具有客观实在性，共相不过是存在于人类脑海中的一种思想或观念。14 世纪，英国唯名论哲学家奥卡姆（William of Ockham）认为，实在论的普遍性都是一些空洞无用的累赘，主张剔除认识事物的冗杂预设，强调个别、具体实在的立场；他在《箴言书注》中提出了"切勿浪费较多东西去做用得较少的东西同样可以做好事情"的原则，后人将其思想概括为"如无必要，勿增实体（Entities should not be multiplied unnecessarily）"的剃刀原则。

剃刀原则强调理论的简约性。这一追寻高效简洁的方法论在自然科学领域得到了广泛应用，从哥白尼的日心说到牛顿的万有引力，再到爱因斯坦的相对论，奥卡姆剃刀原则剃出了无比精练的科学结论。在管理学领域，剃刀原则亦闪烁着智慧的光芒，被企业管理学进一步深化为"简单与复杂定律——把事情变复杂很简单，把事情变简单很复杂"。它要求管理人员在制定决策时，要把握事物的本质，抓住事件的主要矛盾，解决事务的根本问题，避免将事情人为地复杂化，如此才能使决策穿越复杂走向简单，提高管理的效率。

剃刀原则是本研究第七章的基本指导理论。本项研究以简单高效为管理目标，围绕不同环节的问题关键，进行健康管理医师职业管理的制度设计。在第七章第一节，本项研究以准入能力为核心，提出了准入能力要求和资格考试的基本内容；以医师的能力为尺度，讨论注册变更事宜和过渡时期办法。对于准入能力以外的注册、审核等手续，本项研究结合我国实际情况，删繁就简，提出初次考试注册制。在第七章第二节，本项研究以保证健康管理医师合格执业为第一要务，提出政府应该通过确立执业规范、组织执业考核的方式确保健康管理医师的行为合格、能力合格；对于促进健康管理医师从合格水平上升到高水平的执业激励、行业自律做出适当讨论。在具体的管理过程中，本项研究主张政府以简驭繁，提出可通过精练考核内容与程序，引入释放医师、协会、居民的管理力量，实行简约管理。

十一、经济学的市场结构－行为－绩效范式

20 世纪，垄断（monopoly，独占）、寡头垄断（oligopoly，寡占）的经济现象支配着资本主义市场。围绕这一现象，梅森（Edward. S. Mason）在 1938 年于哈佛大学组建了产业组织研究小组，专门研究不完全竞争下的市场结构（structure）、市场行为（conduct）和市场绩效（performance）之间的关系。经过十几年的研究，1957年，梅森出版了《经济集中与垄断问题》，强调除实证和制度研究以外，产业组织理论还需要分析市场结构；1959 年，贝恩（Joe S. Bain）在梅森的指导下研究了美国制造业产业集中度和利润率之间的关系，在其博士论文中正式构建了市场结构－绩效范式，即 S-P 分析范式；1970 年，谢勒（F.M.Scherer）出版了《产业市场结构与经济绩效》，正式建立了市场结构决定市场行为，市场行为决定市场绩效的单线因果论，又称 SCP 范式。

在 SCP 范式中，市场结构是反映市场竞争和垄断关系的概念，是决定企业采取不同市场行为，产生不同市场绩效的根本原因。因此，实现良好的市场绩效的诀窍就在于保证市场结构合理性。以梅森、贝恩、谢勒为代表的哈佛学派认为，在不完全竞争的市场条件下，较高集中度必然走向寡头或垄断；在形成寡头或垄断市场后，大企业会采取一系列的合谋、协调行为来限制竞争，攫取高利，最终导致市场配置效率受损。因此，哈佛学派主张政府运用反垄断、

规制等公共政策来优化市场结构，通过拆分巨头、禁止兼并等直接作用于市场结构的方式来保证市场经济的良好运行，进而形成了市场结构→市场行为→市场绩效→公共政策的 SCP 分析范式的基本程序。

与此同时，以斯蒂格勒为代表的芝加哥学派则认为市场结构、市场行为、市场绩效之间是一种双向的相互影响的关系，强调市场绩效对市场行为、市场结构的决定性作用。他们完全否认哈佛学派的结构主义思想，认为大企业获得高利润是因为高效率或创新能力，而不是因为不合理的市场结构赋予的垄断势力。因此，芝加哥学派认为，反垄断的重点不应在市场结构，而应在市场行为，主张政府规制那些损害竞争的垄断、不正当的竞争行为，因此又被称为行为学派。

本研究把 SCP 范式作为第七章第三节的指导理论。本项研究吸收了哈佛学派和芝加哥学派的市场管理观点，提出在不完全竞争的情况下，政府负有市场结构 – 行为管理的责任，主张政府通过反垄断、禁止不正当竞争等政策、手段来促进保护竞争。

第三章　健康管理医师的基本内涵

本章从概念表述、职业定位、职业区别、职业功能、职业特征5个方面阐述健康管理医师的基本内涵。

一、概念表述

健康管理医师是基于以医学为基础的健康管理专业化人才供给不足的社会现状，为满足人民健康需要，应对亚健康蔓延和慢性非传染性疾病井喷的社会问题，在生物－心理－社会医学模式指导下提出的，具有疾病预防、疾病诊疗、健康管理等功能特征的全新职业模式、行业形态和理论范式。

从执业资质上看，健康管理医师是与中医医师、临床医师、口腔医师、公共卫生医师并列的第五类执业医师，是以二级预防为工作重点，以亚健康、亚临床个体，常见病、多发病、慢性病患者为服务对象，主要在基层提供疾病预防，常见病、多发病、慢性病的基础治疗与健康管理服务的专业医师。

二、职业定位

为及时预防控制疾病，提高个体健康水平，我们将健康管理医师职业定位于亚健康、亚临床状态。

健康是一个连续的谱系。从完全健康到患病，个体一般依次经历：完全健康状态、亚健康状态、亚临床状态、临床疾病状态。在完全健康状态，很多行业的人员都会以其政策和行动自觉或不自觉地保护着人们的健康，不需要医学工作者的参与；在临床疾病状态，临床医师、护士等医务人员会为患者提供专业的诊断、治疗、预防、康复等卫生服务。而对于亚健康和亚临床状态，国家和社会却一直没有明确谁能来对接相应的卫生服务工作。

亚健康状态与亚临床状态是介于健康与疾病之间的两个中间状态。其区别是：前者更接近于健康，虽然有身心失调、活力减退等症状，但不存在临床检测证据，又称次健康状态；后者更接近于疾病，虽然没有临床症状和体征，但存在生理性代偿或病理性改变的临床检测证据，又称亚临床疾病、疾病前期状态。随着时间的推移，环境、社会、生物、心理、行为等因素的改变，亚健康、亚临床个体的健康状态在不断地变化。除意外伤害和急性病外，绝大多数的疾病，尤其是慢性病，都有着十几年甚至几十年的发展过程。换言之，大部分的疾病患者都曾长期处于亚健康、亚临床状态。倘若在此阶段，能够有专业医师为其提供积极、优质、连续的健康管理服务，能够对其健康状况及危险因素进行全面监测、评估、诊断、干预和治疗，便可寓防于管，做到早发现、早诊疗、早治疗、早管理，从而达到疾病预防与风险控制的目的。

目前，有机会进入医疗卫生服务机构的亚健康、亚临床个体，只能获得由临床医师提供的一次性的鉴别、指导或（和）治疗服务，不会获得连续的健康管理服务；绝大多数没有进入医疗卫生服务机构的亚健康、亚临床个体，将不会得到任何由医师提供的健康管理和医疗服务，只能被动等待健康的恶化，直至因患病感到不适，才会进入医疗卫生服务机构寻求帮助。当前卫生工作中最薄弱的环节就是忽视了亚健康、亚临床人群的健康服务需要，没有将医学与健康管理学相结合，不能为其提供以医学为基础的健康管理服务，不能切实做到早发现、早诊断、早治疗、早管理，最终错失预防和控制疾病的良机。

随着疾病谱与死亡谱的改变，亚健康、亚临床状态的疾病防控地位将显得更加重要。如果亚健康、亚临床人群的健康状况不能及时改善，那么在不久的将来无疑会给我国经济、社会乃至民族的发展埋下隐患。为此，我们将健康管理医师职业定位于亚健康、亚临床状态，旨在满足亚健康、亚临床人群的健康服务需要，填补亚健康、亚临床状态的卫生工作空白。一方面，该定位将有助于落实我国早发现、早诊断、早治疗的二级预防策略，有助于破解卫生成本效益难题，应对慢性非传染性疾病化和老龄化改变带来的卫生挑战；另一方面，将有助于增强健康管理的社会服务功能，促使健康管理在基层全面铺开，有助于促进我国医学模式向生物 – 心理 – 社会医学模式转变。

需要说明的是，将健康管理医师职业定位于亚健康、亚临床状态，是为了强调和发挥其二级预防的实践意义，并不代表他们不能服务于完全健康状态或者临床疾病状态的个体。

三、职业区别

健康管理医师与健康管理师、公共卫生医师、临床医师的职业区别是由职业定位不同造成的。在理论上，健康管理师职业定位于完全健康状态，健康管理医师职业定位于亚健康 – 亚临床状态，临床医师职业定位于临床疾病状态，公共卫生医师职业定位于健康 – 死亡全过程，由此产生诸多差异。职业定位区别见图 3-1。

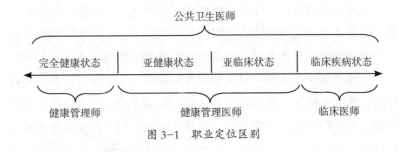

图 3-1　职业定位区别

（一）与公共卫生医师的职业区别

公共卫生医师是运用流行病学、预防医学以及其他卫生学科知识与方法进行卫生防病和公共卫生监督监测的专业人员，主要通过研究不同地区、不同人群的健康－疾病分布状况，寻找病因和影响因素，探索发病规律，制定防治策略和措施，组织实施干预行动，提高人群健康水平。

公共卫生医师与健康管理医师的工作目的不同。前者对应健康－死亡全过程、生存－生活全环境的疾病预防与控制，致力于提高全人群的健康水平；后者对应更加微观的疾病预防与控制，致力于改善个体或家庭的健康状况。虽然两者的工作目标不尽相同，但最终都发挥了疾病预防与健康维护的作用。

（二）与健康管理师的职业区别

根据 2017 年人力资源和社会保障部发布的《关于职业资格目录清单公示内容调整情况的说明》，健康管理师属于健康咨询服务人员，而非医师，自然不具有为个体提供医疗服务的资格权限。由于医学知识储备不足、培训体系不完善，现有健康管理师职业胜任力较弱，处于一种先天不足、后天失养的尴尬境地。面对无症状的亚临床疾病患者，或者未达到临床诊断标准的亚健康人群，他们不能及时、准确地鉴别与评估个体的健康状况，不能因人而异、因时制宜地采取合理有效的干预治疗措施，不能胜任亚健康、亚临床状态，乃至临床状态的健康管理工作。因此，从其医学资质水平来看，健康管理师只能胜任完全健康状态的健康管理工作。

健康管理医师是兼有健康管理学和医学知识的医师，具有医疗权限，能够在注册的执业范围内合理行使诊查权、处方权等医师的权利。虽然职业定位于亚健康、亚临床状态，但可在实际工作中以亚健康、亚临床状态为中心，向前后健康状态延伸，服务于完全健康个体和常见病、多发病、慢性病患者。

（三）与临床医师的职业区别

第一，能力差别。临床医师是为临床疾病人群提供医疗服务的专业人员。其医学知识和技能水平要求高于健康管理医师，单就医学技能而言能够胜任全人群的健康管理和治疗服务。但是，由于培养周期长，成本高，投入大，让临床医师从事健康管理实属"大材小用"，浪费社会有限资源。而健康管理医师职业定位于亚健康、亚临床状态，所需的医学知识和技能略低，因此培养周期相对较短，投入产出快，能够较快投入基层从事健康管理、疾病预防，以及常见病、多发病、慢性病的治疗工作。

第二，权利差别。临床医师享有完全的咨询、诊断、处方和治疗的权利。但是，健康管理医师由于职业定位于亚健康、亚临床状态，其医疗处置权应该受到限制，一般不具有输液、手术等需要在医疗机构实施的权利（偏远地区除外）。

第三，服务方式的差别。传统临床医师的服务方式为坐堂行医，等待患者前来就医，不利于落实全过程的健康管理。健康管理医师的服务方式更加主动，有助于保证健康管理的数量和质量。为实现利益最大化，健康管理医师会利用互联网、物联网等现代信息技术主动承担起监测、分析和督促的工作，会主动深入服务对象家庭与工作单位进行跟踪、干预和治疗。此种服务方式在医养结合（指医疗工作与养生工作相结合，下同）、慢性非传染性疾病管理、残障康复等方面具有独特优势。

现阶段，全科医师是我国健康管理服务主体。除门诊医疗服务外，全科医师还承担了建立健康档案、慢性非传染性疾病长期随访、社区重点人群预防保健等大量工作。"多面手"的职业定位容易造成"管不过来"或者"什么都不管"，由全科医师统揽基层健康管理和治疗工作绝非长久之计。

对此，政府及卫生管理人员应该调整好健康管理、疾病预防与疾病治疗的服务责任结构，应该让全科医师更多地关注门诊医疗，将保障首诊质量和转诊效率作为工作首要任务；应该把需要在医疗机构之外完成的健康管理、疾病预防与疾病治疗工作分离出来，交由健康管理医师。只有这样才能达到职责分工明确、功能相互补充的最佳资源配置状态和最大生产效率状态，即帕累托最优结果。

四、职业功能

（一）疾病预防

防微杜渐，忧在未萌。健康管理医师职业功能体现在一、二、三级预防并举。首先，健康管理医师针对病因或危险因素采取适宜措施，通过提供健康咨询、健康知识普及等服务，引导个体消除或避免健康危险因素，促使人们维护和改善他们自身健康，对应一级预防；其次，通过提供健康体检、评估诊断、适当干预治疗来促进健康恢复和遏制疾病发展，落实二级预防；最后，通过直接提供，或与临床医师、医疗机构合作提供疾病治疗、疾病护理、疾病康复等服务，来预防并发症和伤残，参与三级预防。

（二）疾病治疗

健康管理医师能够为亚临床疾病、常见病、多发病、慢性疾病患者提供治疗服务，体现了其疾病治疗的工作职能。与临床医师不同，健康管理医师的治疗手段不限于生理方面的基础药物治疗或中医针灸推拿等传统医疗技法，还从心理、社会两方面提供体育治疗、心理治疗、社会支持治疗等服务。

（三）健康管理

健康管理医师在管理理论指导下提供连续的疾病预防和治疗服务，能够利用有限的资源使预防和治疗的效果最大化，体现了其健康管理的工作职能。首先，健康管理医师依据健康监测与评估的结果，制订健康干预计划。其次，通过领导、组织、协调服务对象形成自我健康管理小组，利用非正式组织力量和现代通信技术保障服务质量。再次，通过及时地跟踪与随访，了解个体健康－疾病状态变化情况，定期对服务对象进行健康评估。最后，根据健康评估结果，调整健康干预计划与服务策略，进入下一轮的健康管理循环。

五、职业特征

（一）融合性

从知识背景来看，健康管理医师是以医学和健康管理学为基础的交叉学科人才；从技术能力来看，健康管理医师是兼有临床医学、预防医学、健康管理学、心理学等适宜技术以及其他相关职业专长的应用复合型人才；从服务过程来看，健康管理医师通过综合运用医学、管理学、心理学等技术方法，将预防、治疗、管理三大功能融为一体，能够避免居民落入卫生服务断层之中，有助于保证卫生服务的专业性与连续性，体现职业的融合性。

（二）主动性

与传统坐堂行医模式不同，健康管理医师的主动性更强。健康管理医师会主动深入社区和家庭，主动联系居民、主动提供服务；会根据健康档案、既往病史以及检查结果，积极发现并鉴别不同健康状态人群，主动为其开出个性化的健康处方和治疗处方；会通过微信、QQ、电话、邮件等现代通信方式来跟踪个人执行健康管理计划的状况，提醒老、弱、病、残、孕等重点人群及时检查，指导服务对象用药、护理、康复等医疗保健行为；会定期开展健康评估，主动提供最新的评估结果。

（三）长期性

与一次性的医疗服务关系不同，健康管理医师与居民具有长期性的契约服务关系，能够为服务对象提供从健康到疾病的全过程的卫生健康服务，包括病前预防保健，病中健康治疗，病后康复、跟踪及后续健康干预。无论服务对象出现何种健康问题，健康管理医师都会坚持追踪到底，全程负责；对于没有执行干预治疗方案的服务对象，健康管理医师也会与其沟通和交流，督促其坚持自我健康管理。

第四章　构建健康管理医师制度的
必要性和可行性

　　为保证健康管理医师在社会上有效执业，国家有必要构建健康管理医师制度。本章结合我国现实情况，分析了构建健康管理医师制度的必要性和可行性。

一、构建健康管理医师制度的必要性

（一）实现全民健康的必由之路

　　健康是推动经济发展、保障民生、增进福祉的重要资源，维护促进人民健康是建设小康社会、保障中国可持续发展的前提条件。《2018 年我国卫生健康事业发展统计公报》显示："居民人均预期寿命由 2017 年的 76.7 岁提高到 2018 年的 77.0 岁，孕产妇死亡率从 19.6/10 万下降到 18.3/10 万，婴儿死亡率从 6.8‰下降到 6.1‰。"居民健康水平进一步提升，城乡之间健康待遇的差距进一步缩小。尽管"十三五"以来我国医改取得了显著成就，但是，国人的健康状况仍不容乐观。

　　首先，我国大部分劳动力都处在亚健康状态，中国人民的健康储备缺乏，健康准备不足。据中国国际亚健康学术成果研讨会公布的数据：我国人口 15% 属于健康，15% 属于非健康，70% 属于亚健康，亚健康人数超过 9 亿。而其中 70% 左右都是知识分子。中国保健科技学会国际传统医药保健研究会对全国 16 个省、直辖市辖区内各百万人口以上的城市调查发现，平均亚健康率是 64.00%，其中北京是 75.31%，上海是 73.49%，广东是 73.41%，经济发达地区的亚健康率明显高于其他地区。亚健康人群是慢性疾病患者的储备军，如果亚健康人群的健康状况不能及时改善，那么在不久的将来无疑会给我国经济、社会乃至民族的发展埋下隐患。

其次，我国进入了慢性非传染性疾病化、老龄化交织发展的时代，疾病经济负担不断增加。20世纪70年代末，我国就基本完成了疾病谱的转变，死亡的主要原因已由急性传染性疾病转变为慢性病。目前看来，在城市地区死亡原因的第一位是脑血管疾病，第二位是恶性肿瘤，第三位是心血管疾病。在农村地区死亡原因的第一位是慢性阻塞性肺疾病，第二位是脑血管疾病和恶性肿瘤。1999年，国内60岁及以上老年人口就已经占人口总数的10%以上；截至2018年年末，我国60周岁及以上老年人口逾2.49亿，占总人口的17.9%。我国进入老龄化社会已近20年，身患数病、带病生存的老年人口不断增加，导致我国慢性非传染性疾病化程度进一步加深，随之产生更多的医疗消费和更高的成本浪费。

最后，由于粗放的经济发展，我国的生存环境日益恶劣，水污染、大气污染、噪声污染、放射性污染等严重损害了人民健康。环境污染带来的健康损失触目惊心，世界银行估计中国大气污染造成的经济损失占GDP的3%~7%，预计2020年我国将为燃煤污染导致的疾病支付3900亿美元的费用，约占届时GDP的13%。2014年生态环境部环境规划研究院与能源基金会在北京联合发布《煤炭环境外部成本核算及内部化方案研究》报告。报告指出，我国煤炭环境外部成本巨大，其中大气污染造成人体健康损失和矿区职工健康损失最大，这两项健康损失共计超3000亿元人民币，占总环境外部成本的55%。

我国居民的健康水平需要提高，尤其是亚健康、亚临床人群，慢性非传染性疾病患者的健康状况亟待改善。作为一种经济有效的手段，健康管理是提高全民健康状况的最佳选择。最理想的工作方式就是建立一个行业或者职业，具有全面的生命健康相关学科的知识和技能，能够实现全过程、全人群的健康管理和医疗保健。最理想的，是不现实的。退而求其次，我们需要建立一个相对满足居民健康需要，融医学、预防保健、健康促进、管理等知识与技能为一体，且在经济上可为社会负担的职业或行业，至少能够在市场竞争中集中精力把亚健康、亚临床人群，慢性非传染性疾病患者的健康管理工作做好。

早在两千多年前，《黄帝内经》中就提出"上医治未病，中医治欲病，下医治已病"的观点，即医术最高明的医生并不是擅长治病的人，而是能够预防疾病的人。本研究提出设置健康管理执业医师资格，构建健康管理医师制度，就是为了培养"治未病"和"治欲病"的医生，通过制度规则的力量促使其利用自身健康管理和医学技能，重点服务亚健康、亚临床和慢性疾病患者，预防和控制疾病发展，以应对我国亚健康蔓延、慢性非传染性疾病井喷的健康难题，从而达到改善人民健康状况，让人民共享发展成果，建设健康中国的目的。

（二）创新健康管理服务供给的有效途径

中国健康管理起步晚、服务单一、急需融合和提升。现阶段，我国健康管理服务供给主要存在两大问题。第一，供给总量小。我国大健康产业主要以医药产业和健康养老产业为主，健康管理服务产业比重最小。截至 2017 年年末，各级各类健康管理（体检）机构虽超过万家，健康管理（体检）量约 5 亿人次，但不能和超过 80 亿人次的门诊量（2016 年为 79 亿人次）相提并论。第二，供给内容单一。按服务属性可把健康管理服务分为医学服务和非医学服务；其中医学服务，又可分为基本医学服务和非基本医学服务。健康管理医学服务主要包括健康教育与咨询、健康体检与评估、慢性病风险筛查与干预、慢性病康复与管理、中医养生保健、心理咨询、健康监测与医学物联网等服务。健康管理非医学服务主要包括养生保健、运动健身、生活美容与按摩、营养指导、健康旅游、养老与健康照护等服务。目前，我国95%以上的健康管理服务仍以健康体检为主，缺少其他类型和其他环节的健康管理服务。

究其原因，还是医疗卫生服务机构主导了健康管理服务市场。由于具备设备、技术、专家及品牌优势，医疗服务机构处于绝对优势地位。现阶段，中国90%健康管理（体检）机构为公立医疗机构设置的（包括军队医疗机构办的），仅10%健康管理（体检）机构为民营或社会资本办的独立或连锁健康管理或体检机构。健康体检的优质客户资源被公立医院占有，民营健康管理（体检）机构处于劣势，即使走连锁经营之路与投入大量资本运作，短时间内也很难有大的发展。服务承担者或提供者仍以临床医护人员、医技人员为主。新兴职业健康管理师不具备医疗资质，难以获得民众信赖和市场认可，无法动摇医护人员垄断健康管理服务提供的局面。即使是民办健康管理服务机构也倾向于聘请医护人员作为健康管理医学服务的主要提供者或团队管理者。

然而，由医疗服务机构和医护人员主导提供健康管理医学服务绝非长久之计。虽然健康管理服务和医疗服务在实施路径上有部分重合，但两者在服务理念、服务模式、评价标准、盈利机制等各方面大有不同。健康管理是以现代健康概念和新的医学模式以及中医治未病理论为指导，通过采用医学和现代管理学的理论、技术、方法和手段，对个体或群体整体健康状况及其健康危险因素进行全面检测、评估、有效干预与连续跟踪服务的医学行为及过程。简言之，健康管理服务是以促进健康为目的，以医学技术和管理方法为主要手段，以客体参与为必要条件的，连续、长期、个性化的特色医学服务。与一次、被动、按项目收费的医疗服务有着本质上的区别。因此，在没有任何政治外力的影响下，由以"疾病治疗"为服务价值导向的医疗服务机构及其工作人员主导健康管理服务的供给是高成本且低效率的。

　　此外，我国的医疗卫生人力资源一直十分短缺，医护人员时间紧、任务重，基本没有精力主动学习健康管理技术和创新健康管理服务供给；坐堂行医的历史文化、"按项目收费"的盈利机制，亦使健康管理提供方无动力深入开展健康管理服务，最终导致我国健康管理服务内容和服务形式没有创新，一直停留在健康体检这一环节。然而体检只是健康管理服务的第一步，如果不能提供检后跟踪干预服务，健康管理服务业整体都将陷入没有出路的泥沼。

　　我们应该调整和改变由临床医护人员主导健康管理医学服务供给的局面，从供给侧的改革出发，加快培育健康管理医学服务的专业人才，建立健全健康管理医学服务提供体系，创新健康管理服务内容与服务形式。

　　健康管理整合了传统医疗服务的技术优势，其技术特性决定了服务提供者不仅要掌握疾病的发病原因、发病机制、诊治与护理方法，还要掌握消除健康危险因素、维护和促进个体及群体健康的理念、技术与方法，应是既会"治已病"又会"治未病"的医学人才；综合、主动、连续的服务特征又要求服务提供者既要具有领导、组织、协调群众，督促个人自我健康管理的管理能力，又要具备健康信息挖掘与探索的科研素质。

　　目前，我国的医疗卫生人员主要有医疗人员（医生、护士）、医学技术人员（检验、影像等）、药剂人员、公共卫生人员、卫生管理人员、其他卫生技术人员（营养师、健康管理师）。然而，无论是谁都不足以完全胜任健康管理服务工作，由此，提出健康管理医师的概念。

　　专业的分工能够提高劳动生产率和增进国民财富。增加设置健康管理医师执业资格，构建健康管理医师制度，有助于增加健康管理医学服务供给，有助于加快健康管理医学学科发展，有助于创新健康管理服务内容与形式，倒逼健康管理行业形成专业化、差异化、职业化、制度化的供给体系。

（三）保障健康服务与管理专业毕业生就业的重要举措

目前国内有 108 所高校响应国家政策开设了健康服务与管理方向，大多设在公共事业管理专业下招生，毕业后授予管理学学位。由于健康管理人才培养制度和职业培训体系尚未规范完善，学生处于先天不足，后天失养的尴尬状态。健康服务与管理方向学生在医学技能、管理水平和科研能力上，与公共事业管理等相关专业学生几无差异，核心竞争力不突出，即使通过了健康管理师职业资格考试，也难以应付实际工作中出现的各种难题。与公共事业管理专业其他方向的毕业生去向一样，健康服务与管理方向毕业生大多在保险公司、医药公司就职，部分毕业生于体检机构、健康管理咨询公司从事着带有销售性质的健康服务，流动性较大，待遇不稳定。就业无保障，成为健康服务与管理方向学生以及学生所在高校不可回避的现实问题。

事实上，在我国，健康服务与管理方向学生半数以上非第一志愿报考该专业，尤其是医学院校学生，内心更愿意从事医学相关职业，并为之付出努力。设置健康管理医师制度，打通健康服务与管理专业、与健康管理医学专业之间的融合通道，有助于提高健康管理专业核心竞争力，扩展学生就业渠道，既能增强职业尊严感，又能促进人才流动，赋予行业活力与生机。设置健康管理医师制度，有助于从职业资格创新的角度解决健康服务与管理专业学生的就业问题，为高校健康服务与管理专业的人才培养模式和职业培训体系提供了全新思考路径，更是确保健康中国战略切实落地的重要举措。

二、构建健康管理医师制度的可行性

（一）国家对健康管理的职业定位赋予可行性

2005 年 12 月劳动和社会保障部 425 号文件《关于同意将医疗

救护员等 2 个新职业纳入卫生厅行业特有职业范围的函》将健康管理师列为卫生行业特有职业（工种）归入国家卫生健康委员会管理，国家卫生健康委员会职业技能鉴定中心成为健康管理师的国家职业资格唯一认证单位。国家对于健康管理的职业定位逐渐明晰，将其划归到卫生行业。

根据《健康管理师国家职业标准》，健康管理师是指从事健康的监测、分析、评估以及健康咨询、指导和健康干预等工作的专业人员。职业共设三个等级，分别为：助理健康管理师（国家职业资格三级）、健康管理师（国家职业资格二级）、高级健康管理师（国家职业资格一级），属于水平评价类职业资格。相较健康管理师，健康管理医师长于提供健康管理医学服务，更加强调医学技能和准入门槛。随着健康管理职业培训体系的完善和专业人才细分，不排除设置健康管理医师执业资格的可能性。

（二）执业医师法和医师资格制度赋予可行性

1998 年颁布的《中华人民共和国执业医师法》第十条规定，具有高等学校医学专科学历或者中等专业学校医学专业学历，在执业医师指导下，在医疗、预防、保健机构中试用期满 1 年的，可以参加执业助理医师资格考试。第九条规定，取得执业助理医师执业证书后，具有中等专业学校医学专业学历，在医疗、预防、保健机构中工作满 5 年的，可以参加执业医师资格考试。卫生保健专业的中专生尚且可以有执业医师资格，推而广之，健康管理医师也有设置的可能性和可行性。

从医师资格制度来看，我国结合国情，对中医、西医、民族医学，以及乡村医生设置了不同的资格准入条件，并逐渐放开多点执业，将医师执业地点修改为"医疗、预防、保健机构所在地的省级或者县级行政区划"，具有因人、因地、因时制宜的特点，但仍存在一些政策规定滞后于现实需要的问题。例如：我国医师有西医师、中医师、少数民族传统医师和中西医结合医师，但是并不包含，跟随人民不断增长的健康需求而设立的许多非传统医学的特殊医学专业，比如健康管理、医学心理、医学美容等。这些专业与执业考试所规定的报考类别存在很大差异，导致这些专业的学生在毕业后无法报考，无法取得行医资格。我国医疗卫生人力资源紧缺，随着时代的发展，交叉型、复合型的医学专业和医学人才将不断涌现，国家政府必然会对现有医师资格政策做出调整，这为建立健康管理医师资格制度设置了可能性。

（三）健康管理专业医学课程赋予可行性

医学院校的健康服务与管理专业一般开设专业基础类、专业核心课程、人文社科类三大类课程，旨在培养掌握健康管理理论，技术与方法，具备现代健康理念与健康管理特长，掌握健康服务技能的复合应用型人才。专业基础课程多由基础医学类课程和公共管理类组成，基础医学类课程包括中医学概论、基础医学概论、临床医学概论、预防医学概论、医疗保险、中医临床概论、流行病与卫生统计、卫生经济等；公共管理类则包括组织行为学、社会工作理论等。专业核心课程多以健康法规、健康管理概论、健康信息管理、健康教育等健康管理类课程构成。人文社科类课程差别不大，包括人际关系、管理文秘等课程。虽然各个院校教学优势和专业特色的差异导致专业基础课和专业核心课程产生较大的区别，但只要是医学院校，都会开设基础医学类课程。基础医学类课程的开设，为学生掌握医学技能，成为健康管理医师奠定了良好的理论基础，也决定了设置健康管理医师执业资格的可行性。

第五章　健康管理医师服务市场运作机制

本章分析了健康管理医师、居民和政府的市场主体地位，探讨了健康管理医师服务市场运作方式，提出了健康管理医师服务市场应当实行市场经济制度，提出了政府应当在市场竞争结果之外组织社会合作以帮助贫困居民，政府应当发挥经济作用以扶持健康管理医师发展。

一、市场主体地位分析

与其他市场一样，健康管理医师服务市场的生产者与消费者始终是商品经济中基本的市场主体。但是，为发展与社会经济水平相适应的卫生健康事业，政府需在必要时刻主动地参与到市场交易中去，以提高健康服务的生产效率、保证服务产品的分配公平。因此，政府、健康管理医师和居民是健康管理医师服务市场的三大主体。

（一）健康管理医师的市场主体地位分析

健康管理医师是健康服务的生产者和提供者，通过向消费者出售服务来赚取利益。他们依靠自己的知识和技术，通过自身的劳动和付出，借助自己从要素市场购置而来的资产来生产健康服务，因而对于自己生产和提供的健康服务产品拥有依法确立的、完整的私有产权。

私有产权的可分割性、可分离性和可让渡性，赋予了健康管理医师在市场上自主、自由交易的权利。主要体现在以下三个方面：第一，健康管理医师自主组织生产，对于健康服务产品的类型、数量、质量具有自主决策的权利。第二，健康管理医师自由制定经营策略，对于交易对象、竞合对象具有自由选择的权利。第三，健康管理医师对于以什么价格购买生产要素、以何种价格出售服务拥有自主定价、自由议价的权利。

为获得和保障市场经济主体资格，在进入服务市场之前，健康管理医师必须依法取得执业医师或执业助理医师资格，具有提供健康服务的执业资质和技术水平；在进入服务市场之后，健康管理医师应遵循市场规则和法律法规，应与居民自由、自主交易，应和其他健康管理医师、相关职业人员和机构公正、平等地竞争合作。

（二）居民的市场主体地位分析

居民是健康服务的消费者和购买者。居民对于自身和家庭成员的健康负有完整的健康责任。为改善自己和家人的健康状况，他们自然会出资，或者利用自己所持有的货币等价物，到健康管理医师处购买或兑换服务来满足个人或家庭的健康需要。

作为法定货币及其等价物的持有者，居民具有完整的经济投票权，能够通过货币选票充分表达自己对于健康管理医师及其服务的经济诉求。主要体现在以下三个方面：第一，居民具有充分的自由选择权，能够根据自身的经济条件和消费偏好，在多个健康管理医师，多种服务类型与内容，多个服务地点与方式之间自由、自主地选择、消费和购买。第二，居民具有用脚投票的权利，能够随时远离那些业务能力差、服务态度不好的健康管理医师，能够随时终止和退出令自己不适、不满的服务交易。从某种程度上来说，用脚投票的权利是居民与更加强势的健康管理医师进行市场博弈的最大底牌。第三，自由选择和用脚投票的权利赋予了居民自主议价、还价的权利，使得居民能够通过自由讨价还价，为自己争取到较为满意的市场价格。

对于具有健康需要，并且拥有足够的货币支付能力的居民来说，他们能够自行承担起全部的健康责任，能够将健康服务的消费与购买统一于自身和家庭，会自动地向健康管理医师购买服务。但是，对于部分经济贫困家庭，或者是没有经济收入的老人和儿童，政府应该履行健康的政治责任，积极发挥经济作用，向他们提供购买服务的能力。

（三）政府的职责与市场主体地位分析

1. 政府的职责

（1）**政府的基本职责**：政府是一个对国家进行统治和社会管理的权威组织机构。不以规矩不能成方圆。在这个充满竞争的社会，政府的基本职责就是制定、执行、维护规则规范。规则规范的建立为人类之间的交易、交往提供了一个稳定、有序的运行框架；合理适当的规则规范能够有效降低交易费用，能够有效发挥制度的激励作用与约束性，能够有效提高社会的和谐程度以及市场配置资源的效率与公平。

对于健康管理医师服务市场，政府的基本职责就是建立规则规范，维护交易秩序。此时，政府与健康管理医师、居民之间保持着等同的距离，通过不偏不倚、公正公平的制度决策，与交易双方形成了一个等边三角形的关系网络（图5-1）。

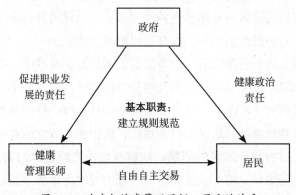

图 5-1　政府与健康管理医师、居民的关系

　　由于信息不对称，健康管理医师在交易过程中可能会诱导居民过度消费一些易于操作、易于盈利的健康服务，例如：健康体检与监测；可能会变相拒绝、减少或者避免提供一些费时耗力、见效慢或者消费者不知其重要性的健康服务，例如：问询观察、预防管理等服务；可能会和其他健康管理医师、产品供应商等达成勾结、形成垄断，进而侵害居民正当权益。

　　为此，在设计规则规范时，政府应注意利用规则来平衡和制约双方的地位权势；应通过普适性的市场规则和针对性、指向性明确的法律法规相结合的方式，尽可能地明晰、界定和保护健康管理医师与居民的合法产权。

　　产权是市场经济的基石。健康管理医师与居民的产权由规则规范确立，受法律法规保护，由此产生的经济行为受规则规范和法律法规约束。科斯定理表明，只要产权明晰，即使存在交易成本，人们也会基于规则和需求找到交易成本最小化方式来解决各种问题。一旦产权不明，则容易导致扯皮推诿，造成交易成本增长或者交易失败。因此，政府可以在普适性的市场交易规则的基础之上，针对健康管理医师这一职业或行业，特别制定和设计一些专项的法律法规，制定准入标准、技术规范和执业规章制度，以明确健康管理医师的义务权利，确保服务产品的品质，提高执业稳定性与安全性；亦可针对居民设置一些保护性的法律条文，以保护其自由选择、自由购买、自由退出的权利，为其提供维权法律依据。

　　在确立规则规范之后，政府应尽力维护好交易秩序，应督促经济主体按规章制度办事，鼓励和维护市场主体自由、公平、竞争的权利，限制和反对垄断。可借助征税权、禁止权、处罚权等方式来增强健康管理医师和居民的行为理性，保护交易双方应有权益。

　　（2）**政府对于居民的职责**：政府与居民之间是政治契约关系。居民向政府纳税，将个人或团体没有能力解决的事务委托给政府管理；政府利用政治权威、财税政策，为居民制定社会运转规则，维护社会生产生活秩序，以解决单个居民或部分居民不能解决的事务。除此之外，凡是居民个人能做的或者部分居民能做的，凡是能够通过完全的市场竞争形成资源高效配置的事务，政府皆不应对其进行过多的干预和干涉。

在卫生健康领域，则表现为：政府对无法凭借个人或团体之力，无法通过正常的市场竞争参与到健康服务生产和分配过程中的弱势居民或落后地区，负有保障其健康权益、促进和提升其健康水平的政治责任。

广义上来说，居民是指在我国长期从事生产和消费的自然人或法人，可以指代一切在中国进行经济活动的自然人或法人。但是，本文所指居民，是与健康管理医师相对的一个经济概念，是指在服务市场中处于需方地位，拟与健康管理医师进行经济交易的自然人或法人。

政府应该通过组织社会合作、财富再分配等多种途径、渠道，将相应的健康服务产品、货币转移支付给需要帮助的居民，以保证全体居民都能获得与社会经济发展水平相适宜的健康服务。例如：对革命老区、少数民族地区、边疆地区、穷困地区实行财政的专项转移支付，以平衡地区之间差异，实现健康水平的均衡发展；对暂无经济收入的婴幼儿、老年人，或者是丧失劳动能力的残疾人、重症贫困患者，通过政府购买和提供健康服务来减少居民内部存在的权势差异，或者遵循市场规则，以补需方的途径来提供和增强弱势居民的货币购买能力，以实现对弱势群体的帮扶和补贴。

（3）**政府对于健康管理医师的职责**：本书所指的健康管理医师处于供方地位。首先，作为健康服务的生产者，健康管理医师的业务能力和道德水平直接影响居民身心健康及消费获得感。因此，为增进民生福祉、保障居民正当健康权益，政府有促进健康管理医师这一职业或行业健康发展的责任和义务。其次，作为卫生健康事业的新兴组成部分，健康管理医师行业的发展状况与卫生健康事业的改革和发展息息相关。为提升和改进卫生健康领域的生产效率和分配公平，政府有促进健康管理医师这一职业或行业健康发展的责任和义务。

为促进健康管理医师职业发展，政府应该双管齐下，应从规则规范、经济两方面入手加强建设。在规则规范方面，政府应加快建立和完善健康管理医师制度体系，应从学校培养到社会工作，从技术准入到行业退出，全面和系统地进行构建，以造就良好的执业环境，保证健康管理医师应有权益；在经济方面，政府可通过财税专享优惠、免费培养培训提供直接的经济支持，亦可通过补需方的方式实现对健康管理医师的间接经济支持。

2. 政府的市场主体地位分析　市场可被划分为完全竞争市场和不完全竞争市场。完全竞争市场是一种十分理想，经济运转平滑，能够实现公平与效率完美统一的市场结构。其特点为资源自由流动，信息具有完全性；买卖人数众多，进出市场不受任何阻碍和干扰，竞争充分；产品同质，双方都是价格的接受者，而不能控制价格。因此，只要健康管理医师服务市场具备以上条件，成为完全竞争市场，就能够完全依靠市场经济主体之间自由自主的交易完成资源公平高效的配置。此时，政府断然不能使用行政、计划的权力去管制或干预健康管理医师与居民之间正常的交易活动，只需履行和发挥自身基本职责，致力于建立和维护好市场健康运转的社会环境即可。

但是，由于信息不对称、产品差别等因素，在现实生活中完全竞争市场结构较少，更常遇到的是不完全竞争市场。不完全竞争市场本身就是一个不公平的市场结构，自然会带来生产成本和市场价格的上升，必然会造成生产效率和分配公平的损失。此时，仅依靠健康管理医师与居民之间的不完全竞争是无法实现社会生产最大化的，更不能消除个体、人群和地区之间的财富、文化等差异所造成的社会分配不公。

这就需要政府积极发挥自身的经济作用，在制定和维护规则规范之外，化身为保障居民健康权益的市场经济主体，通过运用市场经济手段，对服务资源进行调整和再分配。其目的是利用市场经济制度的运作方式提高市场的分配公平和生产效率，以保证全体居民及时获取与社会经济发展相适应的健康服务产品。

作为市场主体，政府与居民、健康管理医师一样具有同样的权利义务，在市场竞争时具有同等的身份地位，最大的区别在于政府的交易目的并非赚取财富或获取使用价值，而是为了承担自己对于居民的健康政治责任，以及履行促使健康管理医师职业发展的责任和义务。常见的政府经济手段有：培育市场主体，参与公共物品供给，补贴、降税、免税等。

二、市场运作方式

市场运作方式是指市场主体进行经济活动的方式和方法。它反映了各经济主体之间的联系，是经济运行基本规律的具体体现。本节市场运作方式研究的是健康管理医师与居民应该如何交易，政府应该如何组织社会合作、发挥经济作用以促进公平、提高效率的方式和方法。

（一）实行市场经济制度，供需双方自由买卖

计划和市场是经济运行的两种方式。经济理论和历史实践早已证明：计划的迟钝控制比不上调节灵活的市场机制，人为的管制终将造成产品数量短缺或资源浪费。在物资有限、生产能力和自然禀赋存在差异的现代社会，人与人之间总是存在交易需求和竞争需要。面对复杂多变的经济活动和众口难调的社会需求，只有以经济主体追求效用最大化为动力，只有通过价格机制、供求机制、竞争机制、风险机制的相互作用，才能最大限度地提高资源配置效率与公平、推进技术进步与节约。

我国长期实行卫生计划经济制度，卫生健康产品价格实行政府指令性价格和政府指导性价格；产品项目、生产规模、要素流通途径和方式几乎都由政府决定，不受市场调控。政府试图通过计划的手段对资源进行直接配置，反而造成了中国卫生事业发展不平衡、卫生费用不断上涨、资源配置短缺与浪费并存的错乱局面，最终还使居民陷入了"看病难、看病贵"的医疗怪圈。近年来，为改变医疗乱象，政府又开始了关于医联体、分级诊疗等一系列的改革探索，虽然有所成效，但始终都是在利用行政、计划的手段去缝补行政、计划措施的漏洞，难以取得实质性的改革进展。

虽然卫生健康服务具有特殊性，但其本质上也不过是一种需要通过生产、交换和出售的社会物品。因此，要实现卫生健康产品分配公平、高效配置，推进卫生技术进步和资源节约，就必然要使卫生健康服务市场回归到市场经济制度本身，由市场机制去引导，以社会自发的方式去配置卫生健康服务资源。

作为一种新型的卫生健康服务，健康管理医师服务市场应该实行市场经济制度，其运作方式自然要遵循市场经济基本规律，即供需双方自由买卖。健康管理医师与居民通过自由进出市场的行为、各自自主的经济决策以及相互之间的自由讨价还价，实现分配公平与生产效率的统一。

1. **健康管理医师与居民自由进出市场**　作为市场经济主体，健康管理医师与居民对各自的交易物品拥有绝对的私有产权，享有规则规范下完全的自由和自主。他们能够根据自己的需求和意愿，决定是否需要进入市场进行生产、购买和交换，决定是否需要终止、结束或者继续交易行为。进出自由赋予了供需双方平等的主体地位，保障了市场资源流动性，有助于竞争和优胜劣汰，是以市场来配置健康服务资源的前提条件。

2. **健康管理医师自主生产、自由竞争、自负盈亏**　健康管理医师根据自我判断，自由组织生产，自由选择执业方式和经营模式，自由制定竞合策略；凭借自身独特的价值输出来吸引消费者，与其他健康管理医师及相关职业人员或机构自由、公平竞争；对自己的决策负责，对自己的服务负责，对自己的经营结果负责。在逐利的竞争市场中，自主生产、自由竞争、自负盈亏，将健康管理医师的收益与风险统一起来，能够为供方市场有效注入激励、竞争和风险机制，有助于健康管理医师探索成本更低、服务更好的新业态。

3. **居民自由消费、自主购买**　自由消费、自主购买，是居民作为市场主体与健康管理医师进行平等对话的基本方式。居民通过在多个健康管理医师中选择服务供货商，通过在多个服务中选择自身所需项目，通过自主的消费与购买行为，向供方传达需求信号，以督促健康管理医师优化、调整供给，进而实现自身需求满足的最大化。

4. **健康管理医师与居民自由讨价还价**　作为服务的生产者和供给者，健康管理医师对自己的产品拥有自主权，因此能够自由、自主地制定产品售价。在制定产品价格时，健康管理医师会充分考虑定价目标、商品成本、市场需求、行业竞争等众多因素，结合自身发展计划选择合理的定价策略。

同样的，作为服务的消费者和购买者，居民的健康需要与其所持有的货币，赋予了居民还价的自由。居民也会充分考虑自己的经济条件、家庭健康需要等因素，既可以选择不还价而全盘接受健康管理医师的报价，又可以不接受报价，通过集体议价、用脚投票等讨价技巧获得优惠售价；或者可以不完全同意该报价的交易条件，可以提出修改、限制、增加新条件的意见。

在有限理性的情况下，供需双方能够在自由市场上充分表达自身意愿，能够通过讨价还价获得一个令双方都能接受和满意的市场价格，容易产生较强的获得感和满意度；能够通过价格的让步和服务产品的调整，来调节健康管理医师服务市场的供求关系，促进市场竞争和激励，进而各取所需，实现资源配置的最优化和社会生产的最大化，最终达到生产效率与分配公平的有效统一。

（二）政府组织社会合作，照顾贫困居民

　　1. 社会合作的内涵及意义　市场机制是一种灵活有效的资源分配方式。对于有能力进入市场，参与生产和分配的居民来说，他们能够通过市场机制获得需要的服务或产品，能够在完全竞争市场上获取最大分配公平和最大生产效率，达到帕累托最优状态。但是，实际生活中，并非所有市场都是完全竞争市场；并非所有居民都具有市场博弈能力，都能通过市场竞争获得需要的服务或产品。作为配置资源的一种方式或手段，市场机制本身不能决定或改变居民之间禀赋能力的差异，无法保证不完全竞争结果的分配公平，更不能使不具备市场博弈能力的居民通过市场机制获取需要的服务或产品。

　　社会合作是为了实现市场机制作用之外的社会财富二次分配公平，为了矫正不完全竞争市场机制的社会分配不公，由政府作为主体，通过财政支出来主导或组织，向弱势群体提供市场博弈能力的一类政治经济活动。其目标受众是因为各种原因而不具备市场博弈能力，或者市场博弈能力较弱，无法通过竞争获得公平分配结果的弱势群体，主要包括老人、儿童、残障人士、贫困人口、贫困家庭等。虽然这些居民没有直接参与或者较少参与到物品生产和分配中去，但是都在社会中扮演着不可或缺的角色，都间接地支撑着或促进着国家经济的运行。因此，政府有保障他们共享经济发展成果的政治责任，有必要通过社会合作，来提供与增强弱势居民的生产和竞争能力，以此来补充市场竞争之外的社会公平，促进国家和社会正常有序运转。

　　在现实生活中，健康管理医师服务市场极有可能是不完全竞争市场，极有可能会存在一部分居民因为贫困或者其他社会因素，而无法通过市场竞争享有健康管理医师的服务。对于这类弱势群体，政府对他们负有健康政治责任，需要在市场竞争结果的基础之上组织社会合作，通过对社会财富的二次分配，来改善健康服务产品分配结果，增强社会分配公平。

2. 优先解决贫困居民的健康问题　社会弱势群体有很多，根据不同标准，会有不同的群体划分。例如：年龄上的弱势群体，儿童和老人；经济上的弱势群体，贫困居民；身体健康上的弱势群体，残障人士、孕妇等。但是鉴于财政资金的有限性，政府在组织社会合作时，应有的放矢地使用财政资金，将"好钢用在刀刃上"，优先解决贫困居民的健康问题。

首先，从人本伦理的角度来看，生命健康权是最基本的人权。无论贫穷还是富有，每个人的生命健康权都应得到基本保障。一般来说，由于缺乏货币购买能力，贫困居民往往无法及时享受或获得应有的健康服务。世界银行和世界卫生组织联合发布的《跟踪全民健康覆盖：2017 年全球监测报告》指出："世界上至少有一半的人口无法获得基本卫生服务，其中，又有近 1 亿人陷入极度贫困，因为他们必须自掏腰包支付医疗费用。"为此，政府应该帮助贫困居民克服卫生财务障碍，优先向他们提供获得健康服务的经济能力，以确保其公平享有正当的生命健康权益。

其次，从健康的成本－效益角度来看，政府为贫困居民组织社会合作，是一项投资成本小、健康效益大的帕累托改进政策。世界银行发布的研究报告《投资于健康》指出："穷人往往承受着沉重的疾病负担，但是他们的健康问题其实可以被非常廉价地预防或治愈……预防接种、艾滋病预防等公共卫生措施具有很好的成本效益比值：获得一个 DALY（伤残调整生命年）的成本通常在 50 美元到 150 美元，有些低于 25 美元……孕产妇护理、结核病防治、性病控制等基本临床服务平均获得每个 DALY 的成本为 50 美元，甚至更低……在发展中国家，向贫困居民提供这些低成本、高效益、消除传染病的服务措施，能够减少世界 35% 的疾病负担。这一比例在极度贫困的撒哈拉以南的非洲国家高达 60%。"这些数据说明政府只要在管理、预防和基本治疗上对贫困居民稍加经济投入，就能获得极大的健康改进和巨额的卫生成本省免。

再次，从健康的溢出效应来看，政府解决贫困居民健康问题，有助于非贫困居民健康和社会经济发展。健康具有外部性，贫困居民的良好健康能够使非贫困居民免受艾滋病、肺结核等传染病流行的威胁，反之，则会给非贫困居民带来不可预料的健康风险。政府投资贫困居民健康，能够保护和增加贫困居民的人力资本和物质资本，能够减少和避免巨额的卫生开支。在这"一增一减"之间，政府为贫困居民创造了上升发展的空间，有助于贫困居民将人力资本转化为劳动生产力，推动社会经济增长；亦有助于市场将省免的资源配置到其他回报更高的经济部门，以创造更多的社会财富。

最后，从社会管理的角度来看，解决贫困居民的健康问题有助于社会安定和谐。健康是所有居民，特别是贫困居民的核心利益关切。当"一无所有"的贫困居民普遍地丧失了最为基本的健康权益，那么贫困居民所在这个地区乃至整个国家都容易陷入一种健康的不安全感。各个阶层对于健康资源的竞争将更加激烈，进而容易引发贫富冲突和医患矛盾，最终容易导致社会关系的不和谐与不稳定。为此，政府应该优先解决贫困居民的健康问题，以增进民生福祉，稳定社会关系。

3. **采用市场经济运行方式进行社会合作**　社会合作是由政府利用财政税收，以财政支出的方式进行组织和使用的。政府如何安排财政支出，如何组织社会合作，事关社会合作的作用和效果。一般来说，财政支出分为政府购买和政府转移支付两类。从宏观的社会合作方式来看，政府为贫困居民承担健康的筹资责任，可通过全额或比例出资购买服务产品的方式组织社会合作，亦可通过地区间的卫生财政转移支付，重点解决经济社会不发达地区的健康问题，以实现健康资源在地区之间的公平配置。至于微观的社会合作方式，通常有以下三种：

（1）**政府全权负责筹资、生产和分配**：此种方式是纯计划经济的手段。在前文中已论述过，由政府决定产品的生产与分配，势必会造成资源的浪费与产品的短缺。首先，由于存在信息不对称，政府难以精准确定要生产哪些服务产品，即使是面对具有同样贫困特点的居民，他们各自的健康需求也各不相同，因此政府组织生产会造成"供非所需"的后果。其次，由于官员的自私心理和寻租行为，被政权垄断的健康管理医师服务市场势必会增加很多交易费用，从而损失生产效率和分配公平。

此种社会合作方式，在特殊社会形态或者特殊社会时期，能够较好地达到特定目的。例如：在战争时期，由政府全权负责筹资、生产和分配战备物资，能够有效地服务于战争目的。但是，在现代资源有限的和平竞争社会，此种社会合作方式不适宜政府采用。

（2）**政府补供方**：政府补供方是指：①财政资金直接流向服务/产品供货商。②政府不组织生产，具体生产、经营与分配由供方全权负责。

对于政府来说，直接向供方提供资金，在监督管理上较为方便，是政府常用的补贴方式。例如：由财政支持，医疗卫生服务机构生产，以儿童、孕产妇、老年人、慢性疾病患者为重点人群，面向全体居民免费提供的14项国家基本公共卫生服务项目。但是，对于需要照顾的贫困居民来说，财政资金直接流向供方，实际上是通过补供方来间接补偿需方的一种政策行为，基于经济主体的逐利本质，供方健康管理医师在执业过程中容易利用技术、信息优势引导居民过度消费或者有意识地减少或拒绝免费服务的提供。直接补贴供方无异于增加了健康管理医师的权势，不利于形成供需双方的平等交易，不利于保障普通居民自由选择的权利，更不利于保证贫困居民获得与社会经济发展水平相适宜的健康服务。反而可能会助长健康管理医师的懒惰和政府官员寻租之风，最终导致资源的浪费和效率的下降。

供给和生产的可分性是实行此类社会合作方式的理论前提。与第一种政府全权负责筹资、生产和分配的社会合作方式相比，此种方式不需要政府筹资建造工厂、不需要政府官员和相关机构负责生产与分配，只需政府负责筹资和规划供给，一定程度上减轻了政府干预控制的力度，亦为引入内部市场提供了机会和可能性。但是，无论供方如何组织生产、参与分配，政府决定供给、代居民支付和选择的主导地位始终没有改变，需要通过社会合作方式寻求帮助的居民的市场经济主体地位仍然没有得到保障，以此来看，此种方式仍是计划经济的运行方式。

（3）**政府补需方**：政府补需方是指：①财政资金直接流向需要补贴的贫困居民，不与供方发生直接的经济联系。②贫困居民自主决定消费内容，是健康服务的消费者与支付者。③供需双方自由博弈，市场调节生产与分配。

现实生活中，政府补需方的途径方法很多。根据政府向贫困居民支付货币或补贴的先后顺序，可分为以下两种补偿机制：

第一，报销补偿机制。

居民事先自行购买、消费服务，政府根据报销目录，开展事后补贴报销工作，常见于社会保障报销、补贴体系。

报销补偿制确实增强了居民的实际购买能力，但是对政府以及相关机构的工作能力要求较高。在整个报销补贴的过程中，政府既需要全程参与，进行经济质量控制；又需要制定合理的报销规则，与供需双方博弈，以防供需双方合谋骗取资金；还要直接与居民对接，提供其及时的报销服务，这在无形中为相关部门增添了很多管理负担和运营成本。

与纯医疗服务相比，健康管理医师服务非紧急性的刚性需求，服务项目少，个人消费低，需要政府投资的金额、项目有限。对于政府来说，采用此种方式来组织针对贫困居民而非全民的社会合作，可能是一种不经济的政策安排。况且，目前我国社会保障体系尚不健全，各地医保基金收大于支、赤字现象屡见不鲜。将长期性的健康管理医师服务强行纳入传统的"按项目"付费的医疗保险体系，既可能会"水土不服"，又可能会增加资金压力和运行风险。全新的健康服务，意味着全新的付费方式和报销体系，这对政府及相关机构来说，无疑是全新的制度挑战。

因此，以发展的角度来看，是否要将报销补偿机制应用到针对部分贫困居民和全新健康服务领域的社会合作，有待进一步论证。

第二，救济券机制。

将货币等价物或货币凭证直接发放给需要照顾的贫困居民，向他们提供购买服务的支付能力，类似美国食品救济券模式。

此种方式始创于美国食品救济券。美国食品救济券是一种内部流通货币，它可以在任何超市购买食物，不能购买其他产品。政府部门可向居民发放类似食品救济券的货币等价物，使这种交易媒介只能兑换健康管理医师的服务产品。居民使用货币等价物，向健康管理医师兑换自己需要的服务；健康管理医师凭专属货币等价物向政府申领专项补贴。

与事后报销不同，此种方式将博弈、监督和控制更多地赋权于贫困居民，既减少了政府的管理干预和经济成本，又便于更加广泛地、深入地利用市场机制开展社会合作。亦不同于直接将资金补贴给需方的补偿方式，此种救济券模式既规定了消费路径，保障专款专用，但又不限制贫困居民自由、自主选择健康服务产品及供货商的消费权利。此举不仅不会损害自由、自主交易带来的生产和分配的高效率，反而提高了贫困居民对于健康服务的有效需求，刺激了市场消费，同时方便了政府部门对健康管理医师的考核管理。故笔者认为救济券机制可作为补需方开展社会合作的主要手段。

此外，对于健康管理医师来说，政府通过补需方的方式刺激了贫困居民对于服务产品的消费，给需方的资金在服务交易后最终还是流向了供方，亦实现了政府对供方间接的经济支持。

当然，政府也可以加大健康教育力度，培养经济主体的健康意识，以促进潜在的社会健康需要向有效的健康消费需求转化。但这类方式并非针对贫困居民的社会合作，故不过多展开讨论。

（三）政府发挥经济作用，扶持健康管理医师发展

在理想状态下，完全竞争能够使健康管理医师服务市场维持着经济运行的高效率。此时，健康管理医师的供给能力充足、专业技术成熟，提供的服务产品价廉质优。但是，在职业发展初期，放眼整个卫生健康服务市场，健康管理医师极可能处于不完全竞争状态；可能会由于欠缺先发优势而处于竞争的弱势地位，可能会遭遇就业机会不足、融资难融资贵、运行成本高等一系列问题。这就需要政府在制定和维护规则规范、组织社会合作、帮助贫困居民之外，积极发挥经济作用以扶持健康管理医师的发展。

1. 保障健康管理医师就业　健康管理医师能否顺利就业，直接决定了健康管理医师服务市场的供给能力是否充足。为此，政府应当保障符合准入标准的健康管理医师充分就业，以促进新兴市场的孕育和发展。

政府可在财政预算中安排就业专项资金，为健康管理医师提供免费的职业教育与培训、专业技能鉴定等就业支持与管理服务。亦可制定相关扶持政策，例如：鼓励企业和卫生健康服务机构设立健康管理医师的工作岗位，吸纳健康管理医师；引导专业对口的大学生、退休或转行医药护人员自主创业，从事健康管理医师工作；在城市、社区、农村、边远山村实行差别税率政策，以引导健康管理医师在基层和贫困落后地区就业。

2. 帮助健康管理医师融资　在市场经济制度下，出于经济利益的考虑，商业银行偏好市场中发展成熟的大企业、大客户，大多不愿意把资金贷给前途未卜的新生力量。不难想见，亟须创业发展资

金的健康管理医师，极有可能会像小微企业一样遭遇融资难、融资贵的问题。为此，政府有必要建立健康管理医师发展基金，帮助健康管理医师融资发展，以防止其因资金短缺而不能创业或创业受阻。

健康管理医师发展基金是构成政府卫生事业财政费用的一部分。政府可以根据中央和地方的财政预算，从当年的卫生财政预算中切出来一部分，用作健康管理医师发展的专项基金。如果当年的卫生财政预算不够，政府可以从来年卫生财政预算的增量中划出一小部分，建立健康管理医师发展基金，用以帮助健康管理医师融资和发展。政府亦可以此财政资金为基础，以其投资帮扶行为作为政策风向标，吸引慈善机构捐赠和其他社会资金，来扩充健康管理医师发展基金。

首先，政府可以将健康管理医师发展基金存入银行，作为健康管理医师的融资担保；鼓励银行在其业务经营范围内，为健康管理医师提供一定期限内的小额信贷支持，以缓解健康管理医师融资难的问题。

其次，政府可以此基金作为银行提供优惠贷款的利息补贴，鼓励银行为健康管理医师提供低息、无息贷款，以解决健康管理医师融资贵的问题。

再次，担保的最高金额应由政府根据本地健康管理医师开业需要的房租、基本设备、基本业务运营费用等各项费用综合核定。贷款时间应以达到稳定执业所需时间为参考。政府可像扶持小微企业一样，对健康管理医师实行 3~5 年的小额无息或贴息贷款。

最后，若健康管理医师无力偿贷，政府应承担清偿到期债务的责任，可利用该发展基金向银行还贷。政府对无力还贷的健康管理医师保留合法追偿权利；对因死亡、破产，以其遗产、破产财产清偿后仍然无法收回，或在较长时期内（如超过 3 年）未履行偿债义务，并有足够的证据表明无法收回或收回的可能性极小的案例，做坏账处理。政府应当把有偿还能力而不履行偿还义务的债务人列入失信名单。

3. 降低健康管理医师税收压力   减费降税能够减少健康管理医师执业负担，促使其创业和发展。政府可以对健康管理医师的专项服务收入免征增值税；对自主创业的健康管理医师按照规定施行减征、免征企业所得税；对退役军人，健康管理医学专业大学毕业生，残疾人员，退休、转行或多点执业的医护人员从事健康管理医师工作的，按照国家规定享受税收优惠和收费减免；对年收入较低或临时有困难不能按时纳税的健康管理医师，可考虑免征所得税，或缓交所得税。

当健康管理医师发展日渐成熟，政府应考虑实行一般利率和一般税率政策，应该让市场价格去调节供需关系，利用竞争机制去激发健康管理医师的职业活力。

第六章　健康管理医师生产服务体系

为了让读者了解健康管理医师如何在市场经济制度下进行生产与服务，本章将从健康管理医师的执业方式、服务对象、服务产品、服务内容、签约服务、服务流程、服务运作方式 7 个方面介绍健康管理医师生产服务体系。

一、执业方式

（一）自由执业的必要性

健康管理医师自由执业确保了服务供给方的自由选择权、自主决策权，保障了供给市场的资源流动性，是以市场来配置健康服务资源的前提条件之一。

自由执业是指健康管理医师享有自由选择执业方式和执业地点的权利。这意味着健康管理医师享有完全独立法人地位，具有完全的人身自由，是与其他准入类人员（会计、律师等）一样具有同等职业身份，与医疗、卫生、保健、体检等相关机构保持平级关系的市场经济主体。

在规范的管理制度和市场规则之下，自由执业能够赋予健康管理医师持久创新能力。健康管理医师能够自由、自主地进出服务市场，能够按照自己的价值取向选择合作伙伴和服务对象，能够自由自主地选择有助于自己的服务方式、雇佣关系和支付方式，能够和相关市场经济主体（相关组织机构、职业人员）公正、平等地开展竞争与合作。例如：健康管理医师既可以个人私有、私营设站、设点独立执业（professional）；又可以联合两三个健康管理医师，以合伙（partner）、组织或集团（group）的形式执业与经营；亦可受聘于健康服务相关机构，成为机构雇员，但同时享有多点执业的权利和自由。

自由执业将医师执业的收益与风险对立统一起来，是对健康管理医师最有效的激励方式。健康管理医师是服务的生产者、提供者和责任人，为实现个人利益最大化，他们自然会为贴近居民而在社区、学校、企事业单位等地就近设立服务站点；自然会依据居民对健康服务需求类型与需求强度来判断产品的供给品类和总量，从而形成供民之所需、急民之所急的供给形势；自然会为赢得居民的青睐，努力提升自身专业技术与业务能力，增强人文关怀，建立个人品牌来吸引居民消费，最终实现健康管理医师与居民互利互惠的双赢局面。

（二）自由执业的可行性

目前，我国虽然尚未实现执业医师自由执业，但是在医师多点执业的新常态下，健康管理医师具有率先推行自由执业的可行性。

首先，作为新型执业医师，健康管理医师与现有医疗卫生利益团体尚无利益纠葛，完全可以跳出当前"单位人"的执业怪圈，能够采取自由执业方式，探索新型医师执业形态。

其次，与传统的临床医疗服务相比，健康管理医师服务的内容较为简单和基础，服务的复杂性、风险性和不确定性都相对较小。在严格的准入、培养制度之下，健康管理医师的服务技术和服务质量都能够得到规范和保证；因此，与其对健康管理医师执业方式进行限制，不如对其执业过程加强监督与管理。

最后，健康管理、疾病预防、基本疾病诊疗等健康卫生服务的数量、质量、规格和费用相对明确。在此服务性质上，完全能够通过健康管理医师产权私有、服务私营的自由执业模式进行提供。

（三）自由执业的原则

在自由执业的过程中，健康管理医师至少应遵循以下两个原则。

第一，遵守法律法规、市场规则，不应侵犯损害客户利益，不能诱导客户过度消费，不应欺瞒、诈骗、敷衍客户。

第二，健康管理医师可以与医疗卫生、保健、健康管理相关机构一同为客户提供服务，亦可彼此之间进行专业技术学习，管理经验交流。但在此过程中，健康管理医师不应与之产生行政组织关系和经济联系，不能人为地引导或操作客户流向为相关企业、机构谋利。

二、服务对象

从健康 – 疾病状态来看，亚健康、亚临床状态人群是健康管理医师的重点服务对象。以亚健康、亚临床状态为核心，向前后状态外延，健康管理医师的服务对象还可包括健康人群以及病情稳定的常见病、多发病和慢性疾病患者。

从社会服务层次来看，健康管理医师的服务对象不受限制，可以为不同阶层的全社会人群服务。随着社会发展，经济富有阶层居民将会拥有自己专属的家庭保健医师，而广大的中产阶层及其以下普通居民则很难拥有自己专属的家庭保健医师。在自由执业过程中，健康管理医师则会根据这一供求情况，自然地侧重满足普通民众对于基本医疗卫生和健康管理服务的需求。因此，健康管理医师的服务对象主体是中产及其以下居民阶层，主要由农村、城镇社区居民和企事业单位职工构成。

三、服务产品

健康管理医师生产的是具有防治管结合性质的服务产品。

①防，即疾病预防。预防服务是居民健康的保护屏障。具体是指：在个体"未病""欲病"之际，针对服务对象面临的健康危险因素，提供消除、避免这些危险因素的措施、建议及服务，使个体

处在一个较为安全的健康状态。

②治，即基本疾病诊疗。诊疗服务是继预防服务之后的第二道防线。根据职业定位，健康管理医师提供的诊疗服务应当是基本疾病诊疗服务。具体是指：对传统意义上的"小病"，即常见病、多发病，提供简单的疾病诊断和治疗服务。例如：轻症的流行性感冒、结膜炎、咽喉炎等，但不包括癌症、阑尾炎这类急难重症。

③管，即健康管理。健康管理是贯穿预防、支撑诊疗、强化防治效果的有力工具，强调对个体健康的持续性管理，包含病前健康教育、病中疾病管理、病后康复护理和全过程的健康监测、健康评估与健康干预等。

健康管理医师之所以能够生产"防""治""管"服务，并且能够将其真正地结合起来，是因为：首先，健康管理医师的职业定位及执业类别，赋予了他们针对个体生产"防""治""管"服务的机会和能力，也限制了他们生产其他健康服务产品的权利。这就决定了健康管理医师能够生产且只能生产针对健康、亚健康个体，以及亚临床疾病、常见病、多发病、慢性病患者的预防、管理和基本诊疗服务，而不能提供其他类别或者其他更高阶的健康服务，譬如：公共卫生服务，或者急难重症的诊断和治疗。

其次，"防""治""管"服务不是截然分开的，即使是临床医师在疾病诊疗的过程中也会或多或少地提供一些疾病预防和健康管理服务。因此，在服务对象为健康支付费用，而不是为疾病支付费用的制度激励下，健康管理医师会自动摒弃单纯依靠"疾病诊疗"来获取收入的服务方式，会自发探索防治管结合服务新模式，会主动将疾病预防、基本疾病诊疗、健康管理这三类不同的业务有机地结合起来，通过降低服务对象的健康风险和医疗成本来创造市场价值。因为只有将"防""治""管"服务真正地结合起来，并贯穿于整个健康服务的始终，服务对象的健康才能保持长期稳定，健康管理医师的个人收入才能保持稳定增长。

四、服务内容

服务内容是服务产品的具体化。通过考察专业从事疾病预防（公共卫生医师）、疾病诊治（临床医师）与健康管理（健康管理师）工作的健康服务人员的服务内容，笔者认为，健康管理医师的服务内容至少应包含：问询观察、健康体检与监测、评估诊断、干预治疗、健康档案五大模块。

（一）问询观察

1. **问询观察内容**　问询观察服务是健康管理医师开展服务工作的第一步。其目的是了解服务对象的健康状况，为后续工作奠定信息基础。基于生物－心理－社会医学模式，健康管理医师至少要从以下四大方面对服务对象进行问询观察。

①生理健康的问询观察。主要包括对于既往健康史、生长发育史、现病史、不适症状等个人健康信息的问询，以及体格、体魄、动作、反应等生理体征的观察。

②心理健康的问询观察。虽然心理活动难以直接读取和描述，但是健康管理医师可以通过问询、观察、会谈等方式，间接地大致了解个体心理健康状况。其内容主要包括自我概念、认知、意志、个性性格、情绪与情感、压力与压力应对等。

③社会健康的问询观察。影响个体健康的社会因素有很多。一般来说，健康管理医师主要问询观察与个人联系较为密切的社会因素，如家庭情况、人际关系、社会角色、工作和生活习惯方式等，对于经济、文化、政治、军事、卫生事业等较为宏大的社会因素不做考究。

④环境健康的问询观察。主要从生态环境、生活环境、工作学习环境三个方面进行问询，问询内容一般包括环境污染、社区卫生环境、职业危害因素、饮食饮水安全等。

2. **问询观察方式**　虽然问询观察服务需要健康管理医师与服务对象的积极互动，但在现代信息技术的支持下，问询观察方式不受时空限制。健康管理医师既可与服务对象在同一时间、地点，当面、及时地进行咨询答疑、问诊观察、问卷测验；亦可通过微信、QQ、健康管理 App 等方式开展远程问询观察类服务。

3. **问询观察服务原则**　第一，健康管理医师不得跳过问询观察服务环节，直接进行健康体检与监测环节。

第二，健康管理医师应与服务对象自由交谈，注意创造和谐愉快的问询观察氛围；应鼓励服务对象自报健康状况和不适症状，并为之答疑解惑。

第三，在交流过程中，健康管理医师应注意观察服务对象的面色神情、行为举止、身形体态等，并对其未提及的健康相关事宜进行补充性、格式化问询，以便对其健康状况做出全面了解与判断。

（二）健康体检与监测

1. **健康体检**　健康体检是以健康为中心，以提前发现亚健康状态、筛查潜在疾病为目的的预防保健性体检。首先，健康管理医师应基于问询观察的结果，推荐和制定不同价位、不同项目组合的体检套餐，由服务对象任意选择。其次，在敲定体检时间、地点以及具体项目后，健康管理医师与服务对象应依照约定进行健康体检。常见的健康体检内容有体格检查与体质测试、医学检查。

（1）**体格检查与体质测试**：①体格检查。健康管理医师通过视、触、叩、听等方式对个体体格和生理功能进行检查。通常首先需要进行生命体征和一般检查，主要检查身高、体重、体温、脉搏、血压、呼吸频率、桡动脉对称性等；然后按头、颈、胸、腹、脊柱、四肢和神经系统的顺序进行检查，必要时进行生殖器、肛门和直肠检查。

②体质测试。体质测试是在体格检查的基础上，对个体的身体

形态、身体功能、身体素质、运动能力、心理活动等做出的进一步的、综合性的量化评定。具体测试项目包括肺活量、握力、坐位体前屈、台阶试验、纵跳、闭眼单脚站立、俯卧撑、仰卧起坐等。

体格检查与体质测试能够反映人体体能和综合素质，是健康体检服务的第一步，旨在通过查体和测试的方式确认个体是否存在异常体征。如果服务对象突然呈现出活力降低，身体形态、身体素质、运动能力较差等现象，则代表其个体正处于亚健康状态，可能预示着"亚临床、临床疾病"的到来。譬如：心脏恢复能力的下降是冠心病的前期表现，肺活量下降预示着呼吸系统的退行性变化等。因此，体格检查与体质测试对于亚健康状态具有预警和提示作用。

如发现疑似疾病的异常体征，健康管理医师应启动第二步医学检查，进行针对性的疾病筛查。

（2）**医学检查**：医学检查是一种以发现疾病早期征兆为目的的检测手段。一般来说，健康管理医师通过化验、超声、CT、X 线片、核磁、胃镜、肠镜等多种检查方式，对个体的器官形态、器官功能和器官结构进行检查。通过对比各项医学指标正常值范围，来判断检查结果是否正常，来判断人体有无器质性病变。如果服务对象的检测指标结果异常，则提示个体存在生理性代偿或病理性改变，具有较大的罹病可能。譬如：通过实验室检测发现血清游离甲状腺素（FT_4）和血清游离三碘甲状腺原氨酸（FT_3）水平在正常范围内，而血清促甲状腺激素（TSH）水平轻度升高，伴随或不伴随乏力、怕冷、浮肿、便秘和记忆力减退等症状，往往预示着亚临床甲状腺功能减退或自身免疫性甲状腺疾病的到来。因此，医学检查对于亚临床、临床疾病状态具有提示和预警作用。

（3）**健康体检服务原则**：第一，保障服务对象的知情权与选择权。健康管理医师应向其解释说明体检结果存在一定假阳性率、假阴性率，部分体检方式具有潜在危害性与风险性等注意事项，应在征得其同意后进行体检。

第二，合理选择适宜服务对象健康状况的体检方式。健康管理医师应在可选范围内，优选对于个体无创、微创或其他功能损害小的检查方式，如血尿化验、痰涂片等；尽量减少使用，并且仅在必要时使用可能会给人体造成损伤的检查方式，如胸腹 X 线片、上消化道造影等检查。

第三，健康管理医师应根据服务对象的经济要求、检查内容要求、精确程度要求等合理要求，为之推荐适宜的检查项目。

第四，健康管理医师应优选检查器材简单、操作容易，能够广泛应用于不同场合的体检方式。

2. 健康监测　健康监测是指对服务对象的健康状态及其危险因素进行全面检测与监视，强调长期、连续的信息收集、健康检测与状态观察。旨在通过重复检测、连续观察的方式，及时获取健康－疾病预测预警信息，为后续评估诊断、干预治疗服务提供信息依据。

（1）监测内容与指标：理论上，健康监测内容与监测指标应至少包含生理、心理、社会三大基本模块，但是由于心理、社会健康监测系统尚不成熟，现阶段健康监测内容主要以生理健康监测为主。监测指标主要包括体重、血压、血糖、心率等直接体现人体生理健康的参数，以及运动步数、睡眠时间、跌倒行为等间接反映生活方式和危险行为的指标。有鉴于此，健康管理医师在选择监测内容、设计监测指标时，应在生理健康监测的基础之上，注重增加心理、社会健康监测内容和监测指标。

（2）监测类型与方式：健康监测方法多样，各有优劣，根据操作难度可大致分为两类。

第一类是必须由专业医师主导、多人协作才能完成的健康监测服务，如健康体检。此种类型，能够最大限度地了解服务对象的健康状况，但是通常对监测人的经验技术、监测场地、监测设备的要求较高，不能连续监测服务对象的健康变化。因此，监测方式以周期性、定期检测为主。

第二类是建立在标准流程、规范技术和相应工具上的健康监测服务，如基于移动数据采集设备的物联网监测、基于规范量表的问卷调查等。此类服务简单易学，对监测人的经验技术无硬性要求，能够广泛地应用于自我监测。监测方式以连续性、实时监测为主，有助于及时获取健康－疾病预测预警信息。但是由于监测内容有限，不能全面地反映个体的健康状况和变化。

为确保健康监测的连续性、时效性和全面性，健康管理医师应将以上两种监测类型与方式有机结合起来，以达到监测效果最优化的目的。

（3）**健康监测服务原则**：第一，健康管理医师应参考问询观察和健康体检的结果，对服务对象的健康状况及其危险因素做出专业判断；应有针对性地选择监测内容和监测指标，确定监测类型和监测方式。

第二，健康管理医师应结合服务对象的经济条件、作息规律、社会生活环境等实际情况，共同商议确定监测方式、监测周期和监测频率。如对于身体健康、没有患慢性疾病的人，一般建议每年进行一次全面的健康体检；对于体质羸弱，患有高血压、糖尿病等慢性疾病患者，应要求其坚持每日自我监测，一年内至少进行一次全面体检；对于有经济条件和时间条件的高危人群，最好建议其每半年进行一次全面的健康体检。

第三，由于健康监测需要服务对象的高度参与和配合，健康管理医师应对其展开积极的教育和培训，以提高服务对象的主动性、依从性和配合度。

（三）评估诊断

1. 评估诊断内容与步骤　评估诊断是在循证医学的思想和生

物－心理－社会医学模式的指导下，以问询观察和健康监测的信息为依据，对个体健康状况及危险因素进行的定量评估和定性分析。

首先，健康管理医师应从生理、心理、社会功能、主观判断和满意度等多个方面对服务对象的生命质量做出总体定性评价，应该明确判断个体是处于完全健康状态，还是处于亚健康状态，或者亚临床疾病状态，或者临床疾病状态。

其次，健康管理医师应使用国际上通行的或专为国人开发的测评量表做出生命质量定量评价。如美国波士顿健康研究所研制的 SF-36 简明健康调查量表、欧洲生命质量组织发展起来的 EQ-5D 生存质量测定量表、世界卫生组织开发的生存质量测定量表（WHOQOL），以及由李凌江、杨德森等学者依据我国国情共同研制的生活质量综合评定问卷（GQOLI-74）等。

再次，健康管理医师应根据健康影响因素评价理论，对影响因素的来源和属性做出判断，明确影响因素是危险因素还是保护性因素，是源于自身行为生活方式还是来自外界社会环境；应该利用前期问询观察、健康体检与检测工作所获得的信息，进一步量化评估危险因素、保护性因素对个体健康的影响程度。如计算由危险因素造成的疾病、死亡风险；预估降低危险因素、增加保护性因素之后可能延长的寿命年数等指标。

最后，健康管理医师应通过分析各指标之间的区别和联系，开展个体评价、专项风险评估与干预治疗。

2. **评估诊断服务原则**　健康管理医师应秉持循证医学的思想，以观察、问询、监测结果为依据，以技术指南和相关规范为标准，科学谨慎地做出评估诊断结论，尽量减少漏诊、误诊、误评的可能性。

健康管理医师应充分考虑个体可能遇到的健康影响因素；应充分考虑本地的疾病谱，如常见的传染病、慢性非传染性疾病以及地方病；应充分考虑自身医学水平和基层服务环境条件，客观预判干预治疗后的健康提升、疾病转归效果，最终做出有利于服务对象的判断。

对于医学能力范围之内的完全健康、亚健康个人，以及亚临床疾病、常见病、多发病、慢性疾病患者，健康管理医师应以健康管理的连续性、经济性为首要原则，将其留在医疗机构外进行长期健康干预或治疗。

对于传染病或疑似传染病的患者，健康管理医师应以疾病的紧急性、危害性为首要原则，遵照《中华人民共和国传染病防治法》及时上报疾控中心，说服协调转送至传染病医院或具有传染病救治条件和能力的医疗机构进行进一步检查。

对于医学能力范围之外的疑难杂症、重大疾病，健康管理医师应建议指导患者转诊至适宜的医疗机构，进一步诊断治疗。

健康管理医师应尊重客观事实，坚持医师的专业素养和职业道德。忌隐瞒或夸大事实；忌为谋一己之私而人为地做出有利于自身，却会损害服务对象健康、经济权益的评估诊断结论。

健康管理医师应以图文并茂的表达方式，以电子或纸质载体形式向服务对象提供评估诊断报告，并应主动向服务对象讲解评估诊断结果，及时开展健康教育。

（四）干预治疗

1. **干预治疗内容**　顾名思义，干预治疗具有两层含义：一是健康干预，二是疾病治疗。健康管理医师应根据评估诊断的结果，向服务对象提供适宜的干预治疗服务。

一般来说，对于尚未患病的个体，即处在完全健康状态、亚健康状态的服务对象，健康管理医师会针对其健康影响因素开出健康干预处方，干预处方涵盖营养、运动、情绪、人际、环境、生活方式等多个方面。对于处于亚临床阶段的个体，以及常见病、多发病、慢性疾病等患者，执行"一病两方制度"，即同时开具健康干预处方和疾病治疗处方。

2. 干预治疗服务原则　第一，干预服务全覆盖。无论服务对象身处何种健康状态，健康管理医师都应为其开具健康干预处方，监督个体执行干预处方。

第二，健康干预一人一方。健康管理医师应综合考虑服务对象的健康动态变化、年龄、行程安排、经济条件、家庭社会等因素，因人、因时、因地而异地制定健康干预处方。如同处亚健康状态，不同年龄阶段个体的运动处方不同，老年人适宜选择五禽戏、太极拳等相对柔和舒缓的运动方式，年轻人则可以考虑慢跑、球类等运动强度相对较大的活动；同是高血压患者，习惯高盐高脂饮食的北方居民和喜食肥甘厚味的南方居民的营养处方亦不尽相同。

第三，及时适当治疗。一旦发现个体具有亚临床、临床疾病体征或症状，健康管理医师应立即开具疾病治疗处方。治疗处方应依据个体健康状态和疾病进展情况而制定，应优选副作用小、创伤性弱、操作简单、易于配合与坚持的治疗方式，如针灸推拿、营养支持治疗、基本药物治疗等。

健康管理医师应提供多个干预治疗方案供服务对象选择；应尊重服务对象的意愿和合理要求，为其制定或调整干预治疗处方。

3. 干预治疗策略　人的健康是不断变化的。不同的健康状态具有不同的特征，干预和治疗处方的侧重点各有不同。一般有以下 4 种干预治疗策略，见图 6-1。

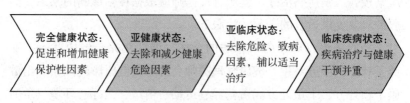

图 6-1　干预治疗策略

（1）**完全健康状态的干预策略**：完全健康状态的干预策略是促

进和增加健康保护性因素，远离或消除健康危险因素。

随着老龄化、慢性非传染性疾病化程度的加深，生活方式、生存环境的改变，完全健康状态的人数很少，潜藏的健康危险因素却很多，如饮食不节、作息不规律、情绪不良、运动缺乏或运动方式不适宜自身情况以及环境污染等。对于完全健康状态的个体，健康管理医师应在其健康未受到损害之时，指导个体有意识地促进和增加保护性因素、提前消除或规避危险因素。

譬如：在秋冬流感暴发季节，健康管理医师应重点普及流感预防知识，提醒服务对象做好流感预防工作；嘱咐其及时添衣加物；建议其减少食用生冷寒凉之物，可适当食用萝卜、山药、红枣、枸杞子等季节性的养生食材；督促其在室内勤通风换气，户外出行时应佩戴口罩，主动远离危险环境，注意防止飞沫、尘埃等传播疾病；指导服务对象根据自身实际情况合理选择运动方式等。通过对"衣、食、住、行、学"的全面健康干预，帮助完全健康个体做出最利于自己健康的行为选择，以促进和提升健康水平。

（2）**亚健康状态的干预治疗策略**：亚健康状态的干预治疗策略是去除和减少健康危险因素，增加健康保护性因素。

亚健康是一种既达不到完全健康状态标准，又不具有临床疾病检测证据，表现为一定时间内的活力降低、功能和适应能力减退的疲劳状态。造成亚健康的原因通常是个体受到了健康危险因素的不良影响。因此，一般情况下，只要去除和减少健康危险因素，并注重增加健康保护性因素，就能有效改善不适症状，促使亚健康状态向完全健康状态转变。

健康危险因素可分为两类：一类是自创性危险因素，可以通过改变个体行为，快速、有效地改善和提升健康状态，因此是健康干预的首要因素。另一类是难以直接改变或降低的危险因素，往往来自生物遗传因素、社会环境等方面，是健康干预的次要因素。

譬如：一位亚健康白领自诉颈肩腰背酸胀疼痛，经评估诊断后发现，坐姿不当、长期使用手机电脑、运动不足、精神压力大是其自创性危险因素；工作繁忙是较难直接改变或降低的危险因素。那么，健康管理医师的首要干预内容就是要帮助服务对象去除和减少自身危险因素，改变不健康的工作生活习惯，包括但不限于：提醒其端正坐姿，在工作30~40分钟后，应有意识地进行颈部、腰背部活动，放松身体；指导其科学运动，建议增加外出娱乐活动、扩大交际面、减少对电脑、手机等电子产品的深度使用等。至于工作繁忙这一难以直接改变或降低的危险因素，健康管理医师应提醒服务对象注重劳逸结合，养成规律作息、身心平衡的健康生活方式，通过强化健康保护性因素，间接消解或远离危险因素的不良影响，以促使亚健康状态向完全健康状态转变，防止亚健康状态向亚临床、疾病状态发展。

（3）**亚临床疾病状态的干预治疗策略**：亚临床疾病状态的干预治疗策略是在健康干预处方基础上辅以适当治疗和重点指导。

亚临床疾病又称临床疾病前期、无症状疾病，是一个存在临床检测证据，但是又没有达到临床疾病诊断标准的疾病前期状态。此时，机体已受到损害，出现了病理表现和生理性代偿反应，仅依赖健康干预处方可能无法使其回归完全健康状态。因此，健康管理医师需要同时开具健康干预处方与疾病治疗处方，在去除和减少健康危险因素、增加健康保护性因素的基础之上，辅以适当的治疗，以遏制亚临床疾病向临床疾病发展，促使亚临床疾病状态向完全健康状态转变。

就治疗方式而言，包括但不限于药物治疗。一般情况下，健康管理医师应当首选对身体功能没有损害的非药物治疗方式。譬如：对于亚临床甲状腺功能减退症，健康管理医师可以采用西医治疗方案，如使用左甲状腺素、甲状腺素片进行替代治疗；也可以使用中医治疗方法，如心理调摄、针灸治疗、中药治疗等；亦可以采用营养疗法，如忌吃辛辣、腥膻之物；根据亚临床甲状腺功能减退症患者的实际情况和所住地的碘环境，合理调控患者的碘营养达到适量状态等方式进行治疗。

亚临床疾病一般都是在健康危险因素达到一定强度或持续一定时间后才产生的。由于亚临床疾病患者深受健康危险因素的影响，部分危险因素已成为不良嗜好或难以改变的生活习惯，一味地增加健康保护性因素反而可能会造成逆反心理、抵触情绪。因此，对于没有明显临床症状和体征表现的亚临床疾病患者而言，自觉、自主、自律地遵守健康干预处方的可能性较小。这就需要健康管理医师进行重点教育和指导，密切追踪和观察健康状况的转归，以保证干预治疗效果。

（4）**临床疾病状态的干预治疗策略**：临床疾病状态的干预治疗策略是疾病治疗与健康干预并重。

第一，健康管理医师要缓解患者的疾病症状，控制改善病情，应根据个体的疾病特点和治疗进程，开出疾病治疗处方。

一般来说，经过评估诊断，急、难、杂、重症患者已推荐转诊至医疗机构，剩下的由健康管理医师负责的患者有两类。一类是从医疗机构治疗后出院，回到家庭社区继续治疗或者康复的，病情较为稳定的患者；另一类是未到医疗机构诊断治疗，而由健康管理医师直接负责，全程治疗管理的常见病、多发病、慢性病患者。

对于第一类从医疗机构出院的患者，健康管理医师应尊重临床医师开具的出院医嘱，指导监督患者进行疾病的康复治疗，提供疾病管理服务。等到病情稳定或健康康复之后，转入正常程序的健康管理。对于第二类直接负责治疗的患者，健康管理医师可独立做出临床决策，应根据患者需求和疾病发展变化特点，及时调整疾病治疗处方。

第二，健康管理医师应针对致病因子和健康危险因素，与患者一起商讨制订健康干预方案，促进疾病转归和健康康复，预防疾病复发。与亚临床疾病患者不同，临床疾病患者已出现临床症状和体征，身心已饱受疾病影响，具有更加充沛的欲望和动机来配合、执行健康干预处方，甚至全程参与到健康管理之中。此时，健康管理医师要充分利用这一心理变化，因势利导，充分发挥患者自我改变的积极性和能动性，将干预治疗效果最大化。

第三，随着老龄化、慢性非传染性疾病化程度的加深，很多老年人及慢性非传染性疾病患者都是身患数病，带病生存。对此，健康管理医师应注重培养他们与疾病和谐共处的心态和能力。例如：针对老年残障患者，健康管理医师应消除其自卑、对疾病的恐惧厌恶心理，应注重提供居家护理与复健、生活环境无障碍改进、疾病跟踪管理、人文社会支持等综合性服务。

（五）健康档案

1. **健康档案服务内容**   健康档案是对服务对象身心健康状态变化、干预、治疗过程的规范、科学记录，主要包括个人基本信息、个人健康 – 疾病相关信息（就诊、检查、诊断结果等）、家族史、遗传病史、生活环境、生活方式等内容。健康档案服务是指健康档案的建立、更新以及转移接续。

2. **健康档案服务原则**   第一，从首次接待服务对象开始，健康管理医师应该按照卫生健康行政主管部门的规范要求，为其建立健康档案；其间需向服务对象提供连续的健康档案管理服务，直到服务关系结束；结束服务之后，健康管理医师亦应做好健康档案转移、交接工作。

第二，健康管理医师应详细记录服务过程中监测到的、收集到的所有健康信息，应该确保服务的时间、地点、人员、过程、结果、结论都可查可考。

第三，健康档案的内容应尽量标准化、格式化；对于无法按照标准格式记录的内容，应以文本形式记录在案。

第四，健康管理医师应尽量使用现代信息技术管理设备对健康档案进行电子化存储、移动化管理；应及时备份、定期维护、经常性传输健康档案给服务对象，以保证服务对象及时了解、获取自己的健康信息。

第五，健康管理医师是健康档案的记录保存员，不具有档案所有权。健康管理医师应尊重和保护服务对象的合法权益，不能私自扣留、曝光、买卖服务对象的健康档案及隐私信息。

第六，服务对象是健康档案的实际所有权人，有权随时查阅、调用、转移自己的健康档案。

第七，当服务对象无民事行为能力，或被限制民事行为能力，或出现失联、意志不清等意外情况，其健康监护人享有健康档案所有权，能够查阅、调用、继承健康档案。

健康监护人是由服务对象在签约时指定，对其健康权益负有监督、保护、继承责任的人，一般为服务对象的近亲好友。

第八，疾病预防控制机构、卫生行政部门等法定机构因防病、科研等工作需要，可按相关法定程序调阅居民健康信息，以维护和促进公共卫生健康水平，增加社会公益。

第九，电子健康档案应该为不同的系统留有介入接口，应该具有较强的兼容性和可扩充性。在一定的统筹层次之下，至少应该确保服务对象可以通过服务终端设备（手机、电脑等），随时访问、无障碍转移接续健康档案；至少能够实现健康监护人、医疗机构、疾控中心，以及政府行政部门有条件地访问、调用档案信息。

五、签约服务

签约服务是指健康管理医师与居民秉持自由、平等、守信的契约精神，通过签订服务协议或合同来建立服务关系，并根据服务协议或合同规定的要求来履行各自职责的一种服务方式。

在市场经济制度中，以合同文书的形式来确立服务关系，有利于明确签约主体的权利、义务、责任、利益等产权问题，能够有效地降低交易成本费用，避免服务过程中无谓的扯皮推诿，有利于促使健康管理医师与居民履行契约，为保护双方权益提供支撑材料。并且，签约服务还有利于形成长期稳定的健康服务关系，有利于保障"防治管结合服务"的连续性。因此，笔者认为，健康管理医师与居民之间应当实行签约服务方式。

（一）合同主体

合同主体即签订服务合同的当事人，合同主体的确定是明确给付义务和责任分担的关键。本书所指的服务合同是由健康管理医师直接与居民订立而成，合同当事人为健康管理医师与居民双方。

由于健康管理医师自由执业，健康管理医师既可能是以个人身份与居民签约，为居民提供服务，也可能是以服务团队身份与居民签约，为居民提供服务。同时，居民方既可以凭个人身份签约，又能够以家庭为单位进行签约，也能够以学校、部门、公司等企业级大宗客户的身份进行签约。因此，合同甲方通常为健康管理医师或健康管理医师服务团队，乙方可能是居民个人、居民家庭、居民所在工作单位等。

服务接受方签约居民与服务提供方健康管理医师及其服务团队成员之间不存在行政法律层面的隶属关系，是具有对等的权利义务、平等的法律地位的合同双方。

（二）主体合格标准

作为服务的提供方，健康管理医师必须依法取得执业（助理）医师资格，具有提供相应健康服务的执业资质和技术水平。在有准入标准时，其服务团队成员，如护士，应符合国家设定的职业准入标准。

对于服务的接受方，根据居民行为能力的不同，需要将合同的订约主体和受益主体进行区分：

第一，具有完全行为能力的居民可以自由签订服务合同，合同的订约主体和受益主体都为具有完全行为能力的居民。

第二，具有限制行为能力的居民，如不能完全辨认自己行为的老年病、精神病患者，需要在其监护人（配偶、父母、成年子女或者其他亲属好友等）的同意或追认下，协助完成服务合同的签订。此时，合同的订约主体和受益主体都为具有限制行为能力的居民。

第三，无民事行为能力的居民，如 8 周岁以下的儿童，应当由其监护人与健康管理医师订立服务合同，无民事行为能力的居民为合同的受益主体，其监护人为订约主体。

（三）合同客体及内容

合同客体是合同的标的，如买卖的货物或者提供的劳务等。本节所指的服务合同，是将服务作为给付内容，由于卫生健康服务的特殊性，原则上无须以服务结果作为给付标准。合同内容是指合同主体对应的权利义务本身。

1. 健康管理医师的基本权利义务　第一，给付义务。健康管理医师应依照合同要求，给付相应卫生健康服务。这是居民与健康管理医师订立合同的原因，是健康管理医师作为服务提供者的核心义务。

第二，告知义务。《中华人民共和国执业医师法》第 26 条明确规定，医师应当如实向患者或者其家属介绍病情，但应注意避免对患者产生不利后果。这是健康管理医师作为医师的法定义务。

第三，附随义务。在合同履行过程中，为协助实现健康服务的给付义务，健康管理医师应遵循诚实信用原则，根据合同的性质、目的和交易习惯而履行通知、协助、保密等义务。

2. 签约居民的基本权利义务　签约居民的基本权利就是健康管理医师的基本义务。居民在与健康管理医师签约之后，作为合同的买方，依据合同约定，就获得了及时受领标的物的民事权利，即应该享有相应及时合理的卫生健康服务的权利，应该享有健康处置措施的知情同意权。除此以外，居民还具有以下权利和义务：

第一，支付对价的义务。健康管理医师与居民之间的服务合同是有偿合同，签约居民享受健康管理医师提供的服务，自然就要向健康管理医师支付相应的对价。这亦是健康管理医师的基本权利。

第二，告知、配合义务。签约居民应当将自己的身体状况、健康史如实告知服务提供者；签约居民及其家庭应当依从、配合、协助健康管理医师及相关服务人员的专业指导，以便其科学、顺利地开展健康服务。

第三，随时解约和合理追偿的权利。相对于服务提供方，签约居民在技术、经济、政治等方面属于天然的弱势群体。在缔约时，合同主体的地位就不平等。为防止服务提供者利用优势条件，侵犯服务接受者的正当权益，签约居民应当享有随时解约与合理追偿的权利。

（四）合同基本框架

实行签约服务的根本目的是通过文书明确健康管理医师与居民的产权问题，明确各自的权利、义务与责任。一份条目清晰、逻辑完备的服务合同，能够有效减少分歧与纠纷，提高履约质量。为此，笔者初步设计了一份服务合同基本框架，供签约实践参考。

1. 明确合同主体，记载基本信息　甲方健康管理医师（及其服务团队），应记录姓名、性别、文化程度、执业医师证编号、联系电话等。

乙方居民（及其家庭），应记录姓名、性别、身份证号、家庭住址、文化程度以及健康监护人基本信息等。

2. 明确服务合同期限　居民和健康管理医师自行商议确定服务合同期限，常见半年期、一年期合同。合同主体可根据需要，商议追加服务试用期限，一般为3~6个月。

3. 确立服务内容　合同书上应注明健康管理医师需要提供的健

康服务类型和服务项目。一般情况下，主要包括：

①问询观察类服务。定期询问、主动访视签约居民健康状况；随时接受签约对象及其家庭成员的电话、邮件等健康咨询；及时给予医学指导和转诊建议等。

②健康体检与监测类服务。根据签约居民的健康状况，定期提供健康体检、监测、随访服务；组织、协调居民开展自我动态健康监测。

③评估诊断类服务。提供科学、全面的健康评估和疾病诊断服务；开具评估诊断报告；讲解评估诊断结果；回答居民有关疑问。

④干预治疗类服务。根据评估诊断结果，确定干预治疗策略；结合签约居民的工作、生活等实际情况，制订个性化的健康干预、疾病治疗方案。

⑤健康档案类服务。建立电子健康档案；提供健康档案更新、管理、转移、接续服务。

健康管理医师与居民可根据双方需要，通过友好协商增加其他服务项目，如上门医疗服务；应尽可能就服务给付相关事宜进行全面协商，包括服务频次、服务周期、服务方式以及服务过程中的注意事项等。待达成共识后，应以文字形式载入合同。

4.明确合同主体的权利义务 根据上文分析可知，健康管理医师具有服务给付义务、告知义务、尊重和保护居民健康隐私等义务，居民享有健康知情权、随时请求合理健康服务、随时解约和合理追偿的权利，具有支付对价、告知、配合健康管理医师等义务。由于很多权利义务并非单独存在于某一环节或特定场合，而是常常贯穿于服务合同从建立到履行完成的始终。因此，在缔结合同时，应进一步将权利义务详细化、明确化。

（1）健康管理医师的劳动给付义务：健康管理医师应按时完成合同规定的服务数量，达到规定的质量标准和频次指标；应根据签约居民所处的不同健康状态，为其提供必要的、个性化的健康服务。对于合同未尽事宜，在服务过程中应与居民积极沟通，充分参考和执行居民的合理要求，不断完善服务。但是健康管理医师有权拒绝居民的不合理指挥，并有权给予批评指导和健康教育。

（2）**居民的支付对价义务**：当健康管理医师按约定履行给付义务，居民应按照合同规定给予健康管理医师合理的劳动报酬。

（3）**健康管理医师的告知义务**：健康管理医师应该及时、主动告知服务对象健康状况；应该向服务对象解释拟实施的处方或方案的目的、内容、范围、效果、不良反应，并应告知诊疗项目的收费情况等。健康管理医师应尊重患者在充分知情后的个人选择，包括对预防、检查、治疗、管理手段、药物的选择，甚至具体服务人员的选择。

健康管理医师履行告知义务要讲究方式方法，应选择恰当时机，以适当的方式告知患者或者暂时只向家属告知，以免患者心理承受能力差，对病情或治疗手段心生恐惧，不利于治疗。

（4）**居民的告知配合义务**：居民应主动告知健康管理医师自身健康史，积极配合健康管理医师检查、干预治疗和管理工作；应该仔细了解评估诊断结果，对干预治疗方案有不解、不明或不满意之处应及时提出询问和调整请求；应遵医嘱，按照干预治疗方案改变不良生活方式，增强自身的行为理性。

罹患疾病的居民在了解自身健康真实状况后，应努力保持平和、乐观的心态，注意释放紧张情绪，积极配合健康管理医师工作。

（5）**健康管理医师的附随义务**：健康管理医师的附随义务在于保证给付义务的完满性，基本内容包括以下几点：

①注意义务。具体是指医师在卫生健康服务过程中应保持足够的小心谨慎，以预见服务行为结果和避免损害结果发生的义务。它要求健康管理医师对居民生命与健康利益具有高度责任心，在服务过程中要对每一环节服务行为所具有的危险性高度注意，从而谨慎做出有利于服务对象的判断和选择。例如：在健康体检与监测环

节，为避免损害结果的发生，健康管理医师应优选对服务对象损害小的检查检测方式；在干预治疗环节，应根据居民实际健康状态，在全面考虑医疗水平、个体体质和服务效果后，做出合理的干预治疗或转诊决策。

②尊重、保管、保护居民隐私的义务。健康管理医师应尊重、保管、保护居民隐私，不得向第三人泄露，不得出卖居民的个人家庭信息、健康或疾病信息，以及其他任何不宜对外公开的信息内容。

（6）**居民的随时解约和合理追偿权利**：当健康管理医师不能胜任该工作或者未按照合同规定提供服务时，居民有权提出调整报酬，或提前通知健康管理医师解除服务合同；当健康管理医师存在严重过失，造成居民健康、经济损失或隐私等权利受到侵害时，居民有权向健康管理医师追偿，健康管理医师应当承担赔偿责任。

健康管理医师不得拒绝居民合理追偿和解约请求，应在十五日内为居民办理好健康档案转移手续，不得无故拖延或拒绝。

5. **确定劳动报酬的计算标准和支付方式** 健康管理医师与居民应就服务报酬的计算标准和支付方式进行协商和探讨。应明确健康管理医师的劳动报酬由哪几部分组成，劳动报酬是按时间付费还是按项目付费，费用结算标准是 ×××元/次，还是×××元/月，还是×××元/年；应确定报酬结算方式是提前预付，还是即时结算，抑或是延迟后付，报酬支付形式是现金支付，还是线上支付，流通货币是法定货币，还是政府发放的货币等价物等问题。

6. **确定服务合同的变更、终止、解除和续订条款**
略。

7. **明确违约责任、补偿标准以及争议处理方式**
略。

六、服务流程

基于上文，笔者提出健康管理医师服务流程，见图6-2。

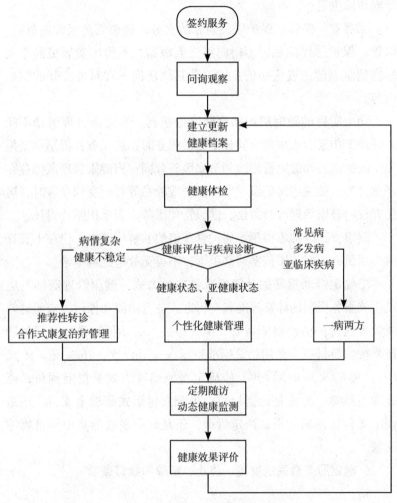

图 6-2   健康管理医师服务流程

①健康管理医师与服务对象签约，确立服务关系。

②健康管理医师通过问询观察、体检检测等方式，采集服务对

象的个人健康信息，建立健康档案。

③健康管理医师对居民实施动态健康监测，根据监测所获信息，做出健康评估与疾病诊断。

④健康管理医师根据评估诊断的结果，为健康状态、亚健康状态人群制订并实施个性化的健康管理方案；为亚临床疾病、常见病、多发病患者开出健康干预处方与疾病治疗处方，实施个性化干预治疗；推荐病情复杂患者转诊，与临床医师、医疗卫生机构合作开展提供防治管结合服务。

⑤动态跟踪随访，对健康改善效果进行评价。

⑥根据评价结果，更新健康档案，调整健康干预和治疗方案。

七、服务运作方式

（一）基于医学规则提供医学服务

医师提供健康服务的方式大致可分为以下两类：

第一类是基于医学规则服务。基于医学规则服务是指医师在精准医学、经验医学的范畴内，基于明确的疾病预防、疾病诊疗、健康管理等医学规则或医学证据，针对个体的健康状况，向服务对象提供规范化的、预期有效的健康服务产品。此处的医学规则可理解为医学指南，以及众所周知、验证有效的干预治疗方案。

第二类是基于医学直觉服务。基于医学直觉服务是指医师在没有医学规则或证据指导的情况下，只能基于多年的临床医学直觉，通过不断试验与探索，不断修正诊断结果和调整方案，为服务对象寻找可能有效的干预治疗方案的服务方式。

健康管理医师应该基于医学规则服务，不能基于医学直觉服务。这主要是因为健康管理医师职业定位于亚健康、亚临床状态，其医学知识和技能相对基础，而基于医学直觉的服务方式多应用于研究不足的新发疾病或者机制复杂的健康－疾病问题，一般需要较高层次的医学知识和技能，远超出健康管理医师的职业定位和业务能力范围。

况且，在现代医学技术水平下，健康管理医师在执业过程中需要解决的健康－疾病问题，几乎都在经验医学、精准医学的范畴内，几乎都可以按照医学规则提供规范化、流程化的服务。在明确的医学规则的指导下，健康管理医师及其服务团队几乎可以在同一个时点，或者在不算长的时间间隔内，独立完成问询观察、体检监测、评估诊断、开立处方等系列服务，进而能够降低服务成本，保证健康管理医师的服务效率。并且，在医学统计数据和众多经验案例的支撑下，健康管理医师采取的干预治疗措施的可靠性亦得以大幅度提升，从而能够降低执业技术风险，保证健康管理医师的服务质量。

为此，卫生健康行政主管部门应当组织相关高级专家依据最新的循证医学进展，为健康管理医师服务制定专属的医学指南。应该以指南的形式，将其所需的医学规则清晰化、规范化，以便为健康管理医师服务提供明确的技术依据。不同于临床医疗实践指南，健康管理医师服务医学指南应该是一个知识方法相对综合、基础且全面的防治管结合的医学指南。不但要有针对亚临床疾病、常见病、多发病、慢性病的基本诊疗规则，更要有针对个体健康－疾病全过程的预防和管理规则。

需要强调的是，基于医学直觉和基于医学规则并不冲突，两种服务方式可以在同一服务主体身上得到统一。只是鉴于其医学能力和执业范围，健康管理医师不能基于医学直觉服务而已。因此，当服务对象的健康－疾病问题超出健康管理医师掌握的医学规则时，健康管理医师应及时推荐服务对象转诊。

（二）组织服务对象进行健康管理

健康的维护与改善是一个系统工程，基于医学规则提供的医学服务仅仅只是工程建设的开始。更多的时候，它需要服务对象及其家庭基于自身情况自行负责健康管理。

健康管理是一项见效慢、困难多、时间漫长的工作，特别是对于那些需要做出大量行为改变的慢性非传染性疾病患者而言更是如此。以糖尿病为例，假设每个糖尿病患者每年的 8760 小时中与健康管理医师累计交流 48 个小时（实际可能会更少），那么在漫长的 8712 小时里，患者需要自行负责对病情的监测和管控，其本人乃至家庭都需要进行大量的生活行为调整和饮食习惯的改变。这样孤独而又无聊的工作，容易使服务对象行为拖延，甚至半途而废。因此，为提高健康管理效果，除了告知服务对象应该做什么、不应该做什么之外，健康管理医师还需站在一个"健康教练"的角色上与服务对象互动合作，组织其开展自我健康管理。

第一，健康管理医师应该注重加强健康教育，使服务对象认识到健康管理的重要性和必要性，增强其坚持自我健康管理的动力和决心；应该在服务对象自我管理的过程中扮演"教练"的角色，及时为其提供技术指导和管理支持。可通过微信、电话、邮件、上门访视等方式定期了解、监督和支持服务对象的健康管理工作，亦可动员其家人协助其自我管理。

第二，除生理健康外，健康管理医师还应关注服务对象的社会－心理健康；在组织、动员其进行健康管理时，应该注重增加他们的参与感、获得感和归属感。可发动服务对象自愿组建互助小组，如"健步小组""戒酒互助小组"等，借助"非正式组织"的力量促使其坚持管理，科学管理自身健康。在这些互助小组中，服务对象可以找到与自己情况相似的同伴，可以根据自己健康需求建立社交圈；可以相互鼓励，相互监督提醒，增强彼此的行为理性；可以相互分享成功的健康管理经验、心得和体会，甚至可能一起探索学习，找到一个比健康管理医师给出的干预治疗方案更加适合自己的健康管理方案。

第三，虽然非正式组织可能没有名义上的"领导"或"领袖"，但是一定存在具有相当领导力的核心人物。健康管理医师应注意观察，发现这些核心人员，可将组织管理等相关事宜委托给他们，并与之保持长期联系，以便于随时了解和指导干预治疗方案的具体执行情况。健康管理医师亦可将部分简单的、基于医学规则的健康服务，如健康教育，委托给久病成医的"内行病人"，使之成为服务对象中的"技术管理者"，以减轻健康管理医师的执业压力，提高服务效率，实现对服务对象的最大赋能。

随着时代的发展，居民愈发关注自身健康，强烈希望参与到健康管理和医疗互动活动中。政府应该通过政策鼓励社区居民组建自管小组或团队，应该为居民开展互助管理提供支持条件，如提供公共活动场地、运动器材、健康教育宣传手册等，促使居民自发、自主、自愿地参与健康管理，最终形成一种积极的健康生活方式和向上的社会风貌。

（三）与临床医师的分工合作

由上文可知，当服务对象的健康－疾病问题超出健康管理医师掌握的医学规则时，健康管理医师应当及时推荐服务对象转诊治疗。但是，这并不意味着健康管理医师服务的结束。凡在合同有效期内，即使服务对象转诊至其他临床医师处，健康管理医师也仍然有义务在执业能力范围内为其提供相应的预防和管理服务。此时，健康管理医师需要与临床医师展开分工合作，共同为服务对象提供防治管结合服务。

首先，健康管理医师应与临床医师或与其所在执业机构建立联络便捷、响应迅速的转诊通道，以便应急处置急症患者，防止延误治疗时机。转诊后，由临床医师负责"诊治"，健康管理医师负责"防管"。待诊断明确，病情稳定或痊愈后，健康管理医师理应从临床医师手中全权接管"规范治疗"的工作。

其次，在慢性非传染性疾病井喷的今天，健康管理医师和临床医师不应仅着眼于一次性的"转诊合作"，更应该开展经常性、长期性的业务分工和技术合作。

以糖尿病为例。糖尿病是一组以高血糖为特征的代谢性疾病，病情复杂且迁延难愈，其并发症可遍及全身各重要器官，一旦患者出现急性、严重的并发症，甚至可能会危及生命。目前，西医学只能通过饮食控制、药物治疗、运动健身等方式来控制和延缓病程。由于健康管理医师的医学知识和技能较为基础薄弱，当糖尿病患者病情出现变化，超出其执业能力范围，如出现急性感染、糖尿病酮症酸中毒、血管神经并发症时，健康管理医师只能紧急转诊，将服务对象转诊至临床医师处。这样的"临时性转诊合作"容易耽误诊疗的最佳时机，从经济学的角度来看也是高成本、低效率的。

因此，健康管理医师和临床医师理应开展经常性、长期性的业务分工与技术合作。可以将服务对象的疾病检查结果、日常监测结果、治疗处方、健教处方等有关健康信息及时共享，以便及早发现患者异常，及早诊断、及早治疗、及早预防和及早管理。从经济学的角度来看，长期性的分工协作，亦有利于卫生资源优化配置，有利于降低交易成本，提高服务效率。

为此，政府应该鼓励健康管理医师与临床医师基于市场规则进行自由的结合；应该鼓励两者签订合作协议，以合同的方式规范彼此的权利义务关系。政府应该为他们之间的分工与合作提供技术支持条件，如为之提供具有统一标准的电子健康档案管理系统框架，以信息联通服务，为临床医师与健康管理医师开展慢性非传染性疾病诊疗、护理、管理、科研等业务合作创造条件。但是，政府不能以计划的方式规定健康管理医师与临床医师的职责和任务，不能以行政命令为手段强制两者进行分工与合作。

基于上文服务运作方式，笔者将健康管理医师与临床医师分工合作服务模式归纳如下（图6-3）。

服务模式分为三大模块：①政府提供技术支持，包括制定和发布医学指南、统一和规范健康信息管理系统框架等。②临床医师与健康管理医师分工合作，共同为服务对象提供健康服务。③健康管理医师组织服务对象开展自我互助管理。

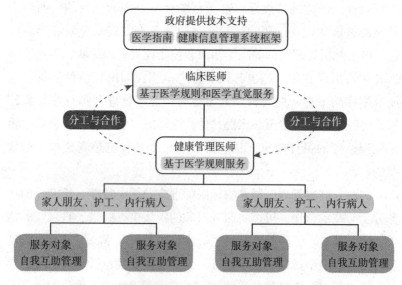

图 6-3   健康管理医师与临床医师分工合作服务模式

当然，只要在合法合规的制度框架下，健康管理医师可以自由选择服务方式，可以不依照笔者推荐的服务模式来提供服务。但是从系统的角度来看，采用此种责任共担、互联互享、分工合作的服务模式，既有利于健康管理医师以更低的成本和更高的效率执业，又有利于居民获得安全、有效、及时的健康服务，还有利于优化卫生服务系统的人力资源配置，提高运行效率，是一举三得的解决方案。

第七章　健康管理医师职业
管理制度

为保护和平衡健康管理医师与居民、政府之间产生的经济、权利和义务关系，循着健康管理医师进入市场、执业、退出市场的整个过程，本章将从准入、执业管理、市场管理、退出管理4大方面构建健康管理医师职业管理制度。

一、准入制度

医师作为一种关乎公众身体健康和生命安全的特殊职业，世界上任何一个国家都为该职业设立了严格的执业准入制度。我国的医师资格准入制度，遵循《中华人民共和国执业医师法》《医师资格考试暂行办法》《传统医学师承和确有专长人员医师资格考核考试办法》《医师资格考试报名资格规定（2014版）》等相关规定对全社会各类医师实施统一管理。主要包括准入条件、资格考试制度和注册管理制度，具体包括学历要求、专业范围、准入前的试用情况、获取执业资格的考试内容等。

但是，由于现行医师准入制度存在侧重理论考核、专业限制一刀切等问题，也由于健康管理医师与其他类别医师存在许多差异，健康管理医师资格准入制度应该在现有医师资格准入基本制度之上，根据居民健康服务需求，结合自身行业特点，制定出相应的配套政策，并予以实施。

（一）准入能力要求

准入能力要求是确立健康管理医师资格考试报名条件和考试内

容的重要依据。作为新型医师，健康管理医师的准入能力不同于以往任何一类医师。根据职业需要，笔者认为健康管理医师的准入能力至少应由医学能力和健康管理能力两部分构成，至少应该在技能和知识结构两个方面有所体现。

1. 医学能力要求　健康管理医师是以医学为基础的健康管理医学专业化人才，医学能力是健康管理医师必须具备的基础能力。

与其他医师不同，健康管理医师职业定位于亚健康、亚临床状态，医学方面的主要工作内容是亚健康、亚临床状态的医学诊断鉴别，以及常见病、多发病、慢性病的预防和诊疗。由于不治疗危急重症和疑难杂症的患者，健康管理医师只需掌握能够有效防治常见病、多发病、慢性病的适宜医学知识和技能即可，详见表7-1。

应当认为，凡通过执业（助理）医师资格考试者皆具有基本的医学知识与技能，符合健康管理执业（助理）医师医学能力的准入标准。

2. 健康管理能力要求　健康管理能力是健康管理医师必须具备且应高水平具备的核心能力。

与其他医师不同，健康管理医师常常需要在同一时期管理数百位甚至上千位居民的健康。从及时建立、更新健康档案，到为每位居民制订干预治疗方案，再到指导和督促居民开展自我互助管理，每一项细致、烦冗的工作都要求健康管理医师必须具备高于常规医师的健康管理能力。

健康管理能力包含两个层次，一是通用的计划、组织、指挥、协调和控制等方面的管理科学基本理论与技能，以及现代计算机管理技术等；二是用于维护和提升居民健康水平的专业健康管理知识与技能，如健康监测、健康评估、健康干预等。详见表7-1。

表 7-1 健康管理医师基本准入能力要求

能力	技能	知识结构
医学能力	疾病预防	预防医学
	健康状态、亚健康状态、亚临床状态、临床疾病状态的鉴别 常见病、多发病的中西医诊断和治疗 诊断明确的慢性病治疗	西医临床医学与药学 中医学与中药学
	家庭护理 护理指导	护理学
	康复治疗	康复学
健康管理能力	健康监测管理 健康评估管理 健康干预管理	健康管理学 社会医学 营养学 运动学 心理学
	健康信息的采集与分析 健康档案的更新与维护	信息管理学 应用统计学 计算机和管理软件应用技术
	组织居民自我健康管理	管理学

注：此表仅是笔者初步设计，内容有待完善，仅供参考。

（二）医师资格考试

健康管理医师的职业资格为准入类执业资格，采用行业准入考试制。一般来说，凡是通过健康管理执业（助理）医师资格考试的人员都可认为具备健康管理执业（助理）医师的技术资质。

1. 健康管理医师资格考试报名条件

（1）专业学历条件

①健康管理医学类专业。未来，随着健康管理医师资格制度的建立，健康管理医学类专业应当纳入国家教育学科专业目录。该类医学专业可以有不同医学领域的分支，如西医学方面的健康管理西

医学专业；中医学方面的健康管理中医学专业；口腔医学方面的健康管理口腔医学专业等。当健康管理医师的培养制度得以规范运行之后，具有健康管理医学类专业专科及以上学历，并满足医学实践条件的毕业生，可以此学历报考健康管理医师资格考试。

虽然《中华人民共和国执业医师法》第九条规定"具有下列条件之一的，可以参加执业医师资格考试：……（二）取得执业助理医师执业证书后，具有高等学校医学专科学历，在医疗、预防、保健机构中工作满二年的；具有中等专业学校医学专业学历，在医疗、预防、保健机构中工作满五年的"；第十条规定"具有高等学校医学专科学历或者中等专业学校医学专业学历，在执业医师指导下，在医疗、预防、保健机构中试用期满一年的，可以参加执业助理医师资格考试"，但是随着高等教育的普及，我国各地对医师学历层次的要求已普遍达到专科及以上水平。

国家卫生与计划生育委员会（现国家卫生健康委员会）、教育部、国家中医药管理局印发的《医师资格考试报名资格规定〔国卫医发〔2014〕11号〕》也明确指出：1999年1月1日以后入学的卫生职工中等专业学校学历，2001年9月1日以后入学的社区医学、预防医学、妇幼卫生、医学影像诊断、口腔医学中专学历，以及2007年1月1日以后入学的中西医结合专业中专学历已不能作为报考医师资格的学历依据。

2011年1月1日以后入学的中等职业学校毕业生，除农村医学专业外，其他专业的中专学历不作为报考临床类别执业助理医师资格的学历依据；农村医学专业毕业生考取执业助理医师资格后，只能到村卫生室和边远贫困地区乡镇卫生院执业。

2011年1月1日以后入学的中等中医类专业毕业生，取得资格后也只能限定到基层医疗机构执业。申请到其他医疗机构执业的，卫生行政部门不予受理。

可见，随着国家教育水平的进一步提高，提高医师的学历准入门槛，已是卫生事业发展的题中之义。根据人力资源管理的能级匹配原则，健康管理医师主要在基层从事健康管理、疾病预防以及常见病、多发病的基本诊疗等工作，不需要应对复杂疾病的诊断和治疗。因此，在今后一段时期内，健康管理医师的学历准入门槛应顺应时代发展需求，可在中专学历的基础上提升到大专学历，或者本科水平，但不应提高至硕士和博士学位，以免造成人力资源的浪费。

②其他医学专业。为尽可能提高行业准入自由，建设多元化、差异化的健康管理医师队伍，其他医学专业毕业生，包括中医类和西医类专业毕业生，都应具有报考健康管理医师资格考试的可能性。根据健康管理医师基本准入能力要求，其他医学专业毕业生应该同时具有医学学历和管理学学历。

其他医学专业毕业生的医学学历条件应遵循《医师资格考试报名资格规定〔国卫医发〔2014〕11号〕》对不同等级和专业医学生的学历、所学专业、工作年限和工作岗位的具体规定。其他医学专业包括但不限于：临床医学、口腔医学、中医学、中西医结合临床医学、民族医学、公共卫生与预防医学等医学类专业。根据《中华人民共和国执业医师法》要求，基础医学类、法医学类、护理（学）类、医学技术类、药学类、中药学类等医学相关专业，其学历不作为报考健康管理医师资格的学历依据。

其他医学专业毕业生的管理学学历至少要有专科及以上水平；管理学专业包括但不限于健康服务与管理、社会医学与卫生事业管理、公共事业管理、管理科学与工程、企业管理等。

③传统医学师承和确有专长人员。传统医学师承和确有专长人员亦应具有一定的医学、管理学学历（力）或经过有关部门对其医学、管理学能力的考核认证。

医学方面，传统医学师承和确有专长人员需经县级以上人民政府卫生健康行政部门确定的传统医学专业组织或者医疗、预防、保健机构考核合格并取得《传统医学师承出师证书》或《传统医学医术确有专长证书》。

管理学方面，传统医学师承和确有专长人员应当经过县级以上人民政府卫生行政部门对其管理学能力的考核或认证。但是，管理学能力的考核认证只作为一定时期的过渡条件，今后传统医学师承和确有专长人员的管理学学历要求应和其他考生一致，达到专科及以上学历。

（2）**医学实践条件**：根据《中华人民共和国执业医师法》的医学实践条件，拟报考健康管理医师资格考试的考生应当在医疗、预防、保健等医疗卫生服务机构进行专业学习，或从事医疗、预防、保健等卫生健康工作时间（可含多个机构累计）满一年；应当提交学习机构或工作单位出具的与健康管理医师类别相一致的基本能力考核合格证明。

结合健康管理医师的职业特色，笔者进一步提出：考生应该在医疗、预防、保健等医疗卫生服务机构的临床门诊科室、治未病中心、健康管理中心、妇幼保健科等相关科室进行为期一年的转科学习，或者在以上科室累计工作时间满一年，方可认为其满足医学实践条件。

（3）**工作年限要求**：本科及以上学历的考生无工作要求。健康管理医学专业考生只需满足医学实践条件，便可报名健康管理执业（助理）医师资格考试；其他医学专业的考生只有在满足医学实践条件和管理学学历条件后，才可报名健康管理执业（助理）医师资格考试。

根据我国有关医师工作年限的法律规定，高等学校医学专科学历报名者在满足医学实践条件和管理学学历条件后，可以参加健康管理执业助理医师资格考试。在取得健康管理执业助理医师执业证书后，在医疗、预防、保健等医疗卫生服务机构中工作满二年的，方能报名参加健康管理执业医师资格考试。

师承人员应当具有高中以上文化程度或者具有同等学力，并连续跟师学习满 3 年；不具备医学专业学历的确有专长人员应依法从事传统医学临床实践 5 年以上，在满足医学实践条件，完成管理学学历或同等学力认证后，方能取得健康管理执业助理医师资格考试资格。师承和确有专长人员取得执业助理医师执业证书后，在医疗、预防、保健等医疗卫生服务机构中工作满五年，可以申请参加健康管理执业医师资格考试。

2.**健康管理医师资格考试内容**　根据《医师资格考试暂行办法》，健康管理医师执业资格考试内容分为实践技能考试和医学综合考试两大部分。健康管理医师实践技能考试合格者，应持实践技能考试合格证明方可报考医学综合考试。

（1）**实践技能考试**：健康管理医师实践技能考试应紧密贴合健康管理医师的实践工作，体现职业特点。不仅要考查考生综合运用健康管理医学、临床医学、预防医学等医学基本理论、基本知识来分析和解决居民健康问题的能力，还要考查考生在从事健康管理，常见病、多发病、慢性病防治工作中必备的管理学、计算机等方面的技能技巧。

①临床医学基本技能。考查考生健康史采集、体格检查和现场急救的技能，以及根据个体健康史、体检、辅助检查、实验室检验结果进行综合分析、诊断治疗的能力等。

②健康管理医学及相关管理基本技能。包括但不限于健康监测、健康评估、健康干预、组织协调控制以及健康处方、健康报告的规范撰写能力等。

③预防医学基本技能。重点考查考生对于健康 – 疾病状态及其影响因素的调查、分析和处理能力等。

④现代信息适宜技术。重点考核考生对健康管理物联网、互联网通信，健康管理信息系统的利用能力。

（2）**医学综合考试**：医学综合考试应体现健康管理医学学科

的交叉性与融合性，应重点考查考生对于健康管理医学、预防医学、临床医学、医学管理学、心理学等基本知识理论的综合理解和运用。其中，健康管理医学综合应是健康管理医师医学综合考试的重点科目之一，考核比例应高于预防医学、临床医学等其他考核科目。

①健康管理医学考核内容。至少应包括健康体检、健康监测、健康评估、健康干预、医学心理学、运动康复学、社会医学等医学专业技巧、知识和理论，以及健康管理医学的基本管理原理。

②预防医学考核内容。包括但不限于流行病学、卫生统计学、营养与食品卫生学、职业卫生与职业医学、妇女保健学、儿童保健学、学校/青少年卫生学等相关学科知识。

③临床医学考核内容。重点考核考生对于完全健康状态、亚健康状态、亚临床疾病状态、临床疾病状态的区别认识，以及对于亚临床疾病、常见病、多发病、慢性病的临床诊断、治疗理论的掌握情况。

（三）初次考试注册

我国实行医师资格注册制度。为简化注册手续，健康管理医师可实行初次考试注册制，即初次通过医师资格考试，取得考试合格成绩，便可直接获得执业证书，视同完成注册。

这主要是因为，符合健康管理医师资格考试报名条件的考生本就具备了相对专业的知识背景和一定的实践经验，所以当其取得健康管理执业医师资格考试合格成绩，就足以证明他拥有完全独立的执业能力，就应该允许他独立执业，就应该为其直接颁发执业医师证书；当考生取得健康管理执业助理医师资格考试合格成绩，就足以证明其具有在执业医师指导下进行执业的能力，就应该允许他在一定的授权范围内独立执业，就应该为其直接颁发执业助理医师证书。

1. **注册内容**　在市场经济制度下，健康管理医师应该拥有完全的执业自由，应该能够在社会上自由流动而不受执业地点限制。凡取得执业资格的健康管理医师，均可在全国边境范围内自由行医。无论是健康管理执业医师，还是健康管理执业助理医师，均可在法规划定的职务范围内自主进出健康管理医师服务市场，自由执业。

如今，政府正逐渐放开对于医师的执业管制。注册内容从过去的"执业人姓名""执业机构""执业地点""执业资格""执业类别""执业范围"等，减少至"执业类别""执业范围""执业地点"；执业地点由点成面，从机构注册制转变成为区域注册制。拟多点执业的医师，可以合同（协议）为依据，确定一家主要执业机构进行注册，其他执业机构进行备案，机构数量不受限制。甚至，京津冀出台办法，执业医师跨省执业无须备案。可见，放开医师执业地点的管制，已是大势所趋。

作为一个新兴的卫生技术类职业，健康管理医师的卫生技术要求低于其他类别医师，医疗卫生等事故风险性也远低于其他类别医师。因此，政府可在多点备案制的基础上继续放松对执业地点的管制，可考虑取消执业地点注册，实施执业地点备案制，将健康管理医师的注册内容调整为"执业类别"和"执业范围"。

在未实现健康管理医师自由执业之前，健康管理医师应遵循《医师执业注册管理办法》规定，向有关部门申请注册。拟多点执业的健康管理医师，应根据各地具体管理办法办理相关手续。健康管理医师只有一个执业机构的，视其为主要执业机构。

2. **变更注册**　中医、临床、口腔、公共卫生医师因职业发展需要，凡经过国家医师资格考试取得健康管理医师资格的，可申请变更执业类别和执业范围进行注册。

在乡镇卫生院或社区卫生服务中心执业的中医、临床、口腔、公共卫生医师可申请增加注册健康管理医师类别及对应的执业范围。

在达到一定的知识水平和实践标准，通过其他医师类别的资格考试后，健康管理医师亦可申请其他医师执业类别和执业范围进行注册。

在未完成注册变更手续之前，医师不得在拟变更注册的执业范围从事执业活动。

（四）初期过渡办法

在职业建设起步阶段，由于相关法律条例、规章制度尚未修改完善，健康管理医师资格准入制度需采用初期过渡办法。

第一，在健康管理医师相关学科、培养等制度体系尚未规范完善之前，适宜秉持宽进严管原则，可适当放低准入标准和条件。

现阶段任何类别的执业医师，在接受健康管理能力系统化培训并取得合格证明后，都可认为具有健康管理医师的执业资质，都可变更为或者增加注册健康管理医师类别及相应的执业范围。

任何符合医学类专业准入条件的考生，在接受健康管理能力系统化培训并取得合格证明后，可报名健康管理医师资格考试。

第二，为尽快建立健康管理医师队伍，具有护理专业本科及以上学历，且从事临床护理工作较长时间，如工作15年以上的护师，在接受健康管理医学能力系统化培训并取得合格证明后，可破格参加健康管理医师资格考试，凡通过考试便可认为具有健康管理执业（助理）医师资质。

其一，具有本科及以上学历的护师都接受过基础临床医学教育，在经过十几年的临床实践后，一般都具有丰富的临床实践经验，并且深谙临床医师对于常见病、多发病、慢性疾病的诊治流程、措施及原理。因此，本科及以上学历的资深临床护师基本符合健康管理医师的医学准入能力要求，应当给予转行成为健康管理医师的机会。

其二，护理工作繁重且晋升路径狭窄，高年资护师并不像临床医师那样"越老越吃香"，反而容易陷入"跑不起来""升不上去"

的职业困境。护师的临床经验是一笔可盘活的巨大财富，允许高年资护师转行成为健康管理医师，不仅有利于解决护师的职业发展问题，还有利于激励年轻护师投身工作，积极协助临床医师，学习临床知识，进而对整个医疗卫生工作质量产生促进作用。

第三，为方便管理，健康管理医师执业资格注册可沿用现有的医师执业资格注册条件、注册内容和注册程序，但最终应实现健康管理医师全国范围内的自由执业。

二、执业管理制度

卫生服务业是执业管理最为严格的行业之一。在国外，无论医师的执业活动，执业结果，还是业务能力，都受到了政府、执业机构、医师协会、居民消费者等多部门的联合监督管理。

鉴于我国公民社会尚未发展成熟，医师协会、民间监督组织等力量较为薄弱，健康管理医师执业管理制度不能完全蹈袭国外医师执业管理体系。政府应基于我国现有的医师执业管理制度，结合健康管理医师的执业特色和我国社会现实，积极探索并再造市场经济制度下的健康管理医师执业管理制度。

（一）执业规范

在市场经济制度下，政府应该是规则规范的制定者。健康管理医师执业规范是政府通过立法形式确立，授权委托医师协会、执业机构等组织监督并实施的健康管理医师行业规章制度。

1.**执业类别**　健康管理医师是一个全新的执业序列，执业类别为健康管理医师，与现有《中华人民共和国执业医师法》确立的临床、公共卫生、中医、口腔四大执业类别医师并列。为保障该职业合法性，《中华人民共和国执业医师法》应将其列为第五大类执业医师。

虽然健康管理医师在执业过程中可能会应用传统医疗技术，可能会出现中西医专业方向上的分化，但这是健康管理医师在学科融合性和技术专业性上的体现，并不代表健康管理医师不能成为独立的执业类别。相反，建立一个全新的执业类别，将有利于健康管理医师的创新发展。

另外，由于其医学专业知识与技能的准入门槛较低，健康管理医师一般不能直接转为其他医师类别。但是，中医、口腔、临床、公共卫生医师可通过相关培训、教育、考试等方式转为健康管理医师，或在医师资源稀缺的偏远地区兼任健康管理医师。

2. **执业范围**　执业范围是指医师在医疗、预防、保健活动中从事的与其执业能力相适应的专业。根据医学传统分类，健康管理医师的执业范围可能有：①健康管理中医学专业。②健康管理西医学专业。③健康管理口腔医学专业。④省级以上卫生行政部门规定的其他专业。

3. **执业权利**　与其他医师一样，健康管理医师在注册的执业范围内依法享有医学检查权（又称医学诊查权）、疾病调查权、医学证明权、医学处置权（包括处方权）、医学研究权、购置与本人医疗活动相当的医疗设备等权利。

但是，由于健康管理医师职业定位于亚健康、亚临床状态，执业范围为健康管理医学类专业，其医学证明权、医学处置权、医疗设备购置权等权利受执业类别与执业范围限制，权利的范围边界与其他医师大不相同。

一般来说，健康管理医师只能出具对健康或疾病状态认定的医学证明，包括常见病、多发病的医学证明，但不能出具死亡证明；只能具有基本药物治疗、牵引、针灸、推拿、物理治疗等常见的医学处置权，不能享有输液、手术、化学治疗、放射治疗等必须在治疗室才能实施的医学处置权；可以购置与健康管理、疾病预防和常见病、多发病、慢性病诊疗活动相当的医疗设备，如血压计、血糖测试仪等，但不能购置医疗机构才能使用的大型诊断治疗设备，如核磁共振诊断技术设备。

但是，在医师资源稀缺的偏远地区，健康管理医师可拥有完全的医学证明权、医学处置权等权利。此时，健康管理医师与临床医师的身份由同一人担任。

4. 执业义务　与其他医师一样，健康管理医师应当履行《中华人民共和国执业医师法》第二十二条规定的下列义务：

①遵守法律、法规，遵守技术操作规范。

②树立敬业精神，遵守职业道德，履行医师职责，尽职尽责为患者服务。

③关心、爱护、尊重患者，保护患者的隐私。

④努力钻研业务，更新知识，提高专业技术水平。

⑤宣传卫生保健知识，对患者进行健康教育。

5. 执业规则

（1）**医学文书制作规则**：健康管理医师必须按照有关规定及时填写医学文书，具体包括健康史与病历记录、化验单、影像检查资料、评估诊断报告、健康干预处方、疾病治疗处方、医学证明文件等。

健康管理医师不得隐匿、伪造或者销毁医学文书及有关资料；不得出具与自身执业范围、执业类别无关或不相符的医学证明文件；不得未经亲自诊查、调查，随意出具和签署医学证明文件。

（2）**诊疗处置规则**：第一，健康管理医师应按其执业地点、执业类别和执业范围执业，不得从事执业地点、执业类别和执业范围以外的诊疗处置活动。

第二，健康管理执业助理医师应当在健康管理执业医师的指导下，在医疗卫生服务中按照其执业类别执业；在乡、民族乡、镇的医疗卫生服务机构中工作的健康管理执业助理医师，可以根据诊疗处置的需要，在执业范围内独立从事一般的执业活动。

第三，健康管理医师在诊疗处置过程中应遵守知情同意规则，应如实向服务对象或者其家属介绍服务对象的健康状况。

在做出任何处置决策时，健康管理医师都应尊重居民的自由选择权，都应在不受任何干预或强迫的情况下获得服务对象本人首肯，或征得其健康监护人同意；当服务对象对自身健康状况，对健康体检与监测项目的必要性，对评估诊断结论的科学性，对干预治疗方案的有效性等各方面存疑时，健康管理医师都应为其答疑解惑，提供合适的、真实的、充分的信息，但应尽可能地注意避免信息对服务对象产生不利后果。

第四，健康管理医师应按照相关医疗、预防、健康管理的技术指南、标准和规范做出诊疗处置方案，以提高生产效率，规避执业风险。对于在执业范围以外，或者基于现有设备和技术条件无法有效诊治的疾病患者，健康管理医师应及时提醒患者向临床医师或医疗机构转诊。

健康管理医师应以患者利益为重，应从专业、经济角度为患者推荐转诊医院。在推荐转诊时，健康管理医师应当尊重患者的选择自由，不得强迫或变相强迫患者接受自己的推荐；在获得患者或其健康监护人的同意后，方可施行联络医院、转移病历等系列转诊事宜。健康管理医师不得出于经济利益和竞争考虑，不顾转诊医院的医疗能力和治疗条件，有意识地将患者滞留在本服务机构，或者推荐患者转诊至和自己存在经济利益联系的医疗服务机构。

第五，对于情况紧急不能转诊的急危患者，健康管理医师不得拒绝急救处置，应当采取紧急救治措施，并及时向具有抢救条件的医疗卫生机构求助。

第六，健康管理医师不得在服务对象不知情、不同意的情况下进行实验性临床医疗活动。

（3）其他执业规则：

①药品、消毒药剂、医疗器械使用规则。健康管理医师应当使用经国家有关部门批准使用的药品、消毒药剂和医疗器械。

根据其亚健康、亚临床状态的职业定位，健康管理医师不得使用国家基本用药目录以外的药品，应该在国家基本用药目录规定的范围内合理、谨慎、优选用药。健康管理医师不得处方开具、使用以及购置麻醉药品、医疗用毒性药品、精神药品和放射性药品。

健康管理医师应按规定处置使用过的一次性医疗器械和卫生材料；不得重复使用一次性医疗器械和卫生材料。

②服务费用收取规则。健康管理医师应当对服务项目合理定价，明码标价；应该按照服务合同约定收取服务费用；不得利用职务之便，额外索取、非法收受服务对象财物或者牟取其他不正当利益。

③医疗事故、突发公共事件报告规则。第一，健康管理医师发生医疗事故的，应当按照法律、法规的规定及时地向其执业机构或者卫生行政部门报告，不得故意隐瞒情况，拒绝上报。

第二，健康管理医师应按照《中华人民共和国传染病防治法》《突发公共卫生事件与传染病疫情监测信息报告管理办法》等相关规定，及时、如实地向有关部门报告突发公共卫生事件与传染病疫情信息，不得瞒报、缓报、谎报或者授意他人瞒报、缓报、谎报。

④遇有灾害、传染病流行等服从调遣规则。健康管理医师应该具有救死扶伤的医学精神。当遇有自然灾害、传染病流行、突发重大伤亡事故及其他严重威胁人民生命健康的紧急情况时，健康管理医师应当服从县级以上人民政府卫生行政部门的调遣。

（二）执业考核

执业考核是政府对医师进行执业管理的重要手段。为保证健康管理医师专业知识与能力长期处于合格状态，政府应该对开展执业活动的健康管理医师做出动态考核与资格再认定，以促使其合规执业。但是，由于我国执业考核起步较晚，在制度方面尚有欠缺，也由于健康管理医师的职业定位、职业特点、执业方式都与其他类别的执业医师大不相同，因此，健康管理医师执业考核制度在考核主体、考核内容、考核标准、考核方法、考核程序等方面都应做出相应的调整和改进。

1. 考核主体　对于政府来说，频繁地、具体地去考核一支医师队伍，既不专业，也不方便，往往会取得事倍功半的结果。因此，政府应该将具体的考核事务委托给具有一定医学专业资质和指导培训能力的医疗、预防、保健机构或者医疗卫生行业、学术组织（以下简称考核机构），将自己作为考核机构的主管部门，主要负责选择、监督与管理考核机构及相关考核事务。

第一，在选择考核机构和考核人员方面：随着执业管制的放开，健康管理医师未来极有可能是独立执业、合伙执业或者多点执业。因此，政府需按不同的执业方式和考核的实际需要，相机安排考核机构与人员。

理论上，政府最好委托与健康管理医师及其执业机构无业务往来、无利益关联、独立的第三方组织机构来监督考核；应该优选最了解健康管理医师执业情况的上级作为主考官来主持考核事宜；应该避免健康管理医师自我考核、自我监管，避免考核人员与被考核的健康管理医师角色重叠或存在直接利益关联。

待医师执业管制全面放开，以及全国性医师信息管理平台建立和完善后，政府应该促进医师协会，或鼓励第三方组织全面担起考核职责，推动建立社会化、标准化的健康管理医师执业考核体系。

第二，在监督和管理考核事务方面：政府应对考核机构的考核工作做出评定，以保证考核严肃与公平。可按照一定比例抽查、复核健康管理医师的考核结果，并将复核结果与考核机构资格挂钩。对于复核通过率过低的，可直接取消其下一周期考核机构申报资格。

亦可以像美国等国家，中国香港等地区一样，引入一定比例的医疗卫生行业以外的社会考核人员，譬如：法律界代表和健康管理医师服务消费者代表，以增加社会监督力度，保证执业考核的有效性。

2. 考核形式与内容　现阶段，我国采用每两年一次的定期考核形式，考核内容主要包括职业道德、业务水平和工作成绩。健康管理医师可直接沿用这一定期考核形式，但是，就内容方面而言，政府及考核机构应结合健康管理医师的职业特点重新规划与详细制定。

第一，职业道德的考核与约束可交给行业自律、社会舆论和信用监督体系。

政府应该明确诸如道德此类不成文的隐性要求是无法简单通过考核方式得以有效保证或提升的。政府应该将健康管理医师的道德问题更多的交给行业自律、社会舆论和信用监督体系；应该相信在市场经济制度下，为维护较好的口碑声誉，获得长久利益，自由执业的健康管理医师会自觉恪守职业道德，避免失德失范、侵权等行为。正如我国自由度较高的口腔医师一样，较多研究表明，相较于公立口腔医院，自由执业、下沉到基层的口腔医师的服务质量较高，医患冲突和职业道德问题较少。此时，自由执业模式应当是健康管理医师职业道德的最佳激励机制。

第二，应知应会的知识与技能应该是政府对健康管理医师考核的基本内容。

在市场经济制度下，政府只需确保健康管理医师这一生产要素始终处于合格安全状态，至于该生产要素如何投入社会、如何组织生产、生产结果如何，都应由市场发挥决定性的资源配置作用，不应是政府管辖和考核的范围。因此，政府对健康管理医师的执业考核应该是"粗线条"的考核，只需考察健康管理医师是否掌握了执业过程中应知应会的知识和技能，是否一直保持合格状态。

政府及考核机构应根据健康管理医师亚健康、亚临床状态的职业定位，以及防治管结合的服务特点，结构化考察：①鉴别、预防、治疗亚临床疾病、常见病、多发病、慢性病的医学知识和技能。②管理健康与疾病所必须具备和掌握的知识与技能。考查内容包括但不限于：预防医学、临床医学、健康管理医学知识与技能；信息管理知识与技能；基本管理知识与技能等。

第三，政府还应对接受财政拨款、承接公共卫生项目、参与社会合作服务的健康管理医师，实施额外的，关于工作成绩的执业考核，以督促其积极工作，认真服务。

3. 考核标准与方法　理论上，在市场经济制度下，最高级的卫生考核部门应根据考核内容，制定一套统一规范的、具有行业可比性的考核标准与方法，以便于健康管理医师在社会上自由流动，以及政府对其的执业管理。

（1）**知识考核标准与方法**：政府及考核机构应根据健康管理医学学科结构，科学制定考纲和考题，可通过笔试、机试、面试等考试方法，考察健康管理医师是否具备了较为完整的知识学科体系。

政府及考核机构应紧跟学科和职业的发展，及时调整健康管理医师应知应会的知识范围，及时更新考纲考题，不断推陈出新，以确保健康管理医师掌握的知识适应岗位发展需求。

（2）**技能考核标准与方法**：政府及考核机构应根据健康管理医师的实践需要设置技能标准与方法。技能标准与方法至少应包含以下两个方面：

①应知应会的技能标准与方法。应知应会的技能即健康管理医师必须掌握的基本技能。政府及考核机构可参考英国、澳大利亚等国家"能力本位"的考核思路，适当借鉴美国的岗位胜任能力要求，在全国范围内统一组织制定应知应会的技能标准。可通过模拟问诊、检测、处方等执业环境进行实践考试，来考察健康管理医师规范化、流程化、标准化地使用应知应会技能的情况。

②明令禁止的技术操作红线与考核方法。明令禁止的技术操作红线即健康管理医师在执业过程中不得违反的执业技术规范。政府

及考核机构应通过法律法规、规章制度等形式，统一明文确立技术操作禁令标准。可主要通过调查健康管理医师是否存在医疗纠纷、医疗技术事故，或重大医疗责任事故犯罪，以及其他侵害他人权益或对社会产生危害的执业行为，来考察健康管理医师的执业行为是否安全合规。

（3）**工作成绩考核标准与方法**：对于承担政府公共卫生项目的健康管理医师，政府应充分考虑其职业特色，制定适当的工作成绩考核标准与方法。可按一定比例权重，量化考核健康管理医师的工作成绩。例如：可通过统计健康管理医师服务人头数，测算居民健康水平及健康费用支出变化，以及执业片区所流行的健康问题的改善情况等方式进行考核，通过赋予它们不同的权重，综合测算工作成绩。亦可像美国一样实行360°全角度技能评价，包括主管考评、自我考评、同事考评、下属考评以及居民消费者的评价，以全方位地了解健康管理医师工作情况。

目前，我国医师考核机构各自为政，考核标准与考核方法很难统一规范。这种不统一的考核标准与方法，既不能科学测评、有效比较各地健康管理医师的知识技能水平和工作成绩，也不能良好地发挥优胜劣汰的考核作用，极不适用于市场经济制度下的健康管理医师自由执业管理。在考核办法尚未统一制定之前，健康管理医师执业考核可沿袭以往医师的考核办法，但最终应形成一套全国统一的健康管理医师执业考核标准与方法。

4. **考核程序**　本着提高效率、方便管理的原则，健康管理医师的考核程序分为简易程序和一般程序。

简易程序是专门针对长期在一线工作，具有丰富执业经验，业务水平和工作成绩合格稳定的医师而设计的执业考核程序。对执业年限较长，如执业5年以上或者10年以上，在执业过程中不存在医疗技术事故、不存在医疗责任事故、不存在以医师身份承担责任的法律事件的健康管理医师，执行简易程序。未达到简易程序条件的健康管理医师，应遵循上述方法执行一般程序进行考核。

考核程序应该公开透明，受被考核者和社会监督。为增加考核的公平性和可信度，政府应要求考核机构透明考核，应将考核组织成员、考核结果及判定标准进行社会公示；应该允许被考核者对相关考核事宜提出异议，应该为健康管理医师及其他社会监督人员提供意见反馈途径和支持条件；应该建立问题跟踪机制，督促考核机构改进工作，公开处理方案和结果。

5. 考核结果与资格再认定

（1）**考核结果**：执业考核的目的是通过考核筛选、淘汰知识技能不合格，或者执业过程中出现严重违规违法行为的健康管理医师，以净化医师队伍，保证医师综合素质长期处于合格水平。因此，执业考核结果只需定性该医师合格与否，并不需要将其细分等级。

健康管理医师在考核周期出现下列情形的，视为考核结果不合格。包括但不限于：

①考核内容中任意一项不合格。

②在发生的医疗事故中负有完全或主要责任，或者未依法履行传染病疫情报告职责，未有效实施消毒或者无害化处置，造成疾病传播、流行或其他严重后果的。

③跨执业类别和执业范围进行执业活动的。

④代他人参加医师资格考试，或者无正当理由不参加考核，或者扰乱考核秩序的，或者以贿赂或欺骗手段取得考核结果的。

⑤与本职医疗卫生事务相关的经济犯罪。

⑥出具虚假医学证明文件。

⑦故意泄露、售卖、倒卖服务对象健康档案及其个人隐私。

（2）**资格再认定**：对于考核初次不合格的健康管理医师，政府应视情节严重情况，采取不同程度的资格管理措施，以督促其改进服务质量，提高执业水平。例如：可限制其执业资格，责令停业一段时间，如 3~6 个月，并督促其接受连续一段时间的培训和继续医学教育。暂停执业活动期满，在取得培训合格证明后，由考核机构再次进行考核，考核合格者方可恢复执业资格，继续执业。

对于考核再次不合格的健康管理医师，或者其执业活动严重违反《中华人民共和国执业医师法》《医师定期考核管理办法》等相关法律规定，达到强制退出标准的健康管理医师，政府应注销其执业资格，收回其执业证书，并在官网上予以公示。

考核合格者将继续保留执业资格。

（三）执业激励

执业激励的目的是通过各种措施提高健康管理医师的工作效率和服务质量。政府、执业机构、行业组织等都可根据各自部门的管理需要制定相关激励政策，对健康管理医师进行激励。激励可分为经济激励、荣誉激励、信用激励、培养激励、职业发展激励、绩效考核联动激励、风险保障激励。

1. **经济激励**

（1）**税收优惠**：政府可对健康管理医师及其服务机构取得的健康管理、预防、医疗的服务收入，免征各项税收。通过提供或出售其他服务及产品取得的收入不能享受税收优惠。

（2）**经济保障**：政府可为在老、少、边、穷地区工作的健康管理医师设立补助津贴和业绩奖金，可对其工作环境、设备仪器等给予一定的政策优惠或资金支持。

2. **荣誉激励**　政府可对长年在边远地区工作，或在专业技术做出突出贡献的健康管理医师，予以适当的荣誉表彰，以提升其职业荣誉感和社会地位。

3. **信用激励**　政府可建立健康管理医师执业黑红信用名单，查处品行不良的健康管理医师，表彰职业素质高尚的健康管理医师，并向社会公开其奖惩记录及原因。

亦可像中国香港地区一样，在健康管理医师进入服务市场时设置信用门槛，实行信用担保制度，即必须有两名担保人担保其人品良好，并愿意提供自己与之相识相知的部分情况。担保人应具有良好的声誉和资产情况，当被担保的健康管理医师出现信用问题时，政府可向担保人追责。如此一来，便可显著增加健康管理医师违规违法执业的信用成本，能够有效抑制其失范行为，激励其合规执业。

4. 培养激励   政府可为健康管理医学专业的学生提供专项资助，用于在校学习和校外规范化培训；可提供就业扶助政策，引导其到农村和城市社区就业，鼓励其自由执业。

5. 职业发展激励

（1）**建立职称晋升通道**：从长远的角度来看，在市场经济的作用下，大部分的健康管理医师会自动下沉基层，独立执业。此时，他们不需要职称晋升激励，因为自负盈亏、自担风险的盈利机制已是最好的激励方式。但是，基于我国国情，总会有相当一部分的健康管理医师追求稳定，偏好受聘于医疗、预防、保健机构单点执业，愿意成为"单位人"，走逐步晋升的发展之路。对于这类健康管理医师，政府及健康管理医师的执业机构应该为其建立一个职称晋升的纵向通道，以加强人力资源管理，促进其竞争和学习。可参考其他类别医师的晋升路径，将健康管理医师职称资格从高到低依次设置为主任医师、副主任医师、主管医师、医师、医士。

健康管理医师的职称晋升考试内容与考评标准应该根据其职业定位合理制定；应该适当放低健康管理医师在医学知识技能方面的要求标准，应该合理增加健康管理医师在管理学知识技能方面的要求；可以不对健康管理医师的科研工作和论文发表情况做硬性规定。

凡符合晋升要求、通过职称考评的健康管理医师均可在其所在的执业机构申请享受相应的职称资格待遇。

（2）**创造职业横向发展空间**：政府及执业机构应在健康管理医师与不同医师、护师之间建立转换和迁移的通道，以增强卫生人力资源的自由度和创造力。

第一，建立健康管理医师与其他医师之间的职业转换通道。临床医师、中医师、口腔医师、公共卫生医师，凡接受健康管理能力系统化培训并取得合格证明后，均可转为健康管理执业（助理）医师，或增加注册健康管理医师执业类别及相应的执业范围。

第二，建立高年资护师转为健康管理医师的职业迁移通道。高年资护师，在满足学历要求、临床一线工作年限、规范化培训等条件后，可破格参加健康管理医师资格考试，考试合格者可以转为健康管理执业（助理）医师。

第三，政府应该保证健康管理医师转为其他类别医师的可能性，但应谨慎、严格、有条件、有限制地允许其变更执业类别。至少应要求健康管理医师通过相应医师类别的资格考试，取得相应的住院医师规范化培训合格证明，并符合目标医师的相关学历、科研要求。一般情况下，由于健康管理医师医学专业知识与技能低于同级别的临床医师、中医师、口腔医师、公共卫生医师，其只能降级转换为其他类别的执业医师。

6. 绩效考核联动激励　政府对健康管理医师的执业考核是一种"粗线条"的考核，其主要目的是确保健康管理医师长期处于合格状态，而不是激励，所以健康管理医师的执业考核结果只分为合格与不合格，差异区分程度不够明显；处理办法主要对考核结果不合格的医师进行执业权利限制和责任惩罚，正向激励效果不足。

为提高激励力度，健康管理医师的执业机构可在政府组织的执业考核的基础之上实施绩效考核，可根据本单位健康管理医师人数和参评材料情况，将考核结果进一步细化，在合格与不合格的结果之外，增加优秀、良好等层次，以拉开队伍差异梯度。

可将绩效考评结果联动激励政策，实施动态调整机制。以职称考评为例。健康管理医师的职称升降可不受比例约束，职称待遇应受绩效考评影响。对于考核结果不合格、工作中出现重大失误、失德、失范行为的健康管理医师，执业机构可给出待遇降级处理；对于考核结果优秀、做出重大贡献、获得数次表彰、在贫困县农村基层连续工作较长时间的健康管理医师，可给予升级或破格升级待遇。

7. **风险保障激励**   政府应推动建立健康管理医师的职业责任保险制度，可鼓励健康管理医师，尤其是独立执业、多点执业、自由执业健康管理医师，购买责任保险，以降低执业风险，保障自己的执业安全。

（四）行业自律

在执业管理中，政府可以利用行政、法治的力量从规则制度层面引导健康管理医师服务于民，保障服务分配公平。但是，由于种种原因，政府在决策、执行的过程中存在失灵现象，最终导致效率低下。

与行政部门不同，医师协会是一个行业自律组织，是全体医师的合理合法利益的代言人，肩负着医师自我管理的责任，能够利用社会治理的功能弥补政府失灵，能够在政府不便管、管不了也管不好的事情上发挥较好的作用。

对于在社会上自由独立执业的健康管理医师来说，执业过程中应该主要依靠行业自律管理。随着健康管理医师行业逐渐发展成熟，医师协会有必要成立健康管理医师分会进行自律管理。管理内容包括但不限于以下方面：

1. **监督管理**   在执业过程中，健康管理医师和服务对象是不同的利益主体，既有共同利益，又有不同乃至冲突利益。在谋求共同利益时，健康管理医师的行为一般不会损害服务对象应有权益；但是在追求个人利益最大化的情况下，健康管理医师某些短视、盲目的行为可能会违背自身职业道德和市场竞争规则，进而侵害同行竞争者和被服务者的切身利益。

为防止此类行为的发生，医师协会应自主制定行业内部规章制度，监督检查健康管理医师在执业过程中有无执业失范、失信等行为。另外，医师协会还应该在技术上支持、协助卫生行政部门建立和实施健康管理医师资格考试、执业考核等管理制度。

2. **协调矛盾** 第一，协调健康管理医师之间的竞争矛盾。当健康管理医师之间发生各种利益冲突时，医师协会应依据行业自治的相关规定，通过各种手段协调健康管理医师之间的竞争矛盾，以保证医师队伍内部的协调发展。

第二，协调健康管理医师与居民消费者之间的经济、服务矛盾。医师协会应适当关注健康管理医师与居民消费者之间发生的经济、服务纠纷，应从行业根本利益出发，判断医患纠纷事件的性质。若该事件属于性质恶劣的医闹，医师协会应当支持健康管理医师维权，为其提供法律援助；若该事件属于居民消费者的正常维权，或在其中存有误解与误会，医师协会应促使两者友好协商解决问题，以增进和谐有序的服务环境，促使健康管理医师稳定发展。

3. **继续医学教育与职业培训** 医师协会应长期开展对于健康管理医师的继续医学教育与职业培训。首先，应该及时介绍和推广健康管理医学领域的新技术、新成果，促进专业科学技术的交流、进步和发展；应该经常组织健康管理医师与国际及中国港澳台地区开展学习交流与合作等。其次，应该为优秀的健康管理医师制订精英式的培养计划，使其在培训结束后能回归团队、培训团队。最后，应该对考核结果不合格的健康管理医师加强培训教育力度，鼓励其积极查漏补缺，继续提升职业素养和业务能力。

由于我国行业协会起步较晚，发展经验不足，政府应向医师协会健康管理医师分会提供信息网络等支持条件，减少行政阻碍，以增强其自律自治的质量和效率。同时，政府又应加强监督管理工作，这是因为充分发育的医师协会是一个足以影响卫生事业的利益团体。当卫生政策发生变革，或者其他社会事件触碰医师利益时，医师协会可能会成为社会发展的阻力，如韩国推行医药分离政策导致医师协会组织医师大罢工。对此，政府应时刻保持警醒，既应注重发扬协会自律的优势，又应适当制约，以防止其权力膨胀。

三、市场管理制度

竞争是获得和保护繁荣的有效手段，竞争促进生产力发展，竞争保证人们从经济发展中获得更大利益。健康管理医师服务市场管理制度就是政府对健康管理医师服务市场运作中可能出现的各种有损竞争的情况进行规范管理的措施方法，其目的就是保护、促进竞争，提高社会公平和生产效率。

现阶段，我国的市场管理制度主要由三个部分构成：一是政府依据我国的相关法律法规对经济主体实施的市场规则管理；二是政府依据市场具体形态，因时制宜实施的市场结构－行为管理；三是政府对自身实施的财政支出管理。本节将以现代市场管理制度内容为指导，在市场规则管理、市场结构－行为管理以及财政支出管理的基础上，根据健康管理医师服务市场的运作特点，进行健康管理医师服务市场管理制度方面的探索。

（一）市场规则管理

自由是市场经济的活力源泉。但是，没有约束的绝对自由势必酿成巨大经济灾难。良好的规则规范能够明晰产权，降低交易成本，是实现市场自由有序、公平有效竞争的前提条件。因此，市场规则管理，是政府对健康管理医师服务市场进行市场管理的第一要务。

1. 健全现行市场经济法律法规　现阶段，我国已通过《中华人民共和国反不正当竞争法》《中华人民共和国消费者权益保护法》《中华人民共和国产品质量法》《中华人民共和国广告法》《中华人民共和国价格法》《中华人民共和国反垄断法》等一系列法律法规，构建了一个比较进步的市场规则规范。但是，由于针对性不强，现行的市场规则规范对医疗卫生服务市场没有起到应有的规制性作用。

以《中华人民共和国反垄断法》为例。《中华人民共和国反垄断法》的规制对象是"经营者"，但是在法律条文中没有明确指出经营者包括哪些行业，也没有列出不包括哪些行业；没有明确指出包括医疗卫生服务行业，也没有明确说明不包括医疗卫生服务行业。只有根据法理的推定，医疗卫生服务行业也应该适用于反垄断法。这样模糊的措辞，产生了很多不必要的争议，使许多具有"公益性""福利性"等传统理论观点的学者和官员认为，医疗卫生服务机构并非"经营者"，不是反垄断的规制对象，进而导致反垄断法对医疗卫生行业的规制失灵。

作为医疗卫生服务市场的细分市场，健康管理医师服务市场同样会遭遇市场经济法律法规针对性不强的问题。对于此类共性问题，政府应进一步健全和完善已有的市场经济法律法规，明确和提高相关市场经济法律法规在医疗卫生领域的适用性和约束力，以便为健康管理医师服务市场提供一个产权更加明晰的运行框架。

2. 建立健全专项市场规则规范　作为新型市场，健康管理医师服务市场还可能会面临专项规则规范缺失或不健全的问题。为此，政府可分三步走：

（1）逐步建立健康管理医师供方市场准入、执业、退出规则：政府应对《中华人民共和国执业医师法》《医师资格考试报名资格规定》等专项法律法规进行补充与修订，增设健康管理医师执业类别，明确健康管理医师的执业范围与执业权利，逐步完善健康管理医师的准入、退出标准，技术规范以及相关执业规章制度，以便为健康管理医师的进出和执业提供合规依据。

（2）**出台过渡时期市场管理办法**：在健康管理医师服务市场孕育之初，政府应尽快出台一个过渡时期市场管理办法，以帮助人才进入健康管理医师服务市场，促进健康管理医师就业、融资、创业。

在设计规则，扶助健康管理医师发展时，政府必须要摆正自己的位置，明确自己维护市场秩序的职责。应该注重保证健康管理医师服务市场的进出自由，注重鼓励健康管理医师公平竞争、自主创新；应该将健康管理医师与其他健康服务工作者一视同仁，避免不必要的资金扶持，避免歧视、干预或者限制竞争的政策发生，以防止滥用行政权力，阻碍健康管理医师服务市场的正常发育。

（3）**建立健全监督保护机制**：对于健康管理医师服务市场的消费者，政府应注重保护其正当权益；应当加强社会监督管理，建立健全私人诉讼、维权激励机制，以及健康管理医师的赔偿责任制度。

（二）市场结构－行为管理

受消费者需求、需求增长率、生产技术条件、服务产品替代性等基本经济环境因素的影响，不同时期、地域、社会条件下的健康管理医师服务市场势必会形成具有不同特点的市场结构和市场行为，进而拥有不同程度的市场绩效。因此，要想获得理想的市场绩效，除建立健全市场规则外，政府还应通过相应的政策，加强健康管理医师服务市场结构－行为管理，以引导或调整其市场结构和市场行为符合现代经济自由有序、公平竞争的发展需要。

根据市场主体的不同，健康管理医师服务市场可以分为买方市场和卖方市场。一般来说，卖方市场更容易出现形式多样的市场结构和市场行为，因此本节将从卖方市场的角度进行论述。因为健康管理医师服务市场结构－行为管理的原理普遍适用于买卖双方市场，所以本节将不再对买方的市场结构－行为管理展开论述。

1. **市场结构划分**　市场结构是反映市场竞争和垄断关系的概念，具体是指"市场要素之间的内在联系及特征，包括市场供给者之间、需求者之间、供需双方之间以及现有供需双方与潜在或正在进入的供给、需求者之间的关系"。由于各国学者对于垄断、竞争的划分标准不尽相同，市场结构的分类方式也各不相同。

根据研究需要，本研究对健康管理医师服务市场结构划分标准是健康管理医师的数量或单一健康管理医师所占市场份额对于市场均衡价格的影响程度。此处的健康管理医师是健康管理医师执业机构、健康管理医师集团或公司等经济主体的概念。

当任意一个健康管理医师所占市场份额较小，其市场行为不能影响市场均衡价格时，这种市场结构就是完全竞争市场。当市场中有一个或多个健康管理医师所占市场份额的比例较大，且其市场行为能够影响均衡价格时，这种市场结构就是不完全竞争市场，其中包括垄断市场和寡头市场。

（1）**垄断市场**：垄断即独占。当单一健康管理医师几乎占有全部的市场份额时，无论供方或需方，这种市场结构就是垄断市场（monopoly）。

（2）**寡头市场**：寡即少，寡头即少数主体，寡头市场即寡占市场。当少数健康管理医师占有大部分市场份额，并且其市场行为都能够影响市场均衡价格时，这种市场结构就是寡头市场（oligopoly）。根据寡头主体市场势力的强弱，寡头市场又可细分为：单一寡头占主导地位的市场和多个寡头并存的市场。

①当只有一个健康管理医师相对其他健康管理医师所占份额较大，且其行为能够影响市场均衡价格时，这种结构就是单一寡头占主导地位的市场。

②当有多个健康管理医师相对其他健康管理医师所占份额都较大，且该多个健康管理医师中的任意一个健康管理医师的行为都能影响市场均衡价格时，这种结构就是多个寡头并存的市场。

2. 市场结构要求   现实的复杂性决定了市场竞争的不完全性，健康管理医师服务市场就极有可能是不完全竞争市场。竞争是达到良好经济绩效的基本条件。一般来说，市场的不完全竞争程度越强，就越容易导致生产效率与分配公平的冲突、损失和背离。因此，为实现公平与效率的统一，政府就应该促进健康管理医师服务市场结构趋向于完全竞争。

在现代经济中，影响市场结构的因素有很多，包括但不限于：卖家数目份额、进入壁垒、产品差异、需求价格弹性、需求增长率、成本结构等。为提高政策的实用性与可操作性，本书将从数目份额、进入壁垒和产品差异三个方面来设立健康管理医师服务市场结构要求。

（1）**数目份额要求**：市场上应有相当多的健康管理医师。任意一个健康管理医师生产的服务产品的数量占整个市场份额比重不应过高。

一般来说，一个健康管理医师独占市场会造成垄断，两个健康管理医师占领市场容易形成较为稳定的默契合谋，而三个及以上的健康管理医师即使达成某种默契合谋，也常常会因为追求更高利益而背离合谋，无法维持长期、稳定的合谋关系。因此，最好确保在具有一定人口基数的社区或乡镇，如千人、万人社区，至少应存在3个及以上经济独立且具有竞争关系的健康管理医师，以鼓励健康管理医师有效竞争，防止他们互相串通合谋。

（2）**进入要求**：凡通过健康管理医师资格考试并成功注册的人员都应该能够自由进入健康管理医师服务市场，自由选择执业方式。

除此以外，不应存在其他人为设置的政策费用、政府租金等进入壁垒。

（3）**产品差异要求**：健康管理医师应按照医疗、预防、健康管理指南技术标准化生产合格安全的服务产品。应当允许存在合理的产品差异，鼓励因人而异开具健康干预、疾病治疗处方，但是不应存在不科学的产品差异。

3. 市场行为要求　市场行为内涵丰富，既包括市场主体间的定价、竞争、广告、兼并等博弈行为，也包含市场主体自身人力、财务、管理等组织生产行为。本节的市场行为是指健康管理医师服务市场主体之间的博弈行为。

在完全竞争的市场结构中，市场行为不会影响价格。健康管理医师的一切市场行为都是"接受价格"的结果，凡不接受价格的市场行为都会被迫回归既定价格，或直接退出市场。但是，在不完全竞争市场中，健康管理医师服务产品价格受竞争、垄断、串通合谋等行为的影响。为获得有利价格，居民和健康管理医师会根据市场结构、市场绩效来制定和调整市场行为策略进行博弈。占据强势地位的一方，会利用一切能够利用的市场势力，团结一切可以团结的交易对手，排除一切能够排除的竞争对手，以瓜分或榨取竞争对手和交易对手的利润或剩余，甚至突破法律、道德的底线，侵犯对手的正当权益。

因此，为避免社会福利损失，政府在促进健康管理医师服务市场结构趋向竞争的同时，亦应促使其市场行为符合自由有序、公平竞争的经济发展要求。

（1）**定价行为要求**：健康管理医师应基于自身发展需求，自主合理定价。

为降低交易成本，提高交易效率，健康管理医师最好实行明码标价的价格制度。应该公开标明服务产品价格和收费标准的方式，不应对健康条件相同的居民消费者实行同质产品的差别定价。需要注意的是，自主定价不反对讨价还价。

（2）**竞争行为要求**：健康管理医师应通过降低生产成本、提高产品差异化等方式获得竞争优势。

不应滥用市场支配地位，不应通过操控定价，或者价格、产量共谋来获取高额利润；不应将价格作为限制、阻挠潜在竞争者进入市场，或者说服、要挟竞争对手达成合谋协议的手段；不应故意采取远低于生产成本的定价策略以掠夺市场；不应实施商业贿赂、不正当有奖销售、诋毁商誉等不正当竞争行为等。

（3）**购销服务行为要求**：健康管理医师的购销服务行为应公平、诚信。

不应恶意压价、低价采购，或者无正当理由地拒绝、终止服务，或者限制、选择消费者等；不应在标价之外加价、高价或捆绑出售服务和商品，或者收取任何未予标明的费用等。

（4）**广告行为要求**：健康管理医师的广告行为应如实、正当。

不应实施混淆性、夸大性、虚假性广告营销方案，实行不合法的饥饿营销等。

（5）**兼并行为要求**：健康管理医师的兼并行为应符合规模经济要求。

兼并不应导致垄断，损害竞争效率和社会公平。

4. 垄断市场管理办法

（1）**拆分垄断巨头**：垄断市场是一个极端的市场结构，决定了极端垄断的市场行为。在垄断的健康管理医师服务市场中，市场上只存在一个健康管理医师，没有任何替代者或潜在的竞争者，完全地排除了竞争。此时，这个健康管理医师就是价格的制定者，其所有市场行为均不受任何竞争行为的影响。如果不从根本上改变极端垄断的市场结构，那么政府对于垄断行为的禁止和规制只会沦为无用功。因此，拆分垄断巨头，强势变革市场结构是政府管制垄断市场的必由之路。

例如：1911 年，美国最高法院做出判决，将垄断美国 95% 的炼油能力、90% 的输油能力、25% 的原油产量的标准石油公司拆分为 34 家地区性石油公司，并处以 2924 万美元的巨额罚款。无独有偶，中国的电信行业也从"邮电部"的独家垄断，几经拆分重组形成"中国移动""中国电信""中国联通"三分天下的格局。

所以，当一个健康管理医师通过兼并、股权、资产、合同或者其他方式获取了对其他健康管理医师的实际经营控制权，使得某地的市场份额全部集中于一个健康管理医师集团手中，并且在产品差异和进入条件上都完全地排除了竞争，那么政府就应该强行拆分过大的健康管理医师集团以打破垄断的市场结构。

此方法原理一定程度上也适用于社会性的买方垄断，以及市场集中度接近独占的单一寡头占主导地位的市场。

（2）**改变限制竞争的政策环境**：现阶段，我国的垄断市场一般都是政府特许的公共事业部门，如电网、自来水、煤气等行业。垄断市场的形成与发展，与政府限制竞争的政策环境紧密相关。根据芝加哥经济学派的观点，在技术不断更迭变化、市场不断竞争开放的现代经济中，如果没有限制竞争的政策支持，某些服务产品即使形成垄断，也难以通过市场的"生存检验"。

一般情况下，专利性质很强、产品差异很大或者是刚性需求的服务产品，容易形成垄断市场。健康管理医师服务产品并不具备上述特征，因此自然地形成垄断市场的可能性较小。但是，随着健康管理医师服务市场的兴起与发展，不排除政府可能会出于某些"公益性"的目的，将健康管理医师服务业划归为公共服务，可能会设置公立的健康管理医师服务机构或相关部门，或者将市场上的健康管理医师吸收至相关公立医疗保健科室；或者可能会掌握公立健康管理医师服务机构或部门的人事任免权，对社会办的健康管理医师服务机构施行"准入歧视""税费歧视""医保定点歧视"等政策，进而形成了限制竞争的政策环境，促使健康管理医师服务供方市场走向垄断。

因此，面对垄断的健康管理医师服务市场，除拆分垄断巨头、增加竞争因素以外，政府还必须改变限制竞争的政策环境，以保护和促进竞争。政府应该谨慎使用行政权力，应注重保证健康管理医师服务市场的进出自由，鼓励健康管理医师公平竞争、自主创新；避免过度扶持、限制竞争等政策行为的出现，以防止健康管理医师服务市场的垄断因素。

该方法原理亦可用于社会性的买方垄断和寡头市场的市场管理。

5. 寡头市场结构管理办法　寡头市场是介于完全竞争市场与垄断市场之间，比较贴近现实经济，且又需要政府加以干预和管理的市场结构。因此，与其他市场结构相比，寡头健康管理医师服务市场结构应是政府重点管理的对象。

（1）**降低进入壁垒**：在寡头市场，潜在的健康管理医师进入市场较为困难。这主要是因为：第一，寡头已具有自己的品牌优势，居民与在位健康管理医师已形成较为稳固的契约关系，新进的健康管理医师需要负担更高的市场开发投资费用。第二，寡头通过集中获得规模经济优势，新进的健康管理医师只有负担更高的经营成本，才能与之进行价格竞争。第三，为稳固市场地位，寡头可能会牺牲短期利润实行限制性、掠夺性定价，或与其他寡头联合操控价格阻挠潜在健康管理医师进入市场。第四，寡头可能会向政府官员寻租以获得政策方面的竞争优势，进而损害竞争公平，增加潜在健康管理医师的进入难度。

对此，政府应制定和执行相关政策，以降低寡头市场的进入壁垒，促进公平竞争。第一，政府可通过信贷扶持、减费降税等政策，帮助新进的健康管理医师创业融资，以降低其置业经营和开发市场的成本。第二，政府可通过限制和惩罚寡头的阻挠行为，来保护健康管理医师自由进出市场的合法权益。第三，政府应加大监督反腐的力度，可通过禁止、惩罚官员设租、寡头寻租等不法行为，来创造公平竞争的社会环境，以吸引和促进潜在健康管理医师进入市场。

（2）**限制过度集中**：市场集中能够降低交易成本、稳定经营环境，实现规模经济。但是，由生产分散走向生产集中，是不完全竞争市场发展的必由之路。在集中程度本就较高的寡头市场，健康管理医师的集中行为容易造成强者愈强的局面，促使市场走向垄断。

因此，无论市场集中会带来怎样的规模效应，当健康管理医师服务市场既已形成寡头的市场结构，有关部门就应该反对寡头健康管理医师不必要的兼并行为，限制市场过度集中；应该确保健康管理医师的数目份额符合规模经济的要求，防止寡头市场向垄断市场转变。

6. 寡头市场行为管理办法

（1）禁止滥用市场支配地位：市场支配地位是德国的反对限制竞争法、欧盟的竞争法、中国的反垄断法中所使用的概念。具体是指企业因取得市场份额、技术、资源、资金等优势，在一定的市场范围内，不受买方和其他企业竞争的影响，并能在竞争中独立操纵产品价格与供应的市场地位。尽管日本使用"垄断状态（monopolistic situation）"、美国使用"垄断力（monopoly power）"、德国使用"控制市场的企业（market–beherrschendes unternehmen）"等不同的称谓，但它们所指的经济现象都是大致相同的。

在寡头市场，每个寡头健康管理医师都具有一定的市场支配地位。市场支配地位，是寡头限制妨碍竞争、盘剥交易对手、榨取消费者剩余的必要不充分条件。对于确实具有市场支配地位的情形，政府适宜采取国际通行做法，即不反对市场经济主体具有一定的市场支配地位，但是要禁止其滥用市场支配地位的市场行为。

第一，定价行为方面，政府应禁止寡头健康管理医师滥用自主定价权，反对健康管理医师对居民消费者实行不合理的、伤害性的价格歧视。

第二，竞争行为方面，政府应禁止寡头健康管理医师故意采取较低市场价格，甚至低于成本的价格排挤潜在竞争者、打压竞争者；应禁止健康管理医师以掠夺性、限制性的定价手段来引诱、说服或威胁竞争对手与之进行合作或在一些垄断性方案上与之合作。

第三，购销服务行为方面，政府应禁止健康管理医师以不公平的低价采购药品、医疗器械以及健康管理相关设备等；应禁止健康管理医师限定供货商销售区域，或者在交易时附加其他剥削性的交易条件；应禁止健康管理医师收受药企、保健品厂、医疗器械以及健康管理设备生产商的商业贿赂；应禁止健康管理医师诱导居民过度消费。政府应严格审查执业过程中可能出现的"滥检查""搭售""捆绑销售""拒收患者""冷漠服务"等问题，防止健康管理医师店大欺客。

第四，兼并行为方面，政府应加强对于寡头健康管理医师兼并行为的审查力度，应该反对和规制以固定价格、限制竞争等为手段的垄断性兼并，或者是具有排除、限制竞争效果的兼并行为。

政府部门应根据反垄断法的本身违法原则、合理分析原则以及其他相关法律细则原理，对健康管理医师的市场行为进行推定和论证。一旦确认健康管理医师存在滥用市场支配地位的行为，健康管理医师就应接受行为规制，并承担相应惩罚后果。

该方法亦可用于垄断市场行为的辅助管理。

（2）**禁止价格横向合谋**：在寡头健康管理医师服务市场，由于服务产品的差异性并不大，健康管理医师之间较易形成价格上的横向合谋。相关研究也证明，固定或变更商品价格，即横向价格合谋是我国经营者在经营过程中为谋求利润最易触发的反垄断风险。因此，反对价格横向合谋，应是政府规制寡头健康管理医师垄断行为的管理重点。

不同的寡头市场结构决定了不同的价格横向合谋形式。在单一寡头占主导地位的市场中常见价格领导，在多个寡头并存的市场中常见价格联盟。

①禁止单一寡头占主导地位的价格领导。在单一寡头占主导地位的市场结构中，单一寡头健康管理医师拥有市场上的主要份额，

并且其市场行为能够影响市场均衡价格；而其他市场份额较小的健康管理医师对市场均衡价格没有影响力，或者影响力很小。因此，在这种市场结构下，单一寡头与其他市场主体之间容易产生价格领导。具体是指：单一寡头健康管理医师会以领导的身份，根据市场情况率先制定或改变价格，而其他市场份额较小的健康管理医师只能像完全竞争市场中的经营者那样，把单一寡头制定的价格作为既定参数，自愿或不自愿地跟随定价。

对于单一寡头的价格领导，政府首先要规制单一寡头的价格领导行为；其次应注重矫正其过于集中的市场结构，以破除价格领导制的结构前提。政府可通过拆分单一寡头、限制单一寡头兼并、降低进入壁垒、保护引入竞争者等方式，来降低单一寡头健康管理医师的主导地位，以最终瓦解价格领导。

②禁止多个寡头之间的价格联盟。在多个寡头并存的健康管理医师服务市场，每个寡头健康管理医师都具有影响市场价格的能力，都清楚自己的市场行为会影响其他寡头的利润和市场行为，因此多个寡头健康管理医师之间存在一种相互制约、相互依存的关系。在这种市场结构下，多个寡头之间容易形成价格联盟。具体是指：若干个中小型寡头，为追求利润通过结成价格共谋的方式来避免竞争。

由于市场集中度不算太高，寡头健康管理医师之间仍然存在较为剧烈的竞争关系，因此价格联盟较为松散，容易因利益竞争而背离合谋。对此，政府应利用价格联盟稳定性较差的特点，鼓励社会监督和私人举报，可学习美国的成功经验和中国台湾地区的成功经验，通过给予合谋参与者宽大待遇和信息保密等途径，从内部瓦解和阻止价格联盟。

（3）禁止不正当竞争：不正当竞争，是指经营者为获取交易机会或者竞争优势，在参与市场竞争的过程中，采取违背法律、商业道德的不正当手段，以破坏经济秩序的方式，与其他经营者竞争的行为。

在寡头市场，除合谋关系外，健康管理医师之间还存在着激烈的竞争关系。为赢得更高的市场利润，健康管理医师具有实施不正当竞争行为的可能性。包括但不限于以下不正当竞争行为：第一，健康管理医师可能会虚假宣传服务产品的功效及作用，以诱导大众消费。第二，健康管理医师可能会故意模糊、混淆自身与临床医师的边界，故意夸大自身能力，诋毁其他竞争者，以骗取消费者的信任。第三，健康管理医师可能会超出执业范围行医，以防止患者流向医疗机构。第四，当与相关管理部门产生事务联系时，健康管理医师可能会向政府官员不合法寻租，以谋取交易机会或者竞争优势。

对于不正当竞争，政府可从增加不正当竞争的成本和鼓励私人诉讼维权两个方面入手，双管齐下地防止健康管理医师的不正当竞争行为。

①增加不正当竞争的成本。增加不正当竞争的成本，使成本大于收益，是预防健康管理医师实施不正当竞争行为的有效措施。

第一，政府应加大审查、打击、惩罚力度来提高不正当竞争的经济和法律成本。

例如：政府可针对健康管理医师开展虚假广告行为的专项整治活动。一方面，政府应对涉嫌发布虚假广告的健康管理医师进行积极调查、取证，以及时发现违法广告行为。另一方面，政府应加大对健康管理医师虚假广告行为的打击力度。可根据《中华人民共和国反不正当竞争法》等有关法律规定，对具有不正当广告行为的健康管理医师处以赔偿罚款、查封、扣押、冻结财物等经济惩罚，情节严重者应吊销健康管理医师资格，并依法追究民事、行政、刑事责任。

第二，政府可通过向社会公开查处结果、建立信用黑名单、加大舆论宣传教育等方式提高不正当竞争的道德性成本。对于屡教不改、反复作案的健康管理医师，视情节严重程度可考虑列入社会信用黑名单。

第三，政府可通过填补制度漏洞、增强社会监督管理、禁止官员寻租等方式，减少不正当竞争的机会，增加不正当竞争的交易成本。

只有全面提高不正当竞争的总成本，才能使健康管理医师在实施不正当竞争行为前三思而后行。

②鼓励私人诉讼维权。不正当竞争行为一般涉及危害私人利益，所以应主要通过私人诉讼干预不正当竞争行为，而不提倡国家主动干预。政府应鼓励权益受到健康管理医师不正当竞争行为侵害的消费者、竞争者、相关第三方，积极举证，维权诉讼，以遏制健康管理医师的不正当竞争行为。

为方便消费者诉讼维权，政府应完善配套激励制度，可参考欧美国家反垄断的私人执行制度，建立一个反不正当竞争的私人执行制度。一方面，实行举证责任倒置方式，由侵权人健康管理医师负责举证，证明自己与损害后果不存在因果、利益关系，以解决原告方举证困难的问题；另一方面，实行惩罚性的损害赔偿，即允许个人向法院起诉要求高于损害的赔偿，以保护受害者的合法权益。

（三）财政支出管理

在健康管理医师服务市场，政府是除健康管理医师与居民之外的第三支经济力量。政府投入财政资金的目的是提升健康管理医师服务市场的生产效率和分配公平，推动市场的正常发育和发展。因此，政府需要加强财政支出管理，以确保有需要的居民和健康管理医师能够借助财政支出从市场经济中真正受益。

1. **支出预算管理** 根据第四章可知，政府针对健康管理医师服务市场的财政支出主要有以下两个方面：一是政府补贴贫困居民，以发放救济券、购买服务或者补贴报销等方式增强贫困居民对健康管理医师服务的可及性；二是政府扶持健康管理医师发展，以出资担保、建立发展基金等方式帮助健康管理医师就业、创业和融资。因此，政府应围绕以上两项支出活动编制财政预算。

第一，针对贫困居民的财政预算管理。首先，政府应根据相关经济指标，合理估算需要申领健康管理医师服务补贴、报销和健康救济券的贫困居民人数，确定需求量。其次，政府应根据居民实际的健康需要和健康管理医师服务的市场价格、服务内容、服务类型、供给数量和质量，以及当年卫生财政收支、结余情况，在与健康管理医师、医保机构或者其他利益代表充分议价后，确定服务包和服务内容、支付价格、付费方式、货币形式以及其他卫生经济问题，从而编制针对贫困居民的财政预算方案。

第二，针对健康管理医师的财政预算管理。不同的市场形态，决定了财政不同的投入方向和支出项目。政府应根据健康管理医师供方市场的发育、竞争程度，确定不同阶段的财政支出项目。例如：在市场起步阶段，健康管理医师的教育培训、就业创业等问题，应该是需要政府加大投入，重点支出的项目；而在市场成熟阶段，加大审查力度，维护市场秩序，禁止不正当竞争和垄断，可能会是政府财政支出的重点项目。在明确未来一定时间段的支出目标和支出项目后，政府应结合当年经济发展水平，编制针对健康管理医师的财政预算方案。

第三，政府应根据健康管理医师服务市场的供需变化和财政资金结转结余情况及时进行预算调整，以保证资金的正常给付。

2. 支出过程控制　在财政补贴贫困居民和支持健康管理医师发展的过程中，若有部分居民、健康管理医师以及政府官员依靠欺骗、敲诈、腐败等不法手段谋取私利，将会造成公共资源的巨额浪费，严重损害社会公平和生产效率。因此，政府应对财政资金的支出过程进行严格的审查控制。

第一，政府应要求拟申请健康救济的贫困居民如实填写经济信息，严格按照相关政策申领补贴和救济券。对于需要政府出资担保贷款，帮助融资的健康管理医师，政府需严格审查其是否符合借贷资质，需严格控制借贷额度。

第二，政府应建立财政费用支出控制机制，以提高财政费用使用效率，减少不必要的卫生支出和浪费。

首先，在资金流动过程中，政府应该遵循市场经济运行原则，以平等、自由、竞争的方式，使财政资金自然地流向需要补偿和再分配的地方。有关部门可通过适当提高保费自付比例、限制最高金额、拒付违规费用，或者改变补贴、医保支付结算方式，如通过推行健康救济券，按人头、病种、总额预付等支付方式来补偿需方居民，规范和激励供方健康管理医师，提高财政支出的有效利用率。

其次，在信息流通过程中，政府应该充分发挥财务信息管理者的职能，统筹建立区域性乃至全国性的财政信息管理系统，并在信息管理系统中详细记录每一笔财政资金的去向与使用情况，以便及时发现财政费用使用异常的科目，重点审查具有高风险欺诈可能的财政流通环节。具体包括但不限于：其一，严格督查健康服务救济券的兑换流程。严禁健康管理医师及其所在机构以非提供健康服务的其他途径获得政府发放的健康服务救济券；严禁居民出售健康服务救济券，或利用健康服务救济券兑换其不应该兑换的服务或产品。其二，严格监督健康管理医师服务的报销环节。严禁健康管理医师与居民相互勾结骗取社会医疗保障或其他相关社会健康基金；严禁挂名服务、伪造医疗文书和票据、虚构医药服务、串换药品耗材或诊疗项目等勾结行为。其三，严格审查财政资金的审批、下发环节。①财政资金务必专款专用。严禁政府官员以权谋私，监守自盗；严禁官员与健康管理医师勾结，诈欺财政基金；严禁有关部门克扣、挪用居民或健康管理医师的专项财政资金。②在服务过程中，政府可以推行医药分开政策，彻底切断健康管理医师与药品销售的经济联系，或者可以通过医保政策和执业规范来鼓励和要求健康管理医师优先配备、处方使用基本药物，以控制和降低不必要的药费支出。

第三，政府应对欺诈财政资金的健康管理医师和居民，腐败的政府官员依法追究法律责任，以惩戒和控制类似不法或不道德行为的发生。

3.支出绩效评价　政府应对健康管理医师服务市场的财政支出开展科学绩效评价，以指导财政预算和控制，切实提高财政支出的有效性。

第一，政府应该确认每笔财政支出是否切实按计划落到实处，是否真正流入健康管理医师服务市场发挥其应有的经济调节作用；在运作过程中是否存在欺诈、寻租、腐败等违法行为。

第二，政府应重点考察每笔财政支出的效率和效益。可通过核算对比财政投入前后的健康服务利用率、居民健康指标变化情况、健康管理医师的收入差异等相关卫生经济指标，来综合评价每笔财政支出的成本－效益。

第三，政府应根据每笔财政支出的绩效评价结果，以及需要实现的健康经济目标，来调整优化来年财政支出的数额、项目及结构。

四、退出管理制度

建立退出管理制度是确保市场主体有序进出、活力竞争的客观要求。目前，我国医师管理制度存在重准入轻退出、退出机制单一等问题，致使我国医师质量参差不齐，内部结构不合理，甚至对医患关系产生不良影响。在市场经济制度下，政府更应加强健康管理医师退出管理制度的建设，通过监管退出行为，维护退出自由来净化健康管理医师自由执业的经营环境，促进健康管理医师服务市场的快速发展。因此，建立健全退出管理制度是构建健康管理医师职业管理制度的题中之义。

（一）退出类型

健康管理医师退出是指健康管理医师不再保留医师执业资格，不再履行相应的医师义务，亦不再享有相应的医师权利。健康管理医师的退出类型可以分为以下几种：

①因自身健康、年龄、意外等不可抗力而造成的自然退出。

②主动申请注销注册，或终止执业的自主退出。

③因技术能力不过关，或触犯相关执业规章制度、市场规则或法律法规而被政府要求的强制退出。

④为避免经济债务、事故赔偿，或逃避其他应尽责任和义务而故意欺瞒管理部门，获得注销的恶意退出。

（二）退出条件

一般情况下，出现下列情况的健康管理医师，需要退出健康管理医师服务市场：

①死亡或被宣告失踪的。

②因身体健康状况无法继续执业的。

③连续两次考核不合格，或者连续两个考核周期未参加医师定期考核的。

④终止医师执业活动较长时间（如两年及以上），并且未定期参加考核，接受继续医学教育的。

⑤出借、出租、抵押、转让、涂改医师执业证书的。

⑥以欺骗、考试作弊、贿赂官员等手段获准注册的。

⑦本人主动申请办理注销注册的。

⑧实施不正当竞争行为或垄断行为，或违反执业规范，并对居民切身利益造成严重、不可逆损害的。

⑨受医疗等相关案件的刑事处罚，或受吊销医师执业证书行政处罚，并处在处罚期内的。

⑩不宜从事医疗、预防、保健业务等其他情形的。

（三）退出预警与监管

政府应针对健康管理医师服务市场建立退出预警与监管机制，以加强执业管理，防制恶意退出。

首先，政府应根据健康管理医师的执业活动制定一系列的退出预警指标。退出预警指标应和健康管理医师的准入管理、市场管理、执业管理等一系列管理指标相挂钩，以便建立起层层监督、环环相扣的退出预警与监管机制。

其次，政府应对违规违法的市场执业行为加大打击力度，应对具有不良退出记录的健康管理医师加强监管力度，以维护正常的市场经济秩序。可依据不良执业行为的类别和情节，实行向社会公开的不良记分制度，鼓励居民社会、媒体舆论监督，举报不良执业行为。

最后，当不良积分累积到一定分值时，监管部门可向社会发出退出危险通报与预警，可对当事的健康管理医师开展调查，予以适当处置和警告。

（四）退出程序

第一，准备退出。

拟自然退出、自主退出的健康管理医师，应向有关政府部门提出退出申请。被强制退出市场的健康管理医师，应自被强制退出市场的特定事由发生之日起，准备退出市场的有关事宜。

第二，公告、交接与清算。

在准备退出市场时，健康管理医师应及时告知服务对象其退出市场的决定，并做好工作信息交接；应及时提醒服务对象拿回个人健康档案，或将相关档案材料转移接续至服务对象指定的个人或单位手中。

同时，独立开业或作为股权人的健康管理医师应及时通知债权人，完结债务，清理清算资产、债权和债务。资产不足以清偿债务的健康管理医师，应及时请求人民法院宣告破产。

第三，办理注销登记手续。交接、清算完毕后，健康管理医师应向有关部门办理注销、登记手续。

第四，对于不执行正常退出程序的健康管理医师、健康管理医学执业机构或集团，应由政府、人民法院等相关权力机构强制交接和清算。

（五）退出结果及管理办法

凡退出市场的健康管理医师、健康管理医学执业机构或集团，都不得继续展开执业活动。任意一个对强制退出有异议的健康管理医师、健康管理医学执业机构或集团，都可自收到强制退出通知之日起在有效时限内，依法申请行政复议或者提起诉讼。

对于因违反法律法规、市场规则以及行业、技术规定而被强制退出的健康管理医师、健康管理医学执业机构或集团，应依法退出；拒不退出继续执业者，需承担相应法律责任。对于因债务等问题，为逃避应尽责任和义务而恶意登记退出的健康管理医师、健康管理医学执业机构或集团，政府应加大对其恶意退出行为的惩戒力度，以追偿和保护被侵害人的合法权益。

退出结果应联动健康管理医师准入机制，视情节轻重，可调整或限制其再次进入健康管理医师行业的条件。待健康管理医师队伍发展成熟壮大之后，对部分退出情节严重者可取缔其办医资格，或限制、禁止其执业权利。

第八章　健康管理医师制度的优势与特色

本章先是概括出了健康管理医师制度的 4 个优势与特色：防治管结合的服务产品，统一公平与效率的市场运作机制，低成本、高效率的服务供给模式，使交易更加便利的管理制度；而后分述之。

一、优势与特色概括

根据设想，笔者认为健康管理医师制度的优势与特色，至少包括以下 4 个方面，见图 8-1。

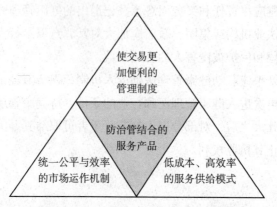

图 8-1　健康管理医师制度的优势与特色

①防治管结合的服务产品。防治管结合的服务产品是健康管理医师制度的创新集合。生产防治管结合的服务产品是将健康管理医师职业定位于亚健康、亚临床状态管理以及常见病、多发病防治工作的根本目的，是"以健康为中心"的价值主张的综合体现，是市

场运作机制、执业服务模式和管理制度相互作用、相互支撑的最终结果。

②统一公平与效率的市场运作机制。以确保健康管理医师盈利的方式，把防治管结合服务产品提供给居民，同时使得这些服务产品既能被以较低的价格支付和购买，又能被方便快捷地消费和使用。

③低成本、高效率的服务供给模式。通过改变原本无规律、无联系、无互动的卫生服务流程，使卫生服务供给链条内部产生相互增强、不断创新的动力，以便于低成本、高效率地为居民提供及时、安全、有效、连续的卫生服务。

④使交易更加便利的管理制度。以清晰明确的规章制度，增强健康管理医师与居民的行为理性，降低不必要的交易成本，为服务市场交易提供自由高效的制度环境，使得防治管结合服务交易更加便利。

这 4 个方面的相互协调和支持，能够促使健康管理医师高效、安全、低成本地向居民提供真正需要的、可及的健康服务产品。

二、防治管结合的服务产品

通常，一个制度的成功，是它的核心产品能够满足消费者的需要。健康管理医师的服务产品，能够满足居民日益增长的健康服务需要，这是健康管理医师制度最根本的优势与特色。

对于居民来说，疾病预防、健康管理与疾病诊疗其实是一个完整的、不可分割的医疗卫生保健服务过程。但是，对于健康服务的提供者来说，疾病预防、健康管理与疾病诊疗意味着三类完全不同的技术业务，对应着三大类完全不同的服务模式和盈利模式。在专业化分工、精细化服务的今天，医疗卫生服务体制出现了一个不容忽视的衔接问题——防治管结合服务断层。

以二级预防为例。早发现、早诊断、早治疗是二级预防的服务内容，但是在实际生活中，由于长期的重医疗、轻预防，医师、护师和患者三者都在被动地等待患者病情变化，二级预防工作无人负责，更毋庸言说连续性的健康管理了。居民因服务"断层"而面临巨大的健康风险，社会亦因服务"断层"而付出更高成本的医疗卫生费用和产生更多的健康经济损失。

现行的解决方案，主要是由一个机构整合生产这三类服务的人力资源，以团队协作的方式向居民提供防治管结合服务产品。但是此种方案，对机构的资源整合能力和成员之间的配合度要求较高。基于我国国情，在没有任何政治外力的作用下，此种服务方式注定是高成本、高价格的，注定是只能服务于少数精英阶层，难以向基层全面铺开。

随着人口老龄化发展和慢性非传染性疾病暴发的挑战，居民对于一步到位的防治管结合服务的需求将日益增加。健康管理医师职业定位在亚健康、亚临床状态管理以及常见病、多发病防治工作，实际工作主要对应的就是"二级预防＋健康管理"，生产的便是能够使"防""治""管"服务无缝对接，避免居民和社会落入"断层"中的防治管结合服务产品。它保证了健康管理医师的核心竞争力，亦有利于补齐医疗卫生服务体系的供给短板，有利于应对因重医疗、轻预防、缺管理而带来的慢性非传染性疾病和老龄化的挑战。

三、统一公平与效率的市场运作机制

公平与效率如何实现统一，一直是学术界争论的焦点。健康管理医师的市场运作机制，能够实现分配公平与生产效率的最大化，这是健康管理医师制度最大的优势与特色。

我国长期实行卫生计划经济制度，健康服务产品价格实行政府指令性价格和政府指导性价格；产品项目、生产规模、要素流通途径和方式几乎都由政府决定，不受市场调控。政府试图通过计划的手段保证健康服务产品的分配公平，反而造成了"大处方""滥检查""短缺和浪费并存"等医疗乱象，最终导致公平与效率双双大打折扣。

健康管理医师服务市场实行市场经济制度，其运作方式具有自由、灵活、竞争的市场特色，能够有效规避计划的迟钝与落后，实现公平与效率的真正统一。无论是居民与健康管理医师之间的交易活动，还是政府对贫困居民组织的社会合作，抑或是政府对健康管理医师的扶持政策，无一不遵循市场经济规律，无一不运用市场竞争手段。具体体现在以下 3 个方面：

第一，供需双方自由买卖。在规则清晰、秩序井然的前提条件下，健康管理医师自由执业，居民自主消费，自由地讨价还价，保障了市场作用边界内的最大公平与最高效率。

第二，政府补助贫困需方。政府通过向贫困居民提供健康服务救济券，利用市场竞争的方式组织社会合作，既靶向增强了贫困居民的市场竞争力，提高了他们对于健康管理医师服务的可及性，保障了市场作用边界之外的社会分配公平，又刺激了服务需求市场，促使有效需求得以快速增长。

第三，政府发挥经济作用扶持弱势供方。政府通过减税降费，无息、贴息贷款等财政政策扶持就业、创业、营业存在困难的健康管理医师，亦有效推动了供方市场的竞争与发展。

这样的市场运作机制，不仅兼顾了供求双方，为健康管理医师服务市场提供了适宜的运行环境；还考虑到了市场作用边界，照顾了弱势群体，保证了生产效率与分配公平的社会最大化实现。既有利于居民以更低的价格、更便捷的方式获得所需的健康服务，又有利于健康管理医师创新执业形态和服务模式，形成更加低成本、高效率的健康服务体系。

四、低成本、高效率的服务供给模式

降低健康服务成本，提高服务效率，保障普通居民对于健康服务的可及性与可支付性是卫生改革的根本追求。而健康管理医师的服务供给模式正具有低成本、高效率的优势与特色，能够以更低廉的价格和更便捷的方式为居民提供健康服务。

首先，从医师培养成本和效率来看，健康管理医师不需要像临床医师一样具备较高层次的医学知识和技能，因此培养和聘用一名健康管理医师所需的成本远低于培养和聘用一名临床医师所需要的成本。由世界卫生组织统计的医生密度数据可知，我国每千人口医师数为 1.79，排第 84 名。与古巴 8.19、瑞典 5.4、挪威 4.63、德国 4.21、英国 2.81、美国 2.59，以及中国台湾地区 2.76 的每千人口医师数相比，我国医师人数缺口巨大。鉴于健康管理医师低成本与高效率的培养特点，在卫生人力供给链条中，他们能够被快速扶植、大量培养，能够快速投入市场，覆盖亚健康、亚临床人群和常见病、多发病、慢性病患者的卫生需求，大量产出居民真正需要的防治管结合服务产品，能够填补国家医师人才缺口，增强基层卫生服务功能。

其次，在市场经济制度中，健康管理医师自由执业的方式，能够使其自动下沉至基层，贴近广大居民群众，进而以较低的价格出售服务。此种执业方式，不仅能够降低居民获得健康服务的成本，提高服务可及性，便于防治管结合服务在基层真正地铺开，还有利于释放健康管理医师的工作热情，保证最为基本的服务效率和服务质量。

再次，基于医学规则的服务方式，使健康管理医师如同"车间技术工人"，生产的是"车间流水线"上规范化、标准化的服务产品。与临床医师的分工协作，使健康管理医师能够迅速识别超出自己执业能力范围的健康－疾病问题，能够立刻将患者转诊至下一个更加专业的"高级车间"。此种分工合作的服务模式能够有效降低生产成本，保证服务质量；会使原本碎片化的健康服务体系产生业务联系，能够有效提高"卫生服务工厂"的响应速度和运行效率。

最后，健康管理医师组织服务对象开展自我互助管理，强调了服务对象对于自身健康的责任，能够有效地减轻健康管理医师的负担和压力，有利于构建全民参与、责任共担的健康服务新模式。

五、使交易更加便利的管理制度

健康管理医师制度具有规则清晰，权力边界明确的特色，能够使健康管理医师与居民之间的交易更加便利。此处的规则包括：健康管理医师的准入规则、执业规则、市场规则以及退出规则；此处的权力边界是指政府与市场之间的作用边界。

笔者循着健康管理医师进入市场、执业、退出市场的整个过程，构建了健康管理医师制度；秉持市场在经济配置中起决定性作用的原则，明确了政府和市场在各个环节中的职责。凡是市场能够发挥作用的地方，政府绝不管制，如健康管理医师如何具体地开业、生产、定价、竞争，均不在政府的管辖范围之内，均应该交由市场调控。凡是市场无法发挥作用的地方，政府都必须干预，如制定市场规则、执业规则、法律规则，组织执业考核，增强弱势群体的市场竞争力等。

规则清晰、权力边界清楚的管理制度，能够保证健康管理医师和居民长期处于一个安全、稳定、公正、有序的社会环境；能够促使双方在明确的社会规则内自由地交易和自主地创新，促使服务市场交易更加便利，经济更加繁荣。

第九章 研究文献系统综述

随着人口老龄化、慢性非传染性疾病化的发展，健康管理成为应对人口老龄化、慢性非传染性疾病化的重要工具。医师在从事疾病治疗的同时，在工作、兼职之余，或多或少地都在提供着健康管理服务。为了解医师从事健康管理工作的情况，明确现阶段国内外是否存在与本课题相似或相近的研究，本研究团队共同开展了"健康管理医师制度设计理论研究文献系统综述"的研究工作。

一、资料来源

依托本校图书馆电子资源，选择具有权威性、代表性的中英文数据库进行文献检索。具体来源如下：

（一）中国知网

中国学术期刊网络出版总库；中国博士学位论文全文数据库；中国优秀硕士学位论文全文数据库；中国重要会议论文全文数据库；国际会议论文全文数据库；中国重要报纸全文数据库；中国学术辑刊全文数据库；外文期刊；国际会议。

（二）万方数据

中国数字化期刊群；中国学位论文全文数据库；中国学术会议论文全文数据库（中英文版）。

（三）维普网

中文科技期刊数据库。

（四）PubMed

Medline；Old Medline；Pre Medline；Publisher–Supplied Citations。

（五）ScienceDirect

Elsevier Science 电子期刊全文。

（六）Web of Science

Web of Science 核心合集（SCIE、SSCI、CPCI、A&HCI 等）；中国科学引文数据库；MEDLINE；KCI–Korean Journal Database；Russian Science Citation Index；SciELO Citation Index。

二、检索策略

根据研究目的，确立检索词及之间的运算关系；根据不同数据库的检索规则，制定检索式。使用同义词替换、不限发表时间的方式，提高检全率；采用限定研究领域、精准匹配与模糊检索并行的方法，提高检准率。

（一）检索词

1. **中文检索词**　①健康管理。②医师。③制度。

2. **英文检索词**　① health management（健康管理）。② doctor（医师）。③ system（制度）。

（二）扩展词

1. **中文扩展词**

（1）"**医师**" 扩展词：医生。

（2）"**制度**" 扩展词：①规则。②模式。③体系。

在中文语言习惯中，"健康管理"是术语，故不采用扩展词进行检索。

2. 英文扩展词

（1）"health management" **扩展词**：通过查找 MESH 词表发现：虽然 "population health management"（人口健康管理）、"health care"（卫生保健）、"managed care"（管理式医疗）、"home health nursing"（家庭健康护理）、"preventive health services"（预防保健）等词组都是与 "health management" 概念相近的词汇，但是，它们的真正语义与 "health management" 的真正语义相距较远。

根据研究需要和英文语言习惯，笔者最终选择与 "health management" 语义基本一致的 "health maintenance"（健康维护）作为扩展词进行检索。

（2）"doctor" **扩展词**：在英文语言习惯中，"医师" 有许多拓展词，包括：general practitioner（全科医生）；surgeon（外科医生）；dentist（牙医）；obstetrician（产科医生）；oncologist（肿瘤医生）；cardiologist（心脏科医生）；pediatrician（儿科医生）；hematologist（血液科医生）；radiologist（放射科医生）；geriatrician（老年医师）；psychologist（心理医生）；psychiatrist（精神科医生）；oculist（眼科医生）；urologist（泌尿科医生）；orthopedist（骨科医生）等。

根据英文语言习惯和研究需要，笔者选择 practitioner（特指医学执业者）；physician（内科医生）；internist（内科医生）作为 "doctor" 的扩展词进行检索。

（3）"system" **扩展词**：①rule（规则）。②regime（制度）。③institution（制度）。④mode（模式）。⑤pattern（模式）。

（三）逻辑运算关系

检索词之间是 "并且""同时存在" 的关系，使用布尔逻辑运算符 "AND" 或 "*" 链接；扩展词之间是 "或者""取其一即可" 的关系，常用布尔逻辑运算符 "OR""+" 链接。

（四）检索范围

检索卫生健康或人文社科的文献。

（五）检索时间

不限发表时间。

（六）检索式

见表 9-1。

表 9-1　文献检索式

数据库	专业检索表达式	备注
中国知网	SU=（健康管理医师＋健康管理医生）*（制度＋规则＋模式＋体系）	"SU"代表"主题"
万方数据	主题："健康管理"*主题：（医师＋医生）*主题：（制度＋规则＋模式＋体系）	""（双引号）代表检索词的精确匹配限定
维普网	M=（健康管理医生 OR 健康管理医师）AND M=（制度 OR 规则 OR 模式 OR 体系）	"M"代表"题名或关键词"
PubMed	（（（"health management"［Title/Abstract］OR "health maintenance"［Title/Abstract］）AND（doctor ［Title/Abstract］OR practitioner［Title/Abstract］OR physician［Title/Abstract］OR internist［Title/Abstract］））AND（system［Title/Abstract］OR rule ［Title/Abstract］OR regime［Title/Abstract］OR institution［Title/Abstract］OR mode［Title/Abstract］OR pattern［Title/Abstract］））	Title/Abstract 代表标题/摘要
Web of Science	TS=（"health management" OR "health maintenance"）AND TS=（doctor OR practitioner OR physician OR internist）AND TS=（system OR rule OR regime OR institution OR mode OR pattern）	TS 代表主题
Science Direct	检索式 1：Title, abstract, keywords："health management" AND doctor AND（system OR rule OR regime OR institution OR mode OR pattern）	Title, abstract, keywords 代表标题，摘要，关键词

续表

数据库	专业检索表达式	备注
Science Direct	检索式 2：Title, abstract, keywords："health management" AND practitioner AND（system OR rule OR regime OR institution OR mode OR pattern）	Title, abstract, keywords 代表标题，摘要，关键词
	检索式 3：Title, abstract, keywords："health management" AND physician AND（system OR rule OR regime OR institution OR mode OR pattern）	
	检索式 4：Title, abstract, keywords："health management" AND internist AND（system OR rule OR regime OR institution OR mode OR pattern）	
	检索式 5：Title, abstract, keywords："health maintenance" AND doctor AND（system OR rule OR regime OR institution OR mode OR pattern）	
	检索式 6：Title, abstract, keywords："health maintenance" AND practitioner AND（system OR rule OR regime OR institution OR mode OR pattern）	
	检索式 7：Title, abstract, keywords："health maintenance" AND physician AND（system OR rule OR regime OR institution OR mode OR pattern）	
	检索式 8：Title, abstract, keywords："health maintenance" AND internist AND（system OR rule OR regime OR institution OR mode OR pattern）	

三、检索结果

（一）初检结果

初检获得中文文献 1088 篇；英文文献 2485 篇。具体分布如下：

（1）**中国知网**：中文文献 76 篇。

（2）**万方数据**：中文文献 1010 篇。

（3）**维普网**：中文文献 2 篇。

（4）**PubMed**：英文文献 349 篇。

（5）**ScienceDirect**：根据检索式检得英文文献 199 篇。选

择 Article types（文章类型）为：Research articles；Conference abstracts；News。精练结果后，共获得 180 篇英文文献。

（6）**Web of Science**：根据检索式，在所有数据库中检得 3008 篇。选择研究领域为 SOCIAL SCIENCES、ARTS HUMANITIES；文献类型为 Article、Meeting、Abstract、News；语种为 English、Chinese；研究方向为 HEALTH CARE SCIENCES SERVICES、SOCIOLOGY、SOCIAL ISSUES、SOCIAL SCIENCES OTHER TOPICS、SOCIAL WORK，精练结果后，共检得英文文献 1956 篇。

（二）查重结果

根据各数据库的检索记录导出规则，将初检结果生成与 NoteExpress 文献管理软件相匹配版本的题录文件，并将其导入该软件进行文献管理。设置查重字段为作者、标题；查重选项为"大小写不敏感""忽略标点符号和空格""设置匹配度为精确"，进行机器查重。

共剔除重复文献 244 篇，剩余文献 3331 篇。其中，中文文献剔除 48 篇，剩余 1042 篇；英文文献剔除 196 篇，剩余 2289 篇。

因此，本次检索结果为 3331 篇文献，包括中文文献 1042 篇，英文文献 2289 篇。

四、纳入剔除标准

（一）纳入标准

由于"健康管理医师制度设计"属于探索性的理论研究，故纳入标准制定的较为宽松，以期通过广泛通读文献，了解相关领域研究概貌。

①纳入以"健康管理""医师""制度"为主题的文献。

②纳入"题名或摘要""题名、摘要、关键词"同时包括"健康管理""医师""制度"及其词汇含义相近的文献。

（二）剔除标准

1. **文献的研究对象不是"医师制度"**　医师制度包括：有关医师培养、执业、服务、组织、管理等一系列成文或不成文，成熟或不成熟的规则、制度、模式、体系。

凡文献研究对象属上述任意一个类别，如"理论构建医师职业管理制度""预测影响医师服务模式的因素""探索改进医师的组织管理体系"等，均可认为该文献的研究对象是医师制度，不需剔除。反之，研究对象不符合上述所列情况的，均一律剔除。

2. **"医师"工作范围**　纳入文献中的"医师"工作范围仅包括疾病治疗，不包括预防类、管理类等其他健康服务。

凡文献明确表明该医师的工作范围不止于简单的、一次性的"疾病治疗"，或者医师的工作范围、服务内容等相关方面存在"预防""健康管理""疾病管理"等相近词义的内容表述，即可认为该医师的工作范围包括"健康管理"。反之，一律剔除。

3. **"医师"的职业内涵**　纳入文献中的"医师"并非"职业定位于亚健康、亚临床状态"，并且在文中亦不存在"职业定位于亚健康、亚临床状态"的相同语义或延展内涵。

①职业定位的相同语义包括但不限于：职能、职业功能、执业目的、功能、作用等；亚健康、亚临床的相同语义包括但不限于："未病、欲病""疾病前期""亚健康状态、亚临床疾病"等。

②延展内涵是指由"职业定位于亚健康、亚临床状态"及其相同语义派生的，能够体现该职业定位作用意义的相关内容，包括但不限于：防治管结合、二级预防、医防融合等。

4. **"医师"不区分独立的医师执业类别**　纳入文献中的"医师"并不是一个独立的医师执业类别，既不存在将其作为独立医师类别的规范的理论设计，又不存在将其作为独立医师类别的职业化的实践探索。独立医师执业类别是指，文献中的"医师"不从属于临床、中医、口腔、公卫等传统医师类别，而是与之并列的，专门、专业、专职生产和提供健康管理等健康服务的医师类别。

五、筛选结果

（一）筛选过程

机器查重后，通过阅读文献标题、摘要、关键词、全文的方法，进行人工复筛。根据文献的纳入剔除标准，层层剔除与研究目的不符的文献，保留与研究目的相符的文献，并进行分析与归纳。最终，人工剔除文献 3330 篇，保留 1 篇中文文献（图 9-1）。

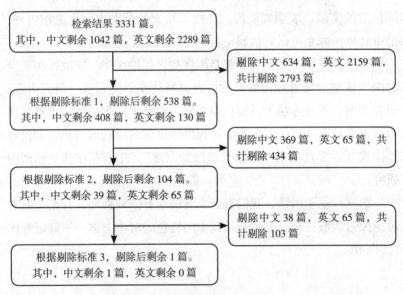

图 9-1　文献筛选过程及结果

（二）筛出文献

最终纳入文献仅 1 篇，为本课题的初期科研成果（表 9-2）。说明除本课题组外，国内外均未开展有关"健康管理医师制度"的研究。

表9-2　筛出文献基本信息

文献标题	作者	发表杂志	发表年份	研究亮点
关于设置"健康管理医师"制度的思考	罗桂华、轩志东、安祥林、李德勋、郑寒星、李妍妍、何国忠	医药高职教育与现代护理	2018	提出"健康管理医师"概念,阐述设置该制度的优势条件、可行性与意义、作用

六、系统评价结论

第一,除本课题组的研究成果外,尚未发现完全符合纳入、剔除标准的文献,表明现阶段,在能够检索的范围内,无论国内外,健康管理医师制度研究尚属空白。

第二,被剔除文献基本都是围绕初级保健医生、家庭医生、全科医生从事健康管理而展开的研究。虽然在研究背景、研究内容、研究方向、研究方法等方面存在差异,但是无论国内还是国外,现有研究都是在已有的卫生人力资源供给框架内进行的讨论,都没有提出建立一个规范的"健康管理医师制度",亦不存在其他相似的研究。

第三,基于国情,我们有必要突破现有研究框架,开拓全新的理论探索领域;有必要研究具有中国特色的解决方案——健康管理医师制度。

下 篇

健康管理医学本科
专业人才培养的设想

　　本篇论述了健康管理医学本科专业人才的大学教育，统辖7章，依次介绍：第十章论述了健康管理医学人才的大学教育。第十一章提出了健康管理中医学本科专业人才和健康管理西医学本科专业人才的基本知识、基本理论和基本技能结构。第十二章论述了健康管理医学本科专业人才培养方案文稿拟制原则，第十三章拟制出了健康管理中医学本科专业人才培养方案文稿，第十四章拟制出了医科大学健康管理西医学本科专业人才培养方案文稿，第十五章拟制出了综合性大学健康管理西医学本科专业人才培养方案文稿，第十六章论述了健康管理医学本科专业实习教学基地建设。

　　遵循本篇思路和内容，就可以创办和发展健康管理医学本科专业，包括健康管理中医学本科专业和健康管理西医学本科专业。

第十章　健康管理医学人才的大学教育

一、健康管理医学专业的设置

在目前我国医学专业教育体系中，尚未设立健康管理医学专业。

随着疾病谱、死亡谱的改变，绝大多数疾病并非仅由生物因素引起，而是由不良的生活方式、心理因素、环境因素等协同造成的。为更好地维护和促进人类健康，传统的生物医学模式正在向现代的生物－心理－社会医学模式转变，主张提供全生命周期的卫生健康服务。但是，在对人们进行全生命周期卫生健康服务过程中，服务于亚健康、亚临床状态人群的健康管理医学人才严重缺乏，满足不了人民对健康管理医师的需求。特别是自《"健康中国2030"规划纲要》实施以来，人们的新健康观念加快形成，客观上更是急需健康管理医学人才。

本书在上篇中对构建健康管理医师制度的必要性和可行性、健康管理医师生产服务体系、健康管理医师职业管理制度以及健康管理医师制度的优势与特色等方面的研究，充分说明了健康管理医师是居民健康的"守门人"，将在基本医疗、健康管理等卫生服务中发挥重要作用；对于加强基层医疗卫生服务体系建设、推进家庭医生签约服务、促进分级诊疗制度建立、维护和增进人民群众健康具有重要意义。

为此，建议国家教育和卫生健康主管部门，在医学专业教育体系中增设"健康管理医学专业"，专科学制3年，本科学制5年，本科毕业生授予医学学士学位。

二、健康管理医学专业的招生与培养

1. **专科层次招生与培养**　健康管理医学专业专科招生，应以普通高中毕业生为主，同时兼招医学及相关专业的"三校生"（包括技工学校、中等专业学校和职业高中毕业生）。由于此类生源构成复杂，基础知识参差不齐，在制订培养方案时，必须统筹兼顾，注重医学知识、健康管理知识及其技能的培养。培养方案应当以医学学科和健康管理学科为主，满足毕业后考取健康管理执业助理医师的基本要求。

2. **本科层次招生与培养**　健康管理医学专业本科毕业生，是构建健康管理医师队伍的主要来源，本部分将重点研究其招生和培养问题。健康管理医学本科专业的生源由普通本科招生和专科升本科招生两部分构成。

（1）**普通本科招生与培养**：这部分生源来自全国高等教育统一招生考试录取的学生。在培养上，完全按照各招生学校所制订的《健康管理医学专业培养方案》中规定的目标、标准、课程设置及专业实践要求等进行人才培养。培养方案中应以医学和管理学为主干学科设置课程体系，满足健康管理医师从业所需的专业知识和能力（技能）要求，体现出健康管理医学专业区别于其他医学专业的人才培养特色，毕业授予医学学士学位。在同时满足实习培训等其他要求者，可凭借医学学士学位和本科学历报考健康管理执业医师资格考试。

（2）**医学类专科升本科招生与培养**：按照国家专升本的相关规定，专升本学制为2~3年。对医学类专科升本科人才的培养，应制订不同类型的专升本培养方案，在培养方案中涉及已在专科阶段开设过的非核心课程，在升本阶段可通过认证免修，直接获得该门课程的学分，这类学生毕业授予医学学士学位。

　　从是否可以参加健康管理执业医师资格考试的角度看，如果升本健康管理医学专业，可按照《本科健康管理医学专业培养方案》的要求进行培养，毕业后也可直接考取健康管理执业（助理）医师资格；如果是升本其他医学专业，则需要有健康管理学知识的认证或考核（相应标准或要求另行规定），达到规定的标准后，方可具备报考健康管理执业医师的条件。

　　3. 双学位招生与培养　按照现行学位管理制度的相关规定，这里特指本科层次可以报考执业（助理）医师资格的医学专业攻读管理学双学位的培养。具有双学位授予资格的高校，对于临床医学、预防医学、康复医学等专业在读本科学生攻读健康服务与管理本科专业管理学双学位，应当制订《医学专业攻读管理学学位的培养方案》。管理学学位课程应当以健康管理专业核心课程为主，重点开设健康管理方面的核心课程 10 门左右，达到培养标准，授予管理学学士学位。毕业生以医学学士学位为主学位，管理学学士学位为辅修学位。获得医学与管理学双学位的毕业生，可以报考健康管理执业（助理）医师资格考试。

第十一章　健康管理医学本科专业人才的基本知识、基本理论和基本技能结构

社会对于健康管理医师的市场需求，决定了健康管理医学本科专业人才的培养目标和培养要求，决定了健康管理医学本科专业人才的基本知识、基本理论和基本技能结构。培养目标和培养要求统率基本知识、基本理论和基本技能结构。因此，本章的结构是依次叙述培养目标、培养要求、基本知识、基本理论和基本技能结构。

之所以提出健康管理医学本科专业人才的基本知识、基本理论和基本技能结构，是因为笔者认为，基于现实情形，健康管理医学本科专业人才要有一个最少维度和最少数量的基本知识、基本理论和基本技能。

由于基本知识、基本理论和基本技能结构的养成，由大学通识教育课程教学、学科基础课程教学、专业基础课程教学、专业课程教学来完成，对于健康管理医学本科专业人才的基本知识、基本理论和基本技能结构的论述也就是要论述这些教学方面的课程构成，每门课程的教学目的和教学要求以及授课时间。

在现实教学实践中，一般采用"平台 + 模块"的教学课程组织方式。平台分为通识教育平台、学科基础平台、专业方向平台。通识教育平台，是由教育部统一的必修课程和学校开设的公共选修课程构成。学科基础平台，是由专业依靠的主干学科的必修课程和非主干学科的必修基础课程构成。对于健康管理中医学本科专业而

言，其学科基础平台，就是由主干学科中医学学科的必修课程和非主干学科健康管理学的必修基础课程构成；对于健康管理西医学专业而言，其学科基础平台，就是由主干学科西医学学科的必修课程和非主干学科健康管理学的必修基础课程构成。主干学科的必修课程门数占主导地位，必须得满足授予主干学科学位的要求；非主干学科的必修基础课程，也必须得满足本专业的基础需要。专业方向平台，是由该专业依靠的主干学科的专业方向必修课程和非主干学科的必修课程构成。模块，是由为满足学生专业方向发展的自我兴趣选择需要而提供的选修课程组成，有公共选修课程模块、专业限定选修课程模块、专业任意选修课程模块。

这里在描述健康管理医学本科专业人才的基本知识、基本理论和基本技能结构时所涉及的课程是：通识教育平台、学科基础平台和专业方向平台的必修课程，以及专业方向平台的限定选修课程，包括其实践教学环节；简单地说就是，必修课程和限定选修课程，以及其实践教学。

第一节　健康管理中医学本科专业人才的基本知识、基本理论和基本技能结构

一、培养目标

本专业是要培养适应我国社会主义现代化建设需要，德、智、体、美、劳全面发展；具有优秀思想道德修养，良好人文、科学和职业素养；具有系统的健康管理中医学基本理论、基本知识、基本技能，一定的西医基础，对常见病和多发病进行中医临床诊疗的能力，对于居民健康进行管理的能力；具有继承与创新精神；能在医疗卫生领域从事医疗、预防、健康管理等方面工作的健康管理中医学人才。

二、培养要求

本专业学生要全面学习健康管理中医师所必须具备的基础理论、基本知识和基本技能，以及职业素养。毕业生应获得下列方面的知识和能力：

1. 思想道德和职业素质

①热爱社会主义祖国，拥护中国共产党的领导，掌握马列主义、毛泽东思想、邓小平理论、"三个代表"重要思想、科学发展观和习近平新时代中国特色社会主义，树立科学的世界观、人生观和价值观。

②热爱健康管理中医学专业，树立终身学习的观念，具有不断进行自我完善和推动专业发展的态度。

③具备高度的社会责任意识、正确的价值观、良好的职业道德，遵纪守法，团结协作，求实创新。

④初步形成求真务实的科学态度，严谨的治学精神，具有一定的创新能力和批判性思维。

2. 知识结构

①掌握系统的中医学基本理论知识；掌握中医思维方法，掌握中医养生、保健、康复等基本知识。

②掌握必要的西医学基础医学、临床医学和预防医学的基本理论知识。

③掌握管理学基本理论知识。

④掌握健康管理学基本理论知识，包括个人或群体健康信息采集、健康教育、健康咨询、健康评估、健康管理等方面的基本理论知识。

⑤掌握一定的中医养生学、营养学、心理学等领域的健康危险因素干预基本理论知识。

⑥熟悉医学思想和中医医师的工作任务、方式以及常见传染病

的防治原则。

⑦熟悉我国有关医疗卫生与健康管理的法律法规、相关方针政策和制度。

⑧了解国内外健康服务与管理专业的发展动态、理论前沿及实践现状；了解中医学术思想的发展历史和主要学术观点。

3. 能力结构

①具备运用专业知识解决实际问题的能力，具备良好的创新精神、沟通能力和团队协作能力；能够胜任医疗卫生健康领域的医疗、预防、健康管理工作。

②具备对常见病症和多发病症进行辨证论治的基本能力，对常见危急重症进行判断和初步处理的能力。

③具备对于亚健康状态和亚临床状态进行诊断与干预处理的能力。

④具备对于居民个体和群体进行健康管理的能力。

⑤具备与患者及其家属有效沟通以及对患者和公众进行健康教育的能力。

⑥具备依法行医和在执业活动中保护患者以及自身合法权益的意识与能力。

⑦掌握文献检索的基本技能，具有阅读中医古典医籍和医学相关文献的能力。

⑧掌握循证医学的基本方法，具有自觉利用循证医学工具和方法解决实际工作问题的能力。

⑨掌握调查研究和数据统计分析的基本知识与基本方法，具有初步的中医科学研究的能力，具有一定的批判性思维能力和创新精神。

⑩具备良好的抗压、自我调节、自我完善、不断追求卓越的意识和自主学习、终身学习的能力。

三、必修课程和限定选修课程描述

要实现上述培养目标,完成上述培养要求,需要基本学制5年,修业5~7年,必修和限定选修下列课程:

1. 通识教育平台的必修课程 通识教育平台的必修课程有12门:马克思主义基本原理概论,毛泽东思想和中国特色社会主义理论体系概论,中国近现代史纲要,思想道德修养与法律基础,形势与政策,职业生涯规划,大学生就业与创业教育,体育,大学英语,军事理论与训练,大学生心理健康教育,大学计算机基础。

(1)马克思主义基本原理概论

学时及学分:54学时,3学分。

教学方式:课堂讲授、讨论、实践。

目的与要求:通过讲授马克思主义的世界观和方法论,帮助学生从整体上把握马克思主义,正确认识人类社会发展的基本规律。

(2)毛泽东思想和中国特色社会主义理论体系概论

学时及学分:90学时,5学分。

教学方式:课堂讲授、讨论、实践。

目的与要求:通过讲授中国共产党把马克思主义基本原理与中国实际相结合的历史进程,充分反映马克思主义中国化的三大理论成果,帮助学生系统掌握毛泽东思想、邓小平理论和"三个代表"重要基本原理,坚定在党的领导下走中国特色社会主义道路的理想信念。

(3)中国近现代史纲要

学时及学分:54学时,3学分。

教学方式:课堂讲授、讨论、实践。

目的与要求:通过中国近现代史纲要的讲授,帮助大学生了解国史、国情,深刻领会历史和人民是怎样选择了马克思主义,选择了中国共产党,选择了社会主义道路。

（4）思想道德修养与法律基础

学时及学分：54学时，3学分。

教学方式：课堂讲授、多媒体教学、实践。

目的与要求：通过社会主义道德教育和法制教育，帮助学生增强社会主义法制观念，提高思想道德素质，解决成长成才过程中遇到的实际问题。

（5）形势与政策

学时及学分：36学时，2学分。

教学方式：课堂讲授、讨论。

目的与要求：通过讲授国内外形势与政策，帮助青年大学生深刻理解和领会党的最新理论成果、认清当前国内国际政治经济形势。

（6）职业生涯规划

学时及学分：18学时，1学分。

教学方式：课堂讲授、讨论。

目的与要求：帮助学生树立科学、理性的职业观、就业观和创业观，认知职业，认知自我，学习职业生涯规划的知识和方法，提升职业素养，增强求职择业的竞争力，为社会培养出德才兼备的人才，促进毕业生充分就业，从而使学生实现人生职业理想。

（7）大学生就业与创业教育

学时及学分：36学时，2学分。

教学方式：课堂讲授、讨论、社会实践。

目的与要求：通过课程的开设，帮助大学生树立正确的就业观和创业观，纠正毕业生择业时的盲目、随机和从众心理，以增强毕业生求职择业的竞争力，促进毕业生充分就业，从而使大学生实现人生职业理想，也为社会培养出德才兼备的人才。同时响应"大众创业 万众创新"的号召，从理论知识方面普及大学生创业基础知识，以创业带动就业，全面提升大学生就业创业意识。

（8）**体育**

学时及学分：144 学时，8 学分。

教学方式：理论讲授、实践、训练。

目的与要求：以教育部及教委颁发的体育教学大纲为教学内容，通过科学的体育教育和体育锻炼过程，达到增强学生体质，增进学生身心健康，提高学生体育素养的目的，使学生掌握两项以上健身运动基本方法与技能，养成自觉锻炼习惯，养成乐观向上的生活态度，体验与享受体育运动乐趣，培养终身体育意识，不断提高运动技术水平。

（9）**大学英语**

学时及学分：144 学时，8 学分。

教学方式：课堂讲授、多媒体教学与语言训练、实践。

目的与要求：通过大学英语课程讲授和训练，要使学生具有较强的听、说、读、写、译能力，掌握常用单词，并能借助词典顺利阅读和正确理解一般性题材的文章，最终达到英语教学大学阶段的一般要求。

（10）**军事理论与训练**

学时及学分：36 学时，2 学分。

教学方式：理论讲授、训练。

目的与要求：本课程要求学生掌握一定的军事基本知识，达到国家军事训练合格标准，培养学生严格的组织性和纪律性，掌握战场救护技能和知识。

（11）**大学生心理健康教育**

学时及学分：32 学时，2 学分。

教学方式：理论讲授。

目的与要求：针对大学生常见的心理问题进行心理健康教育，促使学生能够客观认识自己、接纳自己，客观认识周围环境、适应环境，学会正确处理人际关系，勇敢面对困难与挑战。

（12）**大学计算机基础**

学时及学分：36 学时，2 学分。

教学方式：课堂讲授、上机操作。

目的与要求：通过讲授与实践，使学生掌握计算机基本操作与技能，学会 OFFICE、EXCEL 等办公软件日常应用，以及计算机网络日常应用的基础知识。

2. **学科基础平台的必修课程** 学科基础平台的必修课程有 16 门：中医基础理论，中医诊断学，中药学，方剂学，医古文，正常人体解剖学，组织学与胚胎学，生理学，生物化学，病理学，药理学，微生物学与免疫学，诊断学，管理学原理，社会医学，卫生学概论。

（1）**中医基础理论**

学时及学分：90 学时，5 学分。

教学方式：理论讲授。

目的与要求：掌握精气、阴阳五行学说、藏象、经络、气血、津液、病因病机、诊法、治则、预防和护理等方面的基本理论和基本知识，初步掌握部分《黄帝内经》原文，了解中医基础理论现代研究进展，为进一步学习打下基础。

（2）**中医诊断学**

学时及学分：90 学时，5 学分。

教学方式：理论讲授、实训。

目的与要求：本课程要求学生掌握中医诊法，八纲辨证，气血、津液辨证，脏腑辨证的基本理论，并初步掌握诊法、辨证和病历书写的基本技能，了解六经辨证方法等理论，旨在为学生日后从事中医学诊断工作奠定坚实基础。

（3）**中药学**

学时及学分：90 学时，5 学分。

教学方式：理论讲授、实训。

目的与要求：本课程要求学生掌握中药四气五味、升降浮沉、归经、毒性、七情配伍、禁忌等基本理论和 350 味左右中草药的性能、功效、应用以及炮制、配伍、用量、用法等基本知识，为学生学习方剂学、药理学等专业课程打下理论基础。

（4）**方剂学**

学时及学分：72 学时，4 学分。

教学方式：理论讲授。

目的与要求：本课程要求学生掌握中医方剂学的组方原则、组成变化等基础理论知识，以及临床各种方剂的配伍与应用规律；掌握 120 首左右代表性常用方剂的组成、剂型、功用、主治、用法和加减变化等，旨在让学生学会合理组方、安全有效用药。

（5）**医古文**

学时及学分：90 学时，5 学分。

教学方式：课堂讲授、讨论。

目的与要求：通过对古代医药文选和古文基础知识的课堂讲学，使学生具备阅读中医药古籍的能力，为后续学习古典医著课程及毕业后钻研古代医籍奠定基础。

（6）**正常人体解剖学**

学时及学分：72 学时，4 学分。

教学方式：理论讲授、实验。

目的与要求：本课程要求学生掌握正常人体各系统和器官的形态结构、位置及相互关系，了解重要神经与血管的体表投影及常用的肌性、骨性标志，为学习其他基础医学和临床医学课程奠定必要的形态学基础。

（7）**组织学与胚胎学**

学时及学分：45 学时，2.5 学分。

教学方式：课堂讲授、讨论与实验。

目的与要求：本课程要求学生系统掌握正常人体四大基本组

织的形态结构特点，掌握人体各系统主要脏器的微细结构和相互间的毗邻位置及关系，了解人体胚胎发育的整个过程及发生、发展规律。

（8）**生理学**

学时及学分：54学时，3学分。

教学方式：理论讲授、实验。

目的与要求：本课程要求学生掌握正常人体生命现象的活动规律、生理功能、发生原理及各种因素对这些活动的影响，熟悉人体功能的各种调节机制、人体结构不同水平的理化变化过程及活动规律，了解生理学的研究方法，旨在为其学习病理生理学、内科学、外科学等后续课程奠定必要的功能学基础。

（9）**生物化学**

学时及学分：72学时，4学分。

教学方式：课堂讲授、实验。

目的与要求：本课程要求熟悉生物化学的含义、任务与内容，掌握正常人体组织所含主要成分的概念、分类与生理功能，肝脏代谢的功能，重要酶、维生素及激素等调节物质在代谢过程中所起的作用及糖、脂类、蛋白质代谢的基本规律，了解生物化学的地位、作用和研究方法，为学生今后开展医疗卫生工作和科学研究工作提供必要的专业基础知识。

（10）**病理学**

学时及学分：54学时，3学分。

教学方式：理论讲授、实验。

目的与要求：本课程要求学生掌握疾病的概念与病因的分类，熟悉各系统疾病病理过程、病理变化、发病机制及患病机体的功能、代谢、形态结构的变化及疾病的转归，了解传染病及寄生虫病的病理、结局和并发症及病理学常用的实验研究方法，为疾病诊断治疗工作奠定直接的理论基础。

（11）**药理学**

学时及学分：54 学时，3 学分。

教学方式：理论讲授、实验。

目的与要求：本课程要求学生掌握药物在机体内吸收、分布、代谢和排泄的动态变化规律，特别是药物的血药浓度 – 时间关系等方面的药物代谢动力学基础知识；掌握药物作用、药物效应、治疗效果、不良反应、药物剂量与效应关系、药物受体、药物效应影响因素等方面的药物效应动力学基础知识；熟悉作用于各系统器官的药物：解热镇痛抗炎药、抗菌药物（抗生素、人工合成抗菌药）等药物，与机体的相互作用、作用机制和作用规律，以指导临床合理用药。

（12）**微生物学与免疫学**

学时及学分：54 学时，3 学分。

教学方式：课堂讲授、实验。

目的与要求：本课程要求学生熟悉病原微生物的形态、结构、生长繁殖、致病性及其控制和消灭的基本知识与理论，掌握微生物学实验研究基本方法；熟悉人体免疫系统及其功能发挥的原理，掌握免疫学基础知识与研究方法；为传染病学、流行病学、免疫病理学等相关学科知识的学习奠定基础。

（13）**诊断学**

学时及学分：72 学时，4 学分。

教学方式：理论讲授、训练。

目的与要求：本课程要求学生掌握系统的问诊及体格检查的方法，能够正确书写病历；了解常用实验诊断项目的原理及操作方法，熟悉其选择指征和临床意义；熟悉心电图的描记、测量方法及正常值，熟悉常见心电图的特征，培养学生具备良好的临床诊断基础理论和实践技能。

（14）**管理学原理**

学时及学分：54 学时，3 学分。

教学方式：课堂讲授。

目的与要求：本课程旨在培养与锻炼学生的管理思维与管理能力，要求学生熟悉系统原理、整分合原理、封闭原理、人本原理、能级原理、动力原理、动态原理、反馈原理、弹性原理、效益原理等管理学基本原理，知晓管理科学理论学派、社会系统学派、决策理论学派、经验主义学派、系统管理理论学派、权变理论学派、管理过程学派等现代管理理论学派的思想精髓，重点学习管理的计划、组织、领导和控制四大核心职能理论知识，学会做出预测与决策、战略管理规划和工作管理计划的方法，学会设计组织结构和组建管理团队的技能，学会领导工作方式、激励理论、目标管理和绩效控制的原则与方法。

（15）**社会医学**

学时及学分：54 学时，3 学分。

教学方式：课堂讲授。

目的与要求：本课程旨在培养学生正确的疾病观、健康观和医学方法论；要求学生牢记生理 – 心理 – 社会医学模式；熟练掌握疾病和健康的社会因素分析、诊断和处置措施及方法，熟练掌握健康相关生命质量的概念，健康相关生命质量评价方法，以及其他社会医学基本理论与方法；熟悉常见疾病和健康问题的社会医学现况分析、诊断和处置措施及方法。

（16）**卫生学概论**

学时及学分：36 学时，2 学分。

教学方式：课堂讲授。

目的与要求：本课程要求学生熟悉环境卫生、食品卫生、妇幼卫生、职业卫生和放射卫生对于健康影响的基本理论和基本知识，掌握其一般工作原则和方法，为后续各门健康管理类和预防医学类课程的学习奠定基础。

3.**专业方向平台的必修课程** 专业方向平台的必修课程有 14 门：中医内科学，中医外科学，中医妇科学，中医儿科学，中医伤科学，康复医学，西医内科学，西医外科学，传染病学，健康管理学，健康服务与管理技能，健康教育与健康促进，流行病学，卫生统计学。

（1）**中医内科学**

学时及学分：90 学时，5 学分。

教学方式：理论讲授、实训。

目的与要求：本课程旨在培养学生中医内科思维能力、指导中医内科临床实践，要求学生熟悉中医内科临床辨证思路，熟悉中医内科病历书写规范；熟悉传统中医内科学的理论体系；掌握中医内科常见适宜技术；掌握肺系病证、心系病证、脑系病证、脾胃病证、肝胆病证、肾系病证、气血津液病证、肢体经络病证；重点掌握中医内科临床常见病、多发病的病因病机、诊查要点、辨证论治、其他疗法、转归预后、预防与调摄；掌握部分内科疑难病、急重症的中医诊治原则和一般处理方法；了解相关常见西医疾病诊治要点。

（2）**中医外科学**

学时及学分：72 学时，4 学分。

教学方式：理论讲授、实训。

目的与要求：本课程旨在培养学生中医外科临证处理思路和实践操作技能，要求学生了解中医外科学现状与发展概况；熟悉中医外科疾病四诊方法，阴阳辨证、部位辨证、经络辨证和局部辨证等辨证方法，外病内治法和外治法，以及常用方剂药物；掌握药膏摊制、药捻搓制、疮面换药、箍围药敷贴、清创术、切开法、拖线法、砭镰法、热烘疗法、蚕蚀疗法等中医外科临床操作技能；掌握疮疡、乳房病、瘿瘤岩、皮肤病、肛肠病、男性病、周围血管病等中医外科临床常见病、多发病及中医外科治疗优势病种的病因病机、临床表现和辨证施治。

（3）中医妇科学

学时及学分：72学时，4学分。

教学方式：理论讲授、实训。

目的与要求：本课程旨在培养学生妇科临证思维和实践能力，要求学生熟悉女性生殖脏器解剖，月经生理、带下生理、妊娠生理、产育生理等女性生殖生理特点、变化和调节；熟悉中医妇科疾病常见病因和主要病机，四诊方法，常用妇科检查和特殊检查方法，辨证和治则，急症处理，以及病案书写；掌握中医妇科疾病脏腑病变和气血病变的辨证要点，内治法、外治法、心理治疗常用治法；掌握月经病、带下病、妊娠病、产后病、妇科杂病的辨证论治要点。

（4）中医儿科学

学时及学分：72学时，4学分。

教学方式：理论讲授、实训。

目的与要求：本课程要求学生熟悉儿童生长发育规律，中医儿科疾病的病理生理特点以及中医保健方式；熟悉儿科病史采集方法、体格检查方法以及病历书写规范；熟悉中医儿科诊法概要、辨证概要和治则概要；熟悉中医儿科肺系疾病、脾系疾病、心肝疾病、肾系疾病的病因病理、临床表现和辨证施治；掌握中医儿科临床常见传染病、常见新生儿疾病、常见急症及其他常见病证的诊断方式及处理原则；了解中医儿科疑难病症的最新诊疗进展。

（5）中医伤科学

学时及学分：54学时，3学分。

教学方式：课堂讲授、讨论、实训。

目的与要求：本课程要求学生熟悉中医骨伤科的基本理论，损伤分类、病因、病机、辨证、治法，以及一般操作技术与正骨手法；掌握骨折、脱位、伤筋等常见病的辨证施治方法；了解本学科的中西医结合发展成果，旨在指导学生进行中医骨伤科学实践。

（6）**康复医学**

学时及学分：18学时，1学分。

教学方式：课堂讲授、实验。

目的与要求：本课程要求学生熟悉运动功能评定，言语与吞咽功能评定，心理与认知功能评定，肌电图、神经传导速度测定及其他诊断技术检查评定，活动能力与生存质量评定等康复医学评定的基本内容，掌握物理治疗、针灸推拿治疗、作业治疗、言语与吞咽障碍治疗、心理与认知康复、康复辅具应用、注射治疗等康复治疗常见技术，掌握局部感染、疼痛、痉挛和压疮及其他临床常见问题的康复评定与处理；重点掌握神经系统、骨骼肌肉系统和内脏器官常见疾病，肿瘤，以及其他常见疾病的康复评定方法与康复治疗技术。

（7）**西医内科学**

学时及学分：90学时，5学分。

教学方式：理论讲授、实训。

目的与要求：要求学生掌握各系统器官内科常见疾病，风湿性疾病，理化因素所致疾病的常见临床表现、病因病机、诊断标准，鉴别诊断要点，治疗原则和预防措施；掌握问诊、体格检查、实验诊断、影像学诊断、药物治疗、介入诊断和治疗等内科常用诊断和治疗技术的基本知识；初步掌握急重症处理的基本知识和技能；学习内科诊断治疗思维方法，会做病例分析，为学生在中西医内科结合实践方面奠定西医内科学方面的基础理论和技能。

（8）**西医外科学**

学时及学分：54学时，3学分。

教学方式：课堂讲授、讨论与实训。

目的与要求：本课程要求学生掌握外科学无菌操作、清创术、缝合、包扎等基本操作技能；熟悉各系统器官外科常见病的临床表现、诊断标准，鉴别诊断要点，治疗原则及措施；熟悉外科输液与输血治疗，外科抗感染治疗，外科抗休克治疗和营养支持治疗等方面的基本理论与技术方法，为学生在中医外科学实践中借鉴和吸收现代西医外科学成果奠定基础。

（9）**传染病学**

学时及学分：36 学时，2 学分。

教学方式：课堂讲授、讨论。

目的与要求：本课程要求学生熟悉病原体感染、传染病发病机制，临床特征，诊断治疗原则和方法，流行过程及影响因素，预防措施等有关传染病的基本知识，掌握病毒性传染病、立克次体病、细菌性传染病、深部真菌病、螺旋体病、原虫病、蠕虫病等各类常见传染病的临床表现、诊断和鉴别诊断要点，治疗原则和首选抗感染药物，预防控制原则；掌握感染性休克抢救知识，抗感染药物的临床应用知识，医院感染控制知识；为学生在中医诊治疫病实践中借鉴和吸收传染病学成果打下基础。

（10）**健康管理学**

学时及学分：54 学时，3 学分。

教学方式：课堂讲授。

目的与要求：本课程要求学生熟悉健康管理学基本理论和基本知识，熟悉常用的健康管理评价指标和评价方法，掌握健康信息管理、健康因素风险评估、健康教育与健康促进、生活方式健康管理、心理健康管理、重点人群健康管理、重点疾病健康管理的基本技能，旨在指导学生进行全面、系统、科学的健康管理实践。

（11）**健康服务与管理技能**

学时及学分：54 学时，3 学分。

教学方式：课堂讲授、实践。

目的与要求：本课程要求学生牢固树立健康服务与管理的观

念，熟练掌握健康监测、健康评估、健康干预等健康服务与管理的基本方法与技能，旨在培养和提高学生健康服务与管理的实践应用能力。

（12）**健康教育与健康促进**

学时及学分：54学时，3学分。

教学方式：课堂讲授、实验。

目的与要求：本课程旨在培养学生在健康教育和健康促进方面必须具备的专业知识和专业技能，要求学生在生物－心理－社会医学模式指导下要熟悉健康、健康影响因素、健康教育、健康促进的概念，健康教育与健康促进的社会作用和任务；熟悉心理健康咨询理论和方法，心理健康促进原则与途径；熟悉健康相关行为改变的理论，健康相关行为的干预与矫正方法；了解健康信息人际传播和大众传播理论，影响健康传播效果的常见因素和相应对策，健康传播项目策划方法；了解健康教育与健康促进工作策略的制定程序和方法，工作项目计划、实施、评价、修正或终结的管理程序和方法；掌握人生不同阶段的健康教育与健康促进技术方法，学校、社区、医院和工作场所的健康教育与健康促进技术方法，常见不良健康行为、重大非传染性慢性疾病、重大传染病的健康教育与健康促进技术方法；掌握常用的健康教育与健康促进研究方法。

（13）**流行病学**

学时及学分：54学时，3学分。

教学方式：课堂讲授、实践。

目的与要求：本课程旨在培养学生在健康管理医学工作中必须得具备的流行病学原理知识和技能，要求学生熟悉流行病学的概念和任务；熟悉疾病分布描述方法，病因推断方法，常用的现况调查研究、病例对照研究、队列研究、现场试验研究工作原理，以及研究工作过程混杂因素、偏倚因素的控制和处理方法；掌握疾病预防控制策略措施的制定、实施和评价方法；熟悉传染病流行病学原理，掌握重大传染病的流行规律及其预防控制策略措施；熟悉慢性非传染性疾病流行病学原理，掌握重大慢性非传染性疾病的流行规律及其预防控制策略措施；学会将流行病学原理运用到健康管理工作中。

（14）卫生统计学

学时及学分：54学时，3学分。

教学方式：课堂讲授、实践。

目的与要求：本课程旨在培养学生解决健康管理医学实践工作中遇到的统计问题的能力，要求学生学习和掌握定量资料与分类资料的统计描述，常见概率分布的知识及应用，参数估计，假设检验，方差分析，列联表资料分析，非参数检验，相关与回归，多元线性回归，Logistic回归，时间序列分析，综合评价，调查设计等方面的统计学方法。

4. 专业方向平台的限定选修课程　专业方向平台的限定选修课程有12门：伤寒论选读，内经选读，金匮要略，温病学，营养与食疗，医学影像学，慢性病健康管理，健康信息管理学，卫生经济学，循证医学，医学文献检索，执业医师能力培训及卫生法规。

（1）伤寒论选读

学时及学分：72学时，4学分。

教学方式：课堂讲授、讨论、实训。

目的与要求：本课程要求学生了解《伤寒论》成书的历史背景、学术渊源、学术沿革、学术体系及学术观点，掌握六经、六经病与六经辨证的基本内容，以及六经辨证与八纲辨证、脏腑经络辨证的关系，促使学生形成辨证思维，指导学生对于外感热病和内伤杂病的临床实践。

（2）内经选读

学时及学分：72学时，4学分。

教学方式：课堂讲授、讨论、实训。

目的与要求：本课程要求学生了解《内经》理论体系的形成、主要内容及学术特点，掌握宝命全形、阴阳应象、血气精神、经脉之道等基本知识，熟悉藏象学说（包括经络学说）、病因病机学说、诊法学说和治则学说，熟悉中医养生、预防疾病、治未病的学术思想，为学生从事中医工作奠定理论基础。

（3）金匮要略

学时及学分：72学时，4学分。

教学方式：课堂讲授、讨论、实训。

目的与要求：本课程要求学生熟读其总论篇《脏腑经络先后病脉证》，熟记各种杂病的病因、病机、诊法、治则、预防和护理原则；熟悉内科病症、外科病症、妇产科病症及其他病症的辨证论治方法，方剂药物、食物疗法和针灸疗法，为学生开展杂病治疗工作打下专业基础。

（4）温病学

学时及学分：72学时，4学分。

教学方式：课堂讲授、讨论、实训。

目的与要求：本课程要求学生熟记温病的特点、分类、病因、病机、诊法、治则、预防和护理基本知识，卫气营血和三焦辨证论治基本理论体系，掌握各种四时温病的临床表现特点、病程发展特点、病因病机，诊法要点、治则要点，预防和护理要点，了解明清时代主要温病医家的学术思想及近代的学术动态，为学生防治温病提供基础理论知识。

（5）营养与食疗

学时及学分：36学时，2学分。

教学方式：课堂讲授、实践。

目的与要求：本课程要求学生掌握蛋白质、脂类、碳水化合物、能量、矿物质、维生素、膳食纤维和水在人体中的新陈代谢，需要量与摄入量之间动态平衡，以及食物来源等方面的营养学基础知识；熟悉各类食物营养价值、合理营养原则，平衡膳食模式，中医食养基础知识；熟悉人体各生理阶段营养要求，各类人群营养要求，营养教育和营养咨询；了解临床各类疾病人群的营养饮食需要以及营养支持方法；了解食物结构、饮食与疾病的关系等内容，旨在培养学生营养与健康关系方面的知识结构。

（6）**医学影像学**

学时及学分：36学时，2学分。

教学方式：课堂讲授、实验。

目的与要求：本课程要求学生熟悉X线图像、CT图像、MRI图像、超声图像成像技术的特点和临床应用，不同成像技术和方法的比较与综合应用，医学影像诊断原则方面的基本知识；熟悉人体不同系统、器官和部位X线图像、CT图像、MRI图像、超声图像的正常表现和异常表现，临床应用价值和限度；掌握常见疾病的X线图像、CT图像、MRI图像、超声图像表现，诊断和鉴别诊断要点。还要求学生要了解介入放射成像技术特点、诊断和鉴别诊断方面的基本知识。

（7）**慢性病健康管理**

学时及学分：36学时，2学分。

教学方式：课堂讲授、实验。

目的与要求：本课程要求学生了解慢性病的概念、危害和流行现状，熟悉健康因素，特别是生物、心理、社会、环境、生活行为方式等方面的健康危险因素在慢性病发生和发展中的作用，熟悉慢性病的预防控制策略和政策，措施和方法；熟悉健康管理工作对于预防控制慢性病的作用；熟悉针对居民个人和居民群体消除或减少健康危险因素，养成或增加健康保护因素的健康管理工作策略、措施和方法；掌握高血压、高脂血症、肥胖、冠心病、糖尿病、脑卒中、恶性肿瘤、哮喘、慢性支气管炎、老年痴呆、骨质疏松症、痛风、前列腺增生症等常见慢性疾病在不同人生阶段、不同健康状态、不同疾病时期、不同人群的健康管理工作策略、措施和方法。

（8）**健康信息管理学**

学时及学分：54学时，3学分。

教学方式：课堂讲授、实践。

目的与要求：本课程要求学生知晓信息系统管理的基本知识；熟悉信息采集和信息组织技术，卫生信息交流模式和交流技术；熟悉卫生信息分析的主要方法及其应用；熟悉卫生信息咨询服务、网络服务的内容和方式；熟悉常用卫生信息标准与规范及其管理与应用；掌握居民电子健康档案系统、医院电子病历系统、远程医疗系统等与健康管理医学工作直接相关的信息系统的结构、功能及应用，了解公共卫生信息系统、社区卫生信息系统、医院信息系统、医疗保险管理信息系统，以及其他的常用卫生信息系统，了解国家卫生信息网络和卫生信息工作保障体系。

（9）**卫生经济学**

学时及学分：54学时，3学分。

教学方式：课堂讲授。

目的与要求：本课程要求学生熟悉需要和需求，供给，价格，边际需求，边际供给，边际价格，价格弹性，卫生总费用，供给方与需求方之间信息不对称性，计划经济制度，市场经济制度等一系列术语的概念；理解社会分配公平与社会生产效率之间的关系；学会利用供给需求理论、边际效益递减理论分析医师市场、护师市场，药品市场，医疗服务物品市场，健康服务物品市场；学会利用成本效益、成本效果和成本效用分析技术以及计量经济学方法对医疗卫生健康项目进行决策和评价分析；学会综合利用卫生经济学理论对医疗卫生健康政策进行经济分析。

（10）**循证医学**

学时及学分：36学时，2学分。

教学方式：课堂讲授、实践。

目的与要求：本课程要求学生熟悉循证医学概念、临床证据分级、中医药临床科研证据检索、临床研究证据评价、系统综述、循证实践、临床实践指南、临床路径、临床经济学评价方法、社会学定性研究方法；了解循证医学证据评价中涉及的相关研究方法和新知识，如循证医学统计方法、临床试验设计原则和方法、系统评价和卫生技术评估基本方法、临床决策分析方法及其应用。

（11）**医学文献检索**

学时及学分：18 学时，1 学分。

教学方式：课堂讲授、实践。

目的与要求：本课程要求学生熟悉文献检索原理、方法、步骤，熟练掌握中国知网、万方、维普网、PubMed、Embase、Cochrane 在线图书馆等常用医学文献数据库的检索方法和技巧，为学生使用计算机进行文献检索、从事科学研究和学术写作奠定基础。

（12）**执业医师能力培训及卫生法规**

学时及学分：36 学时，2 学分。

教学方式：课堂讲授。

目的与要求：本课程要求学生掌握医患关系的概念，交流沟通的基础知识和技巧，防范和处理医疗纠纷的措施和方法；熟悉医疗卫生健康工作相关的法律、法规、规章、制度等，旨在增强学生的法治理念和法律意识，培养依法从事健康管理中医学工作的观念。

四、实践教学环节

实践教学环节共 90 学分，主要包括：实践环节、实验环节、实训环节、实习环节。

（一）公共基础课程实践环节

公共基础课程实践环节，也称实践环节，是指通识教育平台必修课的实践教学环节，主要包括政治思想课社会实践部分、军事理论训练、体育、大学英语听力等，共14学分。

（二）实验环节

1.**随医学基础课程开设的实验课**　包括正常人体解剖学、组织学与胚胎学、生理学、生物化学、病理学、药理学、微生物学与免疫学等课程，随以上课程的理论课开设，共11学分。

2.**医学综合设计实验**　包括：利用现代技术手段研究印证中医药相关内容的综合设计实验，利用基础医学实验方法解决基础医学和临床医学相关问题的综合设计实验。通过综合设计实验，增强学生对中医学感性理解。为独立开设的课程，共2学分。

3.**专业课程实验环节**　主要指本专业的专业基础课程、专业课程的实验部分，包括管理学原理、健康管理学、健康教育与健康促进、健康信息管理学、健康服务与管理技能、卫生统计学等课程。共6学分。

（三）实训环节

1.**临床基本技能实训**　该课程以中医、西医临床急救操作为核心，将中医、西医临床上最常用的基本的操作技术筛选，通过实训室的开放，使学生在校期间不间断地进行训练，为独立开设的课程，共2学分。

2.**随专业课程开设的实训课**　由中西医学专业实训类课程组成，包括三类课程：中医基础实训课程，中西医临床实训课程，中医临床思维能力训练课程，随相关课程的理论课开设，共13学分。

3.**临床综合技能实训**　以中医执业医师资格实践技能考试大纲为核心，涵盖实习前教育、医患沟通技巧等内容，引入OSCE（客观结构化临床考核）多站式考核方法，提高学生进入实习阶段的临床综合能力，为独立开设的课程，共2学分。

（四）实习环节

1. **预实习**　预实习时间安排在 1~8 学期的寒暑假进行，寒假 1 周，暑假 2 周。预实习以"学生三自主"模式进行，由学生按照学校学习内容指导意见要求，自主联系实习地点，自主联系带教教师，自主安排实习时间，共 2 学分。

2. **教学见习**　教学见习时间安排在第六学期课程结束后，共 4 周。学生主要在医院中医内科、外科、妇科、儿科及针灸科、治未病中心、体检中心、医技各科见习。要求学生在带教教师指导下能够运用所学知识对各科常见病尝试进行辨证论治，同时了解医院的规章制度，掌握病历书写格式与要求，以及必要的护理知识，共 2 学分。

3. **毕业实习**　毕业实习时间安排在第五学年，基本实行时间 48 周，采取校内与校外相结合、分散与集中相结合、学院安排与学生自主相结合的方式开展实习工作。学生要在中医医院内科、外科、妇科、儿科、针灸科及其他中西医各科实习 36 周；要在中医医院中医治未病中心、医院健康管理中心、社区卫生服务中心、健康管理公司等健康管理机构实习 12 周。要求学生能够对各种常见病症和多发病症正确地做出诊断，较熟练地进行辨证论治，基本掌握危急重症的处理措施，具有独立从事健康管理中医学工作的能力，共 36 学分。

五、毕业考核

1. **毕业理论综合考试**　模拟国家执业健康管理中医师资格考试医学综合笔试内容，重点考核学生的基本理论、基本知识和临床思维能力，综合评价学生知识面的深度和广度，为参加执业健康管理中医师资格考试奠定基础。考试时间安排在毕业实习结束返校期间，考试科目为国家执业健康管理中医师资格考试课程，以网络考试的方式进行，考试合格获得 1 学分。

2. 毕业技能综合考核　临床技能方面，采用 OSCE 多站式考核方法进行综合考核。综合考核分六站，病史采集、中医基本操作、西医基本操作、体格检查、实验操作、临床思辨，重点考核学生的综合临床能力。

健康管理技能方面，包括但不限于：健康检测与评估、危险因素评估与干预、信息收集与分析、健康管理文档写作与制作、健康教育与健康促进等专业技能。

考核由学生所在院（部）具体负责组织实施，在毕业实习结束前考核完毕。考核合格获得 1 学分。

3. 各门课程考核结果　为检查教学效果，衡量学生的知识和技能水平，改进教学方法，提高教学质量和反馈信息，各门课程均要进行考试或考查。除书面考试外，应增加实践操作技能的考核。在教学过程中，应加强提问、练习、实验、见习等成绩的考核。平时成绩、操作成绩、期末书面成绩，均应按相应比例计入总分。对不同要求的课程，考核方法也应有所不同。

根据教学计划要求，规定课程考试成绩合格，达到规定学分者，准予毕业。同时达到规定绩点，各类综合考试成绩合格者，根据《中华人民共和国学位工作条例》授予医学学士学位。

第二节　健康管理西医学本科专业人才的基本知识、基本理论和基本技能结构

一、培养目标

本专业旨在培养德、智、体、美、劳全面发展；具有终身学习创新能力、医学人文精神和科学职业素养；掌握扎实健康管理西医学基本理论、基本知识和基本技能；具有一定中医学基础，能够在各级医院、社区卫生服务机构、健康管理中心、治未病中心等单位

从事健康管理、疾病预防以及常见病、多发病、慢性病的诊断、治疗、康复等工作的健康管理西医学人才。

二、培养要求

本专业学生应掌握健康管理学、基础医学、临床医学、中医学、预防医学等基础理论、基本知识和基本技能，应具有广泛的人文社会科学和自然科学知识，能够利用相关知识和技能开展健康管理、疾病预防以及常见病、多发病、慢性病的医疗工作，并且能够进行一定的科学研究。

毕业生应获得以下几方面的知识和能力：

1. 思想道德和职业素质

①遵守国家法律法规和校规校纪；具有科学的世界观、人生观、价值观和社会主义荣辱观；热爱祖国，忠于人民，拥护中国共产党的领导；政治信念坚定，坚持党的基本路线，积极践行社会主义核心价值观。

②珍视生命，关爱居民，具有良好的职业道德、人道主义精神以及高度的社会责任意识，愿为祖国卫生事业发展和人类身心健康努力奋斗。

③热爱健康管理西医学专业，认识到生理、心理、行为、环境、社会等因素对疾病形成与发展的影响，知悉疾病预防和健康管理的重要性；在未来的执业活动中应以居民健康为中心，注重提供疾病预防、养生保健、生活方式管理等健康服务。

④具备自主学习和终身学习的能力，具有科学严谨的态度、分析批判的精神，以及一定的创新创业能力。

2. 知识结构

①系统掌握基础医学、临床医学、预防医学、药理学等西医学基本理论知识；熟知生命各阶段各种常见病、多发病、慢性病的发病原因、发病机制、临床表现、诊断防治原则以及临床合理用药

原则。

②掌握必要的中医学基本理论，包括中医养生康复、治未病、传统健身运动等基本知识。

③掌握管理学基本理论知识。

④掌握健康管理学基本理论知识，包括个人或群体健康信息采集、健康教育、健康咨询、健康监测、健康评估、健康干预等方面的基本理论知识。

⑤掌握一定的营养学、心理学、运动学等健康相关学科的基本理论知识。

⑥熟悉医学思想和西医医师的工作任务、方式以及常见传染病的防治原则。

⑦熟悉我国有关医疗卫生与健康管理的法律法规、方针政策和制度。

⑧了解健康管理西医学学科专业领域的最新前沿进展。

3. 能力结构

①具备较强临床思维能力，熟悉基本诊断治疗技术规程，掌握临床基本操作技能，能够全面、系统、规范、正确地采集病史、检查体格和精神、书写病历、分析和解读检查结果，以及对生命各阶段各种常见病、多发病、慢性病和一般急症进行规范、准确地诊断、急救和处理。

②具有循证医学思想，能够针对居民健康和疾病问题，自觉利用循证医学工具和方法进行查证、用证。

③熟练掌握健康监测、健康评估、健康干预等健康管理专业技术方法，能够对不同健康状态的个体和群体进行良好的健康管理。

④具备灵活管理思维能力、较强沟通表达能力和团队协作能力，能够独立开展或团队协作提供疾病预防、疾病诊疗和健康管理服务。

⑤具有一定的科学研究能力，熟练掌握一门外语，熟练掌握文

献检索和数据统计分析基础技术方法。

⑥具备批判性思维能力和自主学习意识，能够不断提升自身知识技能水平。

三、必修课程和限定选修课程描述

要实现上述培养目标，完成上述培养要求，需要基本学制5年，修业5~7年，必修和限定选修下列课程：

1. 通识教育平台的必修课程　通识教育平台的必修课程有12门：马克思主义基本原理概论，毛泽东思想和中国特色社会主义理论体系概论，中国近现代史纲要，思想道德修养与法律基础，形势与政策，职业生涯规划，大学生就业与创业教育，体育，大学英语，军事理论与训练，大学生心理健康教育，大学计算机基础。

其学时及学分、教学方式、目的与要求，与前节"健康管理中医学本科专业人才的基本知识、基本理论和基本技能结构"中的通识教育平台的必修课程相同（以下表述为"与前节相同"），这里不再赘述。

2. 学科基础平台的必修课程　学科基础平台的必修课程有27门：医用高等数学，医用物理学，化学（基础化学、有机化学），医学伦理学，医学心理学，医学遗传学，医学细胞生物学，生理学，人体解剖学（系统解剖学、局部解剖学），组织学与胚胎学，生物化学与分子生物学，医学微生物学，医学免疫学，人体寄生虫学，病理学，病理生理学，药理学，机能学实验，形态学实验，医学生物学，全科医学概论，卫生学概论，卫生统计学，流行病学，管理学原理，社会医学，医学文献检索。

（1）**医用高等数学**

学时及学分：54学时，3学分。

教学方式：理论讲授。

目的与要求：本课程要求学生学习函数与极限、导数、一元函数微分学、一元函数积分学、多元函数微积分学、微分方程、线性代数和概率论等方面的知识，能够用这些数学知识计算解决医学问题。

（2）**医用物理学**

学时及学分：54学时，3学分。

教学方式：课堂教授、讨论与实践。

目的与要求：本课程要求学生学习力学基本定律，流体的运动，振动、波动和声，波动光学，几何光学，分子动理论，热力学基本定律，静电场，稳恒电场，电磁感应与电磁波，狭义相对论，量子力学基础，X射线和原子核放射性，激光及其医学应用，医学影像的物理学原理，纳米技术等方面的基本知识，能够用这些物理学知识计算解决在医疗实践中遇到的问题。

（3）**化学（基础化学、有机化学）**

学时及学分：72学时，4学分。

教学方式：课堂讲授、实验。

目的与要求：本课程要求学生学习的主要内容是：在基础化学部分有溶液和胶体分散系，化学反应速率和化学平衡，电解质溶液，缓冲溶液，多相离子平衡，原子结构和共价键，氧化还原与电极电势、配位化合物等方面的基本知识；在有机化学部分有链烃，环烃，旋光异构，卤代烃，醇，酚，醚，醛，酮，醌，羧酸，取代羧酸和羧酸衍生物，有机含氮化合物，杂环化合物，生物碱，糖类化合物，脂类、甾族化合物，氨基酸，多肽，蛋白质，核酸等方面的基本知识。旨在培养学生利用这些化学知识解决医疗实践工作问题的能力。

（4）**医学伦理学**

学时及学分：18学时，1学分。

教学方式：课堂讲授、讨论。

目的与要求：本课程要求健康管理医学专业学生熟记人命论、

人道论、美德论和公益论等伦理学基础知识，医德基本原则、医德范畴、医德行为选择，医德修养、教育和评价，医患之间权利与义务、冲突与沟通，临床工作道德原则和道德要求，临终关怀与死亡伦理，医疗人际关系伦理，公共卫生与预防医学伦理，健康管理医学伦理，卫生经济伦理等方面的基本理论和知识；了解生殖伦理，器官移植伦理，医院管理伦理，医学科研伦理，医学技术伦理等方面的基本理论和知识，以培养学生进行医学伦理分析、决策和评价的能力。

（5）**医学心理学**

学时及学分：36学时，1学分。

教学方式：课堂讲授、讨论与实践。

目的与要求：本课程要求学生熟悉心理现象及其本质，认知过程，情绪和情感过程，意志过程，人格，心理的生物与社会基础等心理学基础知识；熟悉精神分析与心理动力学理论，行为学习理论，认知理论，人本主义心理学理论，心理生物学理论；熟悉儿童、少年、青年、中年、老年期心理发展和心理健康知识；掌握心理应激、心理危机、心身疾病、心理障碍、心理测验与评估、心理咨询与治疗、病人心理、医患关系与医患沟通、健康行为和危险行为、健康信念及其影响因素、行为转变理论、人体心理健康服务、人群心理健康服务以及心理干预等医学心理学的基本理论与临床和健康服务技能。

（6）**医学遗传学**

学时及学分：36学时，2学分。

教学方式：课堂讲授、讨论、实践。

目的与要求：本课程要求学生学习遗传的细胞与分子基础、人类基因组学、人类染色体和染色体病、单基因遗传病、多基因遗传病、群体遗传、人类致病基因研究的策略与技术等遗传学基本理论、基本知识和基本技能；学习生化遗传病、线粒体基因病、免疫遗传、肿瘤遗传等遗传病的检测、诊断、治疗和预防措施，使学生初步具有分析和解决临床实践遗传学问题的基础知识与能力。

（7）**医学细胞生物学**

学时及学分：54学时，3学分。

教学方式：课堂讲授、实验。

目的与要求：本课程要求学生熟悉细胞的起源及其基本特征，细胞膜，内膜系统，线粒体，细胞骨架，细胞核，细胞外基质；熟悉核糖体与蛋白质合成，细胞的物质运输、能量转换、遗传信息储存及转录、信号传导、细胞运动，细胞连接与细胞粘连，细胞增殖、分化、衰老、死亡，细胞应激；了解细胞生物学研究技术及方法，以期学生认识细胞生命活动的本质和基本规律。

（8）**生理学**

学时及学分：72学时，4学分。

教学方式：课堂讲授、实验。

目的与要求：本课程要求学生学习细胞基本生理功能、血液生理、循环系统生理、呼吸生理、消化和吸收、能量代谢与体温、尿的生成与排出、感觉生理、神经系统生理、内分泌生理、生殖生理等人体生理知识，熟悉人体功能的各种调节机制、人体结构不同水平的生理变化过程及活动规律。

（9）**人体解剖学（系统解剖学、局部解剖学）**

学时及学分：108学时，6学分。

教学方式：课堂讲授、实验。

目的与要求：本课程要求学生学习和熟记正常人体骨与骨联结，骨骼肌，消化、呼吸、泌尿、生殖系统，腹膜，心血管系统，淋巴系统，感觉器官，神经系统，内分泌系统的器官形态结构、位置及相互关系；熟悉正常人体头部、颈部、脊柱、上肢、下肢、胸部、腹部、盆部和会阴的局部结构、层次和毗邻关系；了解重要神经与血管的体表投影及常用的肌性骨性标志。

（10）**组织学与胚胎学**

学时及学分：54 学时，3 学分。

教学方式：课堂讲授、实验。

目的与要求：本课程要求学生熟悉上皮组织，固有结缔组织，肌组织，神经组织，皮肤，软骨和骨，血液，循环系统，呼吸系统，消化系统，免疫系统，内分泌系统，神经系统，眼和耳，泌尿系统，男性生殖系统，女性生殖系统的微细结构及其相关功能；熟悉生殖细胞与受精，胚胎形成，颜面、四肢、消化系统、呼吸系统、泌尿系统、生殖系统、心血管系统、神经系统、眼和耳的发生等人体胚胎发育的整个过程及发生、发展规律；知晓先天畸形和预防措施。

（11）**生物化学与分子生物学**

学时及学分：72 学时，4 学分。

教学方式：课堂讲授、实验。

目的与要求：本课程要求学生学习和掌握蛋白质及核酸的结构与功能，酶与酶促反应，维生素，微量元素及钙、磷代谢，生物氧化，糖、脂质、氨基酸和核苷酸代谢，物质代谢的联系与调节，DNA、RNA 和蛋白质的生物合成，基因表达的调控，癌基因、肿瘤抑制基因与生长因子，血液的生物化学，肝的生物化学，基因诊断与基因治疗，基因重组与基因工程，常用分子生物学技术的原理与应用等方面的基本理论、基本知识和基本技能。

（12）**医学微生物学**

学时及学分：54 学时，3 学分。

教学方式：课堂讲授、实验。

目的与要求：本课程要求学生熟悉细菌的形态、结构、生长繁殖、遗传和变异，病毒的基本性状，细菌和病毒的致病机制，抗感染免疫，消毒、灭菌和生物安全，细菌和病毒的耐药性，细菌与病毒感染的病原学检查法、预防原则等医学微生物学基础知识；熟记常见致病性细菌和病毒的生物学性状，致病性与免疫性，防治原则等必要知识。

（13）**医学免疫学**

学时及学分：54 学时，3 学分。

教学方式：课堂讲授、讨论与实践。

目的与要求：要求学生熟记人体免疫系统、器官和组织结构及其主要作用，抗原，抗体，补体系统，细胞因子，白细胞分化抗原和黏附分子，主要组织相容性复合体及其编码产物，固有免疫，适应性免疫，免疫耐受，免疫调节，抗感染免疫，超敏反应等免疫学基础知识；掌握自身免疫病，免疫缺陷病，肿瘤免疫，移植免疫，免疫学检测及其应用，免疫预防，免疫治疗等医学应用知识。

（14）**人体寄生虫学**

学时及学分：36 学时，2 学分。

教学方式：课堂讲授、实验。

目的与要求：要求学生熟悉寄生虫的生活史、营养与代谢，寄生虫对宿主的损害，宿主对寄生虫的抵抗，寄生虫感染带虫者、慢性感染和隐性感染，幼虫移行症、异位寄生，寄生虫感染的免疫，寄生虫病流行的基本环节及其影响因素，寄生虫病的防治原则等人体寄生虫学基本知识；掌握常见的各种人体寄生原虫、蠕虫的生活史，致病机制，诊断，鉴别诊断，现今临床工作首选或主要治疗原则，防制原则等应用知识；掌握各主要类群医学相关节肢动物的生活史、危害及其防制措施等基础知识和应用知识。

（15）**病理学**

学时及学分：54 学时，3 学分。

教学方式：课堂讲授、实验。

目的与要求：要求学生熟悉细胞和组织的适应（萎缩、肥大、增生和化生）与损伤的形态变化、原因和发生机制，损伤修复（再生、纤维性修复、创伤愈合）的形态变化、基本过程、发生机制和影响因素等方面知识；掌握局部血液循环障碍，炎症，心血管系统疾病，呼吸系统疾病，消化系统疾病，淋巴造血系统疾病，泌尿系统疾病，生殖系统和乳腺疾病，内分泌系统疾病，神经系统疾病，免疫性疾病，肿瘤，感染性疾病，寄生虫疾病等类型疾病的病因与发病机制，基本病理变化（形态结构、功能和代谢变化），临床表现与病理表现联系等方面知识。

（16）**病理生理学**

学时及学分：54学时，3学分。

教学方式：课堂讲授、实验。

目的与要求：本课程要求学生熟悉疾病的概念、发生发展的原因、一般规律、基本发病机制和转归等方面知识；掌握疾病在发生、发展过程中可能会共同具有的功能和代谢改变，包括水、电解质代谢紊乱，酸碱平衡和酸碱平衡紊乱，糖代谢紊乱，脂代谢紊乱，缺氧，发热，应激，缺血－再灌注损伤，凝血与抗凝血平衡紊乱，细胞增殖和凋亡异常与疾病，细胞信号转导异常与疾病等方面知识；掌握心功能不全，肺功能不全，肝功能不全，肾功能不全，脑功能不全，多器官功能障碍等主要系统疾病常见的、共性的功能和代谢改变方面知识。

（17）**药理学**

学时及学分：54学时，3学分。

教学方式：课堂讲授、实验。

目的与要求：本课程要求学生掌握药物在机体内吸收、分布、代谢和排泄的动态变化规律，特别是药物的血药浓度－时间关系等方面的药物代谢动力学基础知识；掌握药物作用、药物效应、治疗效果、不良反应、药物剂量与效应关系、药物受体、药物效应影响因素等方面的药物效应动力学基础知识；熟悉作用于各系统器官的药物、解热镇痛抗炎药、抗菌药物（抗生素、人工合成抗菌药）、抗病毒药、抗真菌药、抗寄生虫药、抗恶性肿瘤药物和影响免疫功能的药物，与机体的相互作用、作用机制和作用规律，以指导临床合理用药。

（18）**机能学实验**

学时及学分：54学时，3学分。

教学方式：课堂讲授、实验。

目的与要求：本课程要求学生熟悉常用手术器械、实验设备及其使用方法，掌握动物实验基础知识和基本技能；学会操作神经肌肉系统、血液系统、呼吸系统、心血管系统、消化系统、感官系统、泌尿系统和生殖系统等器官系统的基础实验，以验证在生理学、病理生理学和药理学课堂教学中习得的理论知识；在基础实验基础上，学会操作大型动物整体实验、实验动物疾病模型及药物治疗性实验等综合实验，以将生理学、病理生理学和药理学理论知识融合起来。学会操作虚拟仿真实验和人体生理实验系统以及病例分析，学会自己设计开展探索性实验，以增强人体机能学知识的理解和应用能力。

（19）**形态学实验**

学时及学分：54学时，3学分。

教学方式：课堂讲授、实验。

目的与要求：要求学生学会运用显微及亚显微技术，观察人体上皮组织、结缔组织、肌组织、神经组织，各系统主要器官以及人体胚胎在正常状态之下和在疾病状态之下的大体形态结构、细微组织结构，通过正常异常大体形态结构和细微组织结构对比，来认知和了解细胞和组织的适应、损伤与修复，局部血液循环障碍，炎症等多种属于共性的疾病病理过程以及各系统器官主要疾病发生的病因、发病机制、病理改变和转归，以增强对人体解剖学、组织胚胎学、病理学知识的理解和应用能力。

（20）**医学生物学**

学时及学分：36学时，2学分。

教学方式：课堂讲授、实验。

目的与要求：本课程要求学生了解生命过程的一般原理，从细胞的形态结构、分子结构和整体功能水平上，认知细胞是生命的基本单位，认知细胞与疾病的关系，认知疾病的生物学机制，认知生命的现象和本质；能够以遗传学的分离律、自由组合律、连锁与交换律三大经典定律来解释人类各种遗传性疾病的发生机制，遗传性疾病的预防和治疗原则；了解人类基因组计划与功能基因组学、克隆技术、干细胞技术、生殖技术、生物芯片技术、分子诊断和治疗技术等现代生物学进展对医学理论与实践的推动作用以及相关的伦理道德问题。

（21）全科医学概论

学时及学分：36学时，2学分。

教学方式：课堂讲授。

目的与要求：本课程要求学生要知晓全科医学、全科医生和全科医疗的概念；熟悉全科医学以人为中心的照顾、以家庭为单位的照顾、以社区为基础的照顾、以预防为导向的照顾、以团队合作为基本工作单元的照顾、连续性照顾、综合性照顾、可及性照顾和协调性照顾等几项基本原则；熟悉全科医学以病人为中心的系统思维模式、以问题为导向的诊疗思维模式、以证据为基础的临床思维模式；掌握高血压、冠心病、脑卒中、糖尿病、慢性阻塞性肺疾病、常见精神障碍和恶性肿瘤的全科医学处理，以及重点人群的全科医疗服务等方面的基本知识和基本技能。

（22）卫生学概论

与前节相同。

（23）卫生统计学

与前节相同。

（24）流行病学

与前节相同。

（25）**管理学原理**

与前节相同。

（26）**社会医学**

与前节相同。

（27）**医学文献检索**

与前节相同。

3. **专业方向平台的必修课程** 专业方向平台的必修课程有 19 门：临床医学导论，诊断学，医学影像学，内科学，外科学总论，外科学，妇产科学，儿科学，传染病学，精神病学，神经病学，眼科学，皮肤性病学，耳鼻咽喉科学，急诊医学，中医学，健康管理学，健康服务与管理技能，健康教育与健康促进。

（1）**临床医学导论**

学时及学分：36 学时，2 学分。

教学方式：课堂讲授。

目的与要求：本课程要求学生熟悉疾病和健康的概念；知晓临床医学发展史，临床医学生应该具备的职业素养与社会人文意识；知晓临床医学学科的结构，了解全科医学、医学信息学、医患关系学、诊断学、外科学概论、医学影像学、核医学、放射治疗学、康复医学、护理学、循证医学等课程的基本知识点，以及临床诊断治疗工作过程和技术手段；掌握临床诊断治疗思维方法，以引导学生顺利进入临床医学专业课程学习。

（2）**诊断学**

学时及学分：108 学时，6 学分。

教学方式：课堂讲授、实践。

目的与要求：本课程要求学生熟悉常见症状和体征，掌握系统的问诊和体格检查方法，熟悉实验诊断和医学影像诊断常用项目的选择指征、结果判读及临床意义；掌握心电图检查、肺功能检查、内镜检查等常用器械检查诊断的知识和技能；掌握规范病历书写的格式要点和注意事项；了解诊断学前沿知识与新技术、新方法。

（3）**医学影像学**

与前节相同。

（4）**内科学**

学时及学分：108 学时，6 学分。

教学方式：课堂讲授、实验。

目的与要求：要求学生掌握呼吸系统疾病，循环系统疾病，消化系统疾病，泌尿系统疾病，血液系统疾病，内分泌和代谢性疾病，风湿性疾病，理化因素所致疾病的常见临床表现、病因病机、诊断标准、鉴别诊断要点、治疗原则和预防措施；掌握问诊、体格检查、实验诊断、影像学诊断、药物治疗、介入诊断和治疗等内科常用诊断和治疗技术的基本知识与技能；学习内科诊断治疗思维方法，会做病例分析。

（5）**外科学总论**

学时及学分：56 学时，3 学分。

教学方式：课堂讲授、实验。

目的与要求：要求学生掌握手术无菌技术，外科常用手术器械，围术期处理，手术基本操作，外科手术创面处置的基本原理和方法；掌握外科输液与输血治疗，心肺脑复苏治疗，外科抗感染治疗，外科抗休克治疗和营养支持治疗以及体外循环的基本理论和技术方法；掌握手术麻醉，显微外科，微创外科和移植技术，以及外科实验动物和动物麻醉的基本知识与基本技能，为后续学习各系统器官的外科手术奠定基础。

（6）**外科学**

学时及学分：90 学时，5 学分。

教学方式：课堂讲授、实验。

目的与要求：要求学生熟悉各系统器官外科常见病的病因病机、临床表现、诊断标准，鉴别诊断要点、治疗原则及措施；掌握外科学无菌操作、清创术、缝合、包扎等基本操作技能；掌握手术的适应证、术前的评估与照顾、手术的技巧与方法、术后的照顾、手术的并发症与预后等外科手术相关方面的基本知识与基本技能。

（7）**妇产科学**

学时及学分：54 学时，3 学分。

教学方式：课堂讲授、实验。

目的与要求：要求学生熟悉女性生殖系统解剖和生理、妊娠生理的基本知识；掌握妊娠诊断、产前检查、产前诊断、胎儿异常、胎儿附属物异常、妊娠并发症、分娩、分娩并发症、产褥期疾病等方面的诊断治疗和处置技术方法；掌握妇科炎症、妇科肿瘤、生殖内分泌疾病、不孕症等妇科疾病的临床表现、诊断和鉴别诊断要点、治疗原则和措施、手术适应证、手术技巧与方法、手术并发症处置等基本知识与基本技能。熟悉常用穿刺检查、羊水检查、女性生殖器活组织检查等妇产科常用特殊检查技术和方法，以及胎儿镜、阴道镜、宫腔镜和腹腔镜检查诊断与手术治疗技术方法。

（8）**儿科学**

学时及学分：36 学时，2 学分。

教学方式：课堂讲授、实验。

目的与要求：要求学生掌握儿童生长发育规律及各个生长发育时期的儿童保健措施；熟悉儿科疾病在病因、发病机制、临床表现方面的特点，掌握好儿科疾病病史询问、体格检查、一般治疗原则和措施；掌握营养障碍疾病，新生儿疾病，免疫性疾病，感染性疾病，遗传性疾病，各系统器官疾病的诊断和鉴别诊断要点、治疗原则和措施；掌握儿童心肺复苏，儿童急性呼吸衰竭，儿童急性中毒的急救原则和措施。

（9）**传染病学**

学时及学分：18 学时，1 学分。

教学方式：课堂讲授、实验。

目的与要求：本课程要求学生熟悉病原体感染、传染病发病机制，临床特征，诊断治疗原则和方法，流行过程及影响因素，预防措施等有关传染病的共性知识，培养传染病临床诊断思维，掌握病毒性传染病、立克次体病、细菌性传染病、深部真菌病、螺旋体病、原虫病、蠕虫病等各类常见传染病的临床表现、诊断和鉴别诊断要点，治疗原则和首选抗感染药物，预防控制原则；掌握感染性休克抢救知识，抗感染药物的临床应用知识，医院感染控制知识。

（10）**精神病学**

学时及学分：28学时，1.5学分。

教学方式：课堂讲授。

目的与要求：本课程要求学生熟悉精神障碍的病因、症状、检查方法、分类与诊断标准；熟悉精神科急诊、危机干预、躯体治疗和心理治疗方面的基本知识；掌握神经认知障碍，精神活性物质所致障碍，精神分裂症，抑郁障碍，焦虑与恐惧相关障碍，强迫及相关障碍，分离障碍，躯体忧虑障碍，疑病障碍，应激相关障碍，摄食与排泄障碍，睡眠觉醒障碍，人格障碍及相关行为障碍，性心理障碍等常见精神病的病因、发病机制、临床表现、诊断与鉴别诊断、治疗、预后与康复方面的知识；了解精神病学相关伦理与法律问题。

（11）**神经病学**

学时及学分：28学时，1.5学分。

教学方式：课堂讲授、实验。

目的与要求：本课程旨在培养学生神经科的临床思维和基本知识，要求学生熟悉神经系统疾病的常见症状、病史采集、体格检查、辅助检查、神经心理学检查、诊断原则；掌握头痛，脑血管病，神经系统变性疾病，中枢神经系统感染性疾病，中枢神经系统脱髓鞘疾病，运动障碍性疾病，癫痫，脊髓疾病，周围神经疾病，自主神经系统疾病，神经肌肉接头和肌肉疾病，神经系统遗传性疾病，神经系统发育异常性疾病，睡眠障碍，内科系统疾病的神经系统并发症等常见神经病的病因、病理生理机制、临床表现、诊断和鉴别诊断、治疗原则和预防措施等方面的基本知识。

（12）**眼科学**

学时及学分：18学时，1学分。

教学方式：课堂讲授、实验。

目的与要求：本课程要求学生熟悉眼解剖、生理、生化、病理和药理的基础知识，熟悉眼病症状、病史采集、视功能检查和眼部检查的基本知识和注意事项；掌握眼睑病，泪器病，眼表疾病，结膜病，角膜病，巩膜病，晶状体病，青光眼，葡萄膜疾病，玻璃体疾病，视网膜病，视路疾病，屈光不正，斜视与弱视，眼眶疾病，眼外伤，常见全身疾病的眼部表现等眼病的病因、病理生理、检查、诊断和治疗等方面的基本知识；掌握防盲治盲的基本知识。

（13）**皮肤性病学**

学时及学分：18学时，1学分。

教学方式：课堂讲授、实验。

目的与要求：本课程要求学生熟悉皮肤的结构和功能，皮肤性病的临床表现、辅助检查、病史采集、体格检查、诊断思维、治疗原则，皮肤美容，预防和康复等方面的共性基本知识；掌握病毒性、细菌性、真菌性、动物性、物理性、瘙痒性、红斑丘疹鳞屑性、嗜中性、色素性、遗传性、大疱性、荨麻疹类、营养与代谢障碍性皮肤病，皮炎和湿疹，药疹，结缔组织病，血管炎与脂膜炎，皮肤附属器疾病，皮肤肿瘤，性传播疾病等常见类别皮肤性病的病因、病理生理、临床表现、诊断和鉴别诊断、治疗原则和措施、预防和康复等方面的基本知识与技能。

（14）**耳鼻咽喉科学**

学时及学分：18学时，1学分。

教学方式：课堂讲授、实验。

目的与要求：本课程要求学生熟悉人体耳鼻咽喉部诸器官和气管、食管的结构、功能特点及其全身的相关性；熟悉耳鼻咽喉科疾病常见症状、检查方法、诊疗思维；掌握中耳炎、耳鸣、耳源性眩晕、面神经疾病、鼻炎、鼻窦炎、鼻腔及鼻窦异物、咽炎、扁桃体炎、咽异物、咽灼伤、咽部脓肿、阻塞性睡眠呼吸暂停低通气综合征、喉炎、喉外伤、喉阻塞等耳鼻咽喉科常见病的病因、发病机制、临床表现，诊断和鉴别诊断，治疗原则和措施，气管插管术和气管切开术急救方法、预防保健等方面的基本知识与技能。

（15）**急诊医学**

学时及学分：20学时，1学分。

教学方式：课堂讲授、实验。

目的与要求：本课程要求学生熟悉危急重症患者的院前急救与转诊知识；掌握急性发热，意识障碍与抽搐，呼吸困难，心悸与心律失常，急性疼痛，出血，呕吐与腹泻，少尿与无尿，急性中毒，环境及理化因素损伤，急性感染，休克，多器官功能障碍综合征，水、电解质与酸碱平衡紊乱，创伤等急危重症的病因、发病机制、临床特点、诊断和鉴别诊断，急诊处理原则等急救知识，掌握心肺脑复苏、急危重症监护及其他常用急救技术；了解灾难医学的相关内容。

（16）**中医学**

学时及学分：46学时，2.5学分。

教学方式：课堂讲授。

目的与要求：本课程要求学生了解中医学的元气论、阴阳学说、五行学说等哲学思想、治未病理念和辨证论治观念，熟悉藏象学说、病因病机理论、四诊理论、辨证理论，治则疗法、预防疾病原则和方法；熟悉中药的分类、炮制、性能和用法等基本知识，常用中药的性能和用法；熟悉方剂的分类、组成及其变化，常用方剂的适应证和注意事项；熟悉经络、腧穴、十四经脉、经外奇穴、针灸法、针灸推拿治疗；掌握感冒、咳嗽、喘证、心悸、月经不调、闭经、痛经等常见疾病的病因病机、辨证、治则、常用方剂和经典方剂以及其他治疗方法。

（17）健康管理学

与前节相同。

（18）健康服务与管理技能

与前节相同。

（19）健康教育与健康促进

与前节相同。

4. 专业方向平台的限定选修课程 专业方向平台的限定选修课程有 12 门：医学专业英语，老年医学，康复医学，健康营养学，老年健康服务与管理，慢性病健康管理，健康监测与评估，社区健康服务与管理，健康信息管理学，卫生经济学，循证医学，医患沟通。

（1）医学专业英语

学时及学分：36 学时，2 学分。

教学方式：课堂讲授。

目的与要求：本课程旨在培养学生具备一定的医学专业英语的听、说、读、写能力，要求学生掌握必要的医学词汇、医学英语构词方法、基本语法和典型用句，能够顺利阅读医学专业英语文献；要求学生熟悉医学英文写作中的常见句型、常见错误和修辞问题，掌握医学英语应用文的写作方法和技巧，能够满足日常临床工作与医学科研的英语写作需要；要求学生灵活掌握医学专业英语的听说技巧，能够听懂医生查房、医患交流、医学学术报告等一系列常见的医学专业英语对话，能够熟练运用英语回答医学专业问题，参与医疗工作和医学科研讨论。

（2）**老年医学**

学时及学分：18 学时，1 学分。

教学方式：课堂讲授、讨论。

目的与要求：本课程旨在指导学生正确处理老年人的健康 – 疾病问题，要求学生掌握老年医学的定义与范畴，了解人类衰老的机制和抗衰老研究，熟悉老年综合征和老年病特点，掌握老年健康综合评估、老年人临床药理、老年人围术期管理、老年人康复、老年人护理、老年人心理健康、缓和医疗、老年人营养，以及适老环境与建筑等老年医学的基本理论；掌握老年人各系统器官常见疾病的临床表现、诊断原则、治疗方法以及预防、康复和护理等方面的注意事项。

（3）**康复医学**

与前节相同。

（4）**健康营养学**

学时及学分：18 学时，1 学分。

教学方式：课堂讲授、讨论。

目的与要求：本课程要求学生熟悉人体物质的新陈代谢和动态平衡，以及食物来源等方面的营养学基础知识；熟悉人体各生理阶段营养要求，特殊条件人群营养要求，特殊人群营养要求，以及人群营养教育；了解临床各类疾病人群的营养饮食需要以及营养支持方法；熟悉各类食物的营养价值、合理营养原则，平衡膳食模式，中医食养基础知识，掌握营养调查、营养监测、营养改善等健康营养学的基本方法。

（5）**老年健康服务与管理**

学时及学分：18 学时，1 学分。

教学方式：课堂讲授、讨论。

目的与要求：本课程旨在增强学生的老年健康服务与管理技能，要求学生熟悉老年人的健康体检前准备和健康体检内容，身体健康状况评估、生活方式评估和生活能力评估内容与方法；掌握健康体检报告解读，健康危险因素防治方面指导，老年人自我健康管理指导及对其亲属照护者的健康教育等方面基本知识；掌握老年人的健康监测与检测，膳食干预，运动干预，心理健康管理干预，常见慢性病控制等常用的老年人健康管理措施和方法；了解健康养老服务方面的内容。

（6）慢性病健康管理

与前节相同。

（7）健康监测与评估

学时及学分：18 学时，1 学分。

教学方式：课堂讲授、实验。

目的与要求：本课程旨在培养学生的健康管理综合技能，要求学生知晓居民健康定期监测、长期监测在健康管理中的重要作用，熟悉不同人群在不同时期应该做到的基本监测项目和附加监测项目，熟悉身体健康、心理健康、社会健康以及生活行为方式和生活工作环境健康危险因素的监测内容；熟悉定期、连续健康监测数据的处理和评估方法，能够给出居民健康状态的综合评估结果和分项评估结果，如健康相关生命质量评估结果、感知与认知评估结果、情绪和情感评估结果、压力与压力应对评估结果、角色与角色适应评估结果，能够给出主要健康问题及其健康危险因素的列表，能够给出基于健康监测与评估结果的改善健康状态的指导意见。

（8）社区健康服务与管理

学时及学分：36 学时，2 学分。

教学方式：课堂讲授、实验。

目的与要求：本课程要求学生熟悉社区健康管理体系建立和运作的理论与方法，熟悉社区健康状况和健康危险因素调查、社区健康诊断、社区健康处方和社区健康干预的理论与方法，培养学生作为未来社区健康管理领导者确认社区主要疾病和主要健康问题、协调社区力量、采取集体行动、促进社区健康的潜力。

（9）健康信息管理学

与前节相同。

（10）卫生经济学

与前节相同。

（11）循证医学

与前节相同。

（12）医患沟通

学时及学分：18学时，1学分。

教学方式：课堂讲授。

目的与要求：本课程旨在提高学生的医学人文实践能力，指导学生与患者和客户良好沟通，要求学生熟悉医患沟通的伦理学、心理学、法学基础知识；熟悉人际沟通的基本原则、基本特征与基本方法，掌握医患沟通的原理、技能、实施途径和注意事项；熟悉医患纠纷的定义、分类、特点、处理程序及处置过程的沟通技巧；掌握门诊、急诊、内科、外科、妇产科、儿科等不同科室的医患沟通特征、要点、策略及常见沟通障碍的化解方法。

四、实践教学环节

实践教学环节共96学分，主要包括：实践环节、实验环节、实训环节、实习环节。

（一）实践环节

与前节相同。共14学分。

（二）实验环节

1. 随医学基础课程开设的实验课 包括化学（基础化学、有机化学）、医学细胞生物学、生理学、人体解剖学（系统解剖学、局部解剖学）、组织学与胚胎学、生物化学与分子生物学、医学微生物学、医学免疫学、人体寄生虫学、病理学、病理生理学、药理学、医学生物学、卫生统计学、流行病学等课程，随以上课程的理论课开设，共 11 学分。

2. **医学实验基本操作技能** 该课程以形态学、机能学实验项目为主线，将医学实验中的基本技能项目综合、完善而成，为独立开设的课程，共 6 学分。

3. **医学综合设计实验** 包括利用现代技术手段融合验证形态学和机能学课程理论的综合设计实验，利用基础医学实验方法解决基础医学和临床医学相关问题的综合设计实验。通过综合设计实验，以增强学生对临床医学知识的感性理解。为独立开设的实验课程，共 2 学分。

4. **课程实验环节** 主要指本专业的专业基础课、专业课，包括健康教育与健康促进、医学心理学、健康信息管理学、健康监测与评估、慢性病健康管理、社区健康服务与管理、健康服务与管理技能等课程。共 6 学分。

（三）实训环节

1. **临床基本技能实训** 该课程以临床急救操作为核心，将临床最常用的基本的操作技术筛选，通过实训室的开放，使学生在校学习期间不间断地进行训练，为独立开设的课程，共 2 学分。

2. **随专业课程开设的实训课** 由临床医学专业课程的实训部分组成，包括三类课程：临床基础实训课程，临床实训课程，临床思维能力训练课程；随相关课程的理论课开设，共 13 学分。

3. **临床综合技能实训** 以临床执业医师资格实践技能考试大纲为核心，涵盖实习前教育、医患沟通技巧等内容，旨在提高学生进入实习阶段的临床综合能力，为独立开设的课程，共 2 学分。

（四）实习环节

1. **预实习** 预实习时间安排在 1~8 学期的寒暑假进行，寒假 1

周，暑假2周。预实习以"三自主"模式进行。学生在学校提供的学习内容指导意见下，充分发挥自身的主体地位，自主联系实习地点，自主联系带教教师，自主安排实习时间。共2学分。

2. **教学见习**　教学见习时间安排在第六学期课程结束后，共4周。学生主要在医院内科、外科、妇产科、儿科，以及治未病中心、体检中心、医技各科见习。以期学生能够在带教教师指导下运用所学的知识对各科常见病尝试进行诊断分析，同时了解医院的规章制度，掌握病历书写格式与要求，以及必要的护理知识。共2学分。

3. **毕业实习**　毕业实习时间安排在第五学年，共48周，采取校内与校外相结合、分散与集中相结合、学院安排与学生自主相结合的方式开展实习工作。学生要在医院内科、外科、妇科、儿科及其他各科实习36周；要在治未病中心、医院健康管理中心、社区卫生服务中心、健康管理公司等健康管理机构实习12周。要求学生能够对各种常见病症和多发病症正确地做出诊断，较熟练地进行辨证论治，基本掌握危重症的处理措施，具有独立从事健康管理西医学工作的能力，共36学分。

五、毕业考核

1. **毕业理论综合考试**　模拟国家执业医师资格考试医学综合笔试内容，重点考核学生的基本理论、基本知识和临床思维能力，综合评价学生知识面的深度和广度，为参加执业医师资格考试奠定基础。考试时间安排在毕业实习结束返校期间，考试科目为国家执业医师资格考试课程，以网络考试的方式进行，考试合格获得1学分。

2. **毕业技能综合考核**　临床技能方面，模拟国家执业医师资格考试实践技能考试部分内容，设为三站式考核，分别为病历书写、临床问答、技能操作，重点考核学生的临床能力。

健康管理技能方面，包括但不限于：健康检测与评估、危险因素评估与干预、信息收集与分析、健康管理文档写作与制作、健康教育与健康促进、慢性病健康管理、社区健康服务与管理等专业技能。

考核由学生所在院（部）具体负责组织实施，在毕业实习结束前考核完毕。考核合格获得 1 学分。

3. **各门课程考核结果** 为检查教学效果，衡量学生的知识和技能水平，改进教学方法，提高教学质量和反馈信息，各门课程均要进行考试或考查。除书面考试外，应增加实践操作技能的考核。在教学过程中，应加强提问、练习、实验、见习等成绩的考核。平时成绩、操作成绩、期末书面考试成绩，均应按相应比例计入总分。对不同要求的课程，考核方法也应有所不同。

根据教学计划要求，规定课程考试成绩合格，达到规定学分者，准予毕业。同时达到规定绩点，各类综合考试成绩合格者，根据《中华人民共和国学位工作条例》授予医学学士学位。

第十二章　健康管理医学本科专业
人才培养方案文稿拟制原则

根据健康管理医学本科专业人才的基本知识、基本理论和基本技能结构的要求，以及我国高等教育现况和毕业生就业实际，提出了健康管理医学本科专业人才培养方案文稿拟制原则。具体包括：学科知识结构合理和适宜原则、有根有本原则、满足职业尊严需要原则、满足学生职业生涯发展需要的深厚基础原则、在课时和学分总量不增加教学负担前提之下的精简课程和扩增课程原则、在毕业实习上临床医学实习与健康管理实习并重原则、拿来即可施行的实用原则和大学院校教学特色原则八大原则。

一、学科知识结构合理和适宜原则

健康管理医师在从事健康管理医学工作任务之时，需要基础医学、临床医学、预防医学、中医学、管理学、健康管理等学科基础知识和专业知识，当然也离不开伦理学、心理学、物理学、化学、数学等自然科学和人文科学的基础知识，以及这个时代必需的政治和哲学知识。

大学院校的健康管理医学本科专业人才培养方案，是把这些学科知识组织编排在一起，成为可以实施的具体的教学工作方案。编写工作的首要原则，毫无疑问就是学科知识结构合理原则和适宜原则。

1. **学科知识结构合理原则**　学科知识结构合理原则是指：其一，知识全面。学生应该具备的学科知识，不能够在教学工作中缺少，必须得列入培养方案；培养方案要把全部的必要课程组织编排进去。其二，学时充足。学生应该具备的学科知识数量，不能够在教学工作中缺少一个学时；在培养方案中列入的课时数，必须得充分满足学生成为合格健康管理医学人才的需要。其三，教学时间顺序合理。作为基础的学科知识要安排在前面学习，可以并行的学科知识要尽量安排在同一学年同一学期进行教学，或并行穿插到整个学制当中教学，最后整合成为合理的学科知识结构。例如：管理学科知识与临床医学学科知识就应该在教学中并行穿插进行，最后整合成为合格的健康管理医学知识结构；如果将管理学科知识与临床医学学科知识分阶段教学，无论是先教学管理学后教学临床医学，还是先教学临床医学后教学管理学，都会产生因为教学规律的限制而不能够在有限的学制年限之内完成教学任务的结果，都会使得学生因为相隔较长时间易于遗忘而不能够很好地整合成为合格的健康管理医学知识结构。

2. **学科知识结构适宜原则**　学科知识结构适宜原则是指：其一，基于现实需要。现实拟制的培养方案文稿要满足现实社会对于健康管理医师的需要，要满足现实健康管理医师应该具备的基本的学科知识结构需要。其二，适当超前。要向前展望，学科知识结构要具有一定的前瞻性和先进性，为健康管理医师的职业发展提供适度的弹性空间，为今后与时俱进地修改培养方案文稿奠定基础。

二、有根有本原则

健康管理医学本科专业是一个要设立起来的新专业，其学科知识结构一定不同于现有的临床医学本科专业、预防医学本科专业、健康服务与管理本科专业，以及其他本科专业，但构建其学科知识结构的学科知识一定是现有的学科知识。

有根有本原则是指培养方案文稿编入的课程，学时，学分，实习，实践，考核，以及其时间安排等内容，都要是有依据的，都要是现有学科知识的重新编排，都要是取之于现有其他学科专业的培养方案。

编入的每一门课程，都应该是在现实教学工作中存在着的课程；即使是自己大学学院还没有开设的课程，也应该是其他大学学院正在开设的课程。

三、满足职业尊严需要原则

健康管理医学本科专业对于高中毕业生报考的吸引力在于健康管理医学本科专业毕业生要被培养成为健康管理医师，健康管理医师在现实社会中具有较高的职业尊严。健康管理医师具有的较高社会地位，在于其归属于医师范畴。

在健康管理医师制度设计理论研究部分已经阐明，健康管理医师属于医师范畴，其活动受医师法调整，是与临床医师、中医师、公共卫生医师、口腔医师并列的医师类别，未来要作为独立的执业类别纳入执业资格考试注册工作。在国家卫生健康委员会还没有将健康管理医师作为独立执业类别纳入执业资格考试注册工作之前，必须得使健康管理医师获得职业尊严，简单可行的方式是暂时作为临床类别医师之下的一个独立专业参加执业医师考试注册。

现行有效的政策文件，2001 年 6 月 20 日国家卫生部（现国家卫生健康委员会）发布的文件《关于医师执业注册中执业范围的暂行规定（卫医发〔2001〕169 号）》，在临床类别医师执业范围之下的最后一个专业是"省级以上卫生行政部门规定的其他专业"。

作为过渡措施，健康管理医师，现实可以纳入临床类别医师执业范围之下的"省级以上卫生行政部门规定的其他专业"进行医师执业注册；大学院校培养的健康管理医学人才，可以报名"省级以上卫生行政部门规定的其他专业"，参加国家组织的医师资格考试。

进一步延伸解读，健康管理医学本科专业能否开设成功，关键在于"省级以上卫生行政部门"，省（市、自治区、新疆建设兵团）卫生健康行政部门、国家卫生健康委员会是否同意。健康管理医学本科专业，可以在一个省（市、自治区、新疆建设兵团）的某个大学学院开设起来，而后快速推向全国。

因此，在拟制健康管理医学本科专业人才培养方案文稿之时，要时刻想到，培养方案文稿在去除"文稿"二字成为大学院校官方确认和执行的正式文件培养方案之后，其包括的学科知识结构和知识数量必须能够让一般智力和用功程度的学生具备在毕业一年之内考取临床类别医师执业资格的能力。换句话讲，健康管理医学本科专业人才培养方案文稿荷载的临床医学基础课程和专业课程，必须得达到或高于临床医学本科专业应该有的最低要求。

四、满足学生职业生涯发展需要的深厚基础原则

健康管理医学专业是一个医学科学技术专业。从这个专业毕业的学生，与从临床医学专业毕业的学生一样，其绝大多数将会终身从事健康管理医学专业或者从事临床医学相关专业，改行从事医学以外专业的毕业生将会是很少数。

因此，在拟制健康管理医学本科专业人才培养方案文稿之时，要注意为学生的未来职业发展奠定坚实的与本学科相关的自然科学和人文社会科学基础知识、医学基础知识。其一，在临床医学方面的专业基础学科知识不减少，课程数目不减少，学时数量不减少；其二，要增加足够的从事健康管理工作所需要的人文社会科学知识；其三，通识教育学科知识不减少，遵循高等教育规律，遵循背景大学院校的教学规定，一般要照搬背景大学院校的临床医学本科专业、健康服务与管理本科专业或其他相关本科专业的现行培养方案模板规定的通识教育学科课程安排。

五、在课时和学分总量不增加教学负担前提之下的精简课程和扩增课程原则

在以临床医学本科专业、健康服务与管理本科专业、中医学本科专业、中医康复学本科专业、预防医学本科专业培养方案为模板，拟制健康管理医学本科专业培养方案文稿之时，本书作者团队比较学习了多个大学院校的培养方案，分析了各个大学院校各个专业的相同之处和不同之处。

健康管理医学本科专业是医学本科专业之一，本科毕业生，符合《中华人民共和国学位条例》和所在大学院校学士学位授予细则规定条件者，被授予医学学士学位；与临床医学本科专业一样，基本学制应该是 5 年。

在 5 年基本修业期间，健康管理医学本科专业的课时总量和学分总数，应该与临床医学本科专业基本相当。在一个学年之内，健康管理医学本科专业授课时间与临床医学本科专业比较不多于 2 天。周学时均匀分布，留出充分的时间供学生选修和自主学习。

1. **精简课程原则**　第一，在专业课程设置上，舍弃了健康管理医学专业基本任务很少涉及的学科课程。

例如：核医学课程。健康管理医学本科专业毕业生在未来健康管理医学实践职业生涯中极少可能会用到核医学知识和技能，故在健康管理医学本科专业人才培养方案文稿中不设置核医学课程。

又例如：麻醉医学课程。健康管理医学本科专业学生虽然需要麻醉学的基本知识，但在外科学总论中获得的麻醉学知识已经能够满足其未来健康管理医学实践需要，故在健康管理医学本科专业人才培养方案文稿中也不设置麻醉医学课程。

在健康管理医学本科专业人才培养方案文稿中舍弃的课程，都不是各个大学院校培养方案都有的课程，至少是有 2 个以上大学院校培养方案舍弃了的课程。

第二，在专业课程设置上，压缩了健康管理医学专业基本任务较少涉及的学科课程课时数。

例如：口腔医学课程。健康管理医学实践虽然也会涉及口腔医学知识，但是不会涉及口腔外科知识。另外，口腔医学专业也是与临床类别医学专业并行的医学专业，从事口腔医学专业需要口腔医学专业的执业医师资格证书。因此，在健康管理医学本科专业人才培养方案文稿中要大量压缩口腔医学课程的学时。

同样的，传染病学、眼科学、耳鼻咽喉科学等学科课程学时数都要适当地压缩，但是这些临床类别学科课程的课时数都不会少于各个大学院校培养方案相应课程比较中的最少学时数。

第三，通识教育课程设置，一般是以四年制健康服务与管理本科专业培养方案为模板拟制。

在通识教育课程中舍去了大学语文课程。语文是本国学生的国语母语。经过了小学、初级中学和高级中学长达12年基本学制的教育，健康管理医学本科专业学生具备的语文知识储备已经足够他们在大学学习中和在未来健康管理医学实践中灵活使用。有些大学院校的临床医学本科专业培养方案也是没有大学语文课程的。

压缩了大学英语课时数。自实施改革开放政策40多年来，英语是高等教育招生考试的必考科目，英语教学从小学开始，到学生参加高等教育招生考试，也是经过了多年的教育。现今大学生英语基础比较好，对于健康管理医学本科专业而言，将设计模板五年制临床医学本科专业培养方案的英语课时数缩减到设计模板四年制健康服务与管理本科专业培养方案的英语课时数，是不会影响培养质量的。事实上，就专业的基本工作任务而言，健康管理医学实践应用到的英语知识技能要比临床医学实践的少。英语课堂教学学时的缩减，可以由大学生利用宽松的自修学习时间补上。

2. 扩增课程原则　第一，在学科基础平台上，增加健康管理方面的基础课程。

在模板临床医学本科专业人才培养方案基础上，要增加的健康管理方面的基础课程，主要来自健康服务与管理本科专业和预防医学本科专业人才培养方案模板。

例如：在学科基础平台上，增加管理学原理课程，并给予较多的课时。

又例如：在学科基础平台上，增加社会医学课程的学时数。临床医学本科专业，也要修学社会医学课程，但由于临床医学本科专业毕业生一般是在各级医院就业，很少从事社区预防保健工作和个人健康管理工作，需要修学和掌握的社会医学内容较少，课时数量较少。相比较而言，健康管理医学本科专业需要修学和掌握的社会医学内容应该较多，课时数量也应该较多。

第二，在专业方向平台上，增加健康管理方面的专业课程。

在模板临床医学本科专业人才培养方案基础上，要增加的健康管理方面的专业课程，主要来自健康服务与管理本科专业人才培养方案模板。

这些课程主要是健康管理学，慢性病健康管理，健康监测与评估，社区健康服务与管理，健康信息管理学，健康服务与管理技能，健康教育与促进等课程。

在健康管理医学本科专业课程设置上，这些原本来自健康服务与管理本科专业课程设置的健康管理方面课程，其内容需要适当压缩，其课时需要适当精简。理由是：这些健康管理方面的课程，原本是以临床医学知识、理论和技能为基础的；健康管理医学本科专业，相对于健康服务与管理本科专业（授予管理学学位）而言，具备了坚实的临床医学基础。因此，在健康管理医学本科专业开设初期，可以暂借健康服务与管理本科专业的教科书，而后需要编写适应于自己本身学科发展的健康管理方面的教科书。

六、在毕业实习上临床医学实习与健康管理实习并重原则

健康管理医学本科专业的毕业实习科目和实习时间，参照临床医学本科专业人才培养方案、健康服务与管理本科专业人才培养方案拟制，总的实习时间是 50 周左右。其中：临床医学内科（包括传染科、神经内科）、外科、妇产科、儿科、急诊科等科室实习时间为 38 周左右；健康服务管理实习 12 周左右。毕业考试时间另安排 2 周。

通过研读多个大学院校临床医学本科专业人才培养方案，我们发现临床医学本科专业毕业实习时间是 48 周到 50 周。例如：山西医科大学五年制临床医学专业培养方案规定"生产实习（含社区卫生服务）"时间 48 周，"临床技能考试"时间 1 周。牡丹江医学院五年制临床医学专业（教学改革试点班）培养方案规定毕业实习时间为 50 周；其中：实习教育 1 周，基层卫生服务实践（在社区卫生服务中心、疾病预防控制机构、基层医院的实践实习）2 周，医院内临床科室实习净时间 47 周［内科学（含传染病学）15 周，外科学 15 周，妇产科学 5 周，儿科学 5 周，神经病学 3 周，选科实习 4 周］。

健康管理医学本科专业人才培养方案文稿提出的临床医学毕业实习时间，与临床医学本科专业人才培养方案规定的临床科室实习时间比较，仅仅缩短了 9 周到 10 周时间，健康服务管理实习时间仅仅增加了 7 周到 10 周时间。

由于健康服务与管理本科专业的健康服务和管理技能（通常简称为"健康管理技能"）是以临床技能为基础的，且很多健康服务和管理技能都是临床工作的基本技能，如完全健康、亚健康、亚临床、临床状态的诊断鉴别，化验单、超声单、胃肠镜报告单等阅读分析，小儿体格生长指标的测量；又或是临床基本技能的拓展应

用，如健康信息管理技能就是病案信息管理技能的延伸应用，掌握了病历书写和病历管理技能之后，自然就会健康管理服务对象健康记录和记录管理技能。健康管理医学本科专业人才培养方案文稿提出的 12 周健康服务管理毕业实习时间，应该能够充分满足学生实习健康服务管理基础工作技能的需要，或者能够完全达到健康服务与管理本科专业毕业生应该具备的健康服务和管理技能水平。

对于健康管理医学本科专业而言，38 周临床医学学科课程毕业实习时间是比较充裕的。如果认为在过渡时期报考前述在临床类别医师执业范围之下的最后一个专业"省级以上卫生行政部门规定的其他专业"执业医师资格还显得毕业实习时间较少，那就可以利用弹性时间补足临床医学学科毕业实习时间。这里所讲弹性时间有3 个：其一，毕业实习从第四学年第八学期的专业课程课堂教学结束之后第一周开始，其间要横跨一个暑假和一个寒假，寒暑假时间8 周至 10 周。其二，可以调整课堂教学每周学时安排，从第四学年第八学期的第十周左右结束课堂教学，开始实习，腾出足够时间用于临床医学学科课程毕业实习。其三，第五学年时间一般安排为44 周到 46 周，可以适当延长 2 周；第五学年还预留有机动时间 1周；两者加在一起，有 3 周弹性时间。弹性时间，可以用作学生选修科室毕业实习时间。

例如：昆明医科大学五年制临床医学专业人才培养方案规定第四学年第八学期时间只有 10 周，从第 11 周就可以开始毕业实习。毕业实习时间 50 周，在第四学年安排了毕业实习时间 24 周，在第五学年安排了毕业实习时间 26 周。除了毕业实习时间 50 周之外，还有大量的弹性时间，第四学年假期时间 6 周，第五学年假期时间6 周；第五学年安排了考试时间 4 周，实际考试用时 1 周到 1.5 周即可；毕业教育时间 1 周，实际毕业教育用时 1 天就好；机动时间2 周，实际上对于正常教学工作安排而言，一般不存在意外事件需要利用机动时间。第五学年时间安排只有 39 周。

从昆明医科大学五年制临床医学专业人才培养方案教学时间安排事例看，健康管理医学本科专业人才培养方案文稿，在保证理论课堂教学、实验和见习教学学时数不变，以及健康管理课程实习12周的前提之下，如有需要，完全能够把临床医学学科课程毕业实习时间从38周调整到45周至48周。

七、拿来即可施行的实用原则和大学院校教学特色原则

1. **实用原则**　健康管理医学本科专业人才培养方案文稿是健康管理医师制度研究整体工作的应用研究部分，其拟制目的是要把健康管理医师制度的理论研究成果付诸实施。本书作者团队人员都不是某一个大学院校能否开设健康管理医学本科专业的决定者和实施者，但都是来自大学院校教学和研究工作一线的骨干教师，能够做得到的工作是拟制出来合格的健康管理医学本科专业人才培养方案文稿。一旦某一个大学院校决定开设健康管理医学本科专业，就可以从本书提供的多个健康管理医学本科专业人才培养方案文稿当中任意选择一个实施应用，把"文稿"二字去掉，以大学院校行政文件予以发布，即可变成该大学院校的健康管理医学本科专业人才培养方案。

在实用原则指导下，健康管理医学本科专业人才培养方案文稿拟制工作，首先遵循了国家教育行政部门颁布的高等教育政策。其次是尊重了学科发展规律，细细研讨了健康管理西医学本科专业、健康管理中医学本科专业应该具备的学科知识结构和技能结构，认真思考了健康管理医学本科专业人才培养方案文稿当中的学科基础课程设置，专业方向课程设置，包括专业限定选修课程和专业任意选修课程设置，实践课程设置，特别是毕业实习时间安排。再次是充分兼顾了健康管理医学本科专业毕业生的职业生涯发展前景，考虑到了健康管理医学本科专业建设发展初期，毕业生就业的职业尊严问题，要以临床类别执业医师或执业助理医师服务于社会。最后

是以市场需求为导向，专业课程设置，特别是健康管理方面的课程设置，都是紧贴现实市场需要需求；当然，今后还需要随着经济社会发展而与时俱进地调整专业课程设置。

2. 特色原则　现代大学教育强调创新创业教育，也强调各自的教学特色。各个大学院校临床医学本科专业人才培养方案基本课程设置相同，都能够满足培养出来合格的临床医学本科专业毕业生的基本需要；但又明显地存在着各自特色的差异，如都会突出自己大学的优势特色学科。健康服务与管理本科专业的特色差异更大，如中医药大学开设的健康服务与管理本科专业人才培养方案突出中医药学优势，专业课程设置安排有较多的中医养生、药膳，中医康复学课程课时；西医大学院校开设的健康服务与管理本科专业人才培养方案突出西医学优势，专业课程设置安排有较多的健康监测评估、人群健康管理等方面课程课时。

在拟制健康管理医学本科专业人才培养方案文稿过程中，本书作者团队强调了三点：第一，以团队成员所在大学院校为背景，进入文稿的课程都是所在大学院校正在开设的课程，或者是将来拟开设和能够开设的课程。第二，课程设置要突出所在大学院校已有的特色课程。例如：以安徽中医药大学为背景的健康管理中医学本科专业人才培养方案文稿，就在任意选修课程模块设置有该大学的中医学特色课程"新安医学精编"课程。第三，行文格式要与所在大学的本科专业人才培养方案一致起来，健康管理西医学本科专业人才培养方案文稿，以所在大学院校的五年制临床医学本科专业人才培养方案为模板；健康管理中医学本科专业人才培养方案文稿，以所在大学院校的五年制中医学本科专业人才培养方案为模板。

第十三章　健康管理中医学本科专业人才培养方案文稿

为建立健全健康管理医学人才的大学教育制度，促进理论研究成果向实践转化，本研究团队人员以各自所在高校的教学情况为背景，根据健康管理医学本科专业人才培养方案拟制原则，通过整合医学类、健康服务与管理学类的培养方案，拟订了一系列的健康管理医学本科专业人才培养方案文稿。该系列培养方案文稿是本研究团队的初步研究成果，未经研究人员所在高校批准，仅供读者参考。

本章是健康管理中医学本科专业人才培养方案文稿，由以陕西中医药大学为背景的健康管理中医学本科专业人才培养方案文稿、以安徽中医药大学为背景的健康管理中医学本科专业人才培养方案文稿、以安徽中医药大学为背景的健康管理中医学专业人才专科升本科培养方案文稿3篇培养方案文稿组成。

第一节　以陕西中医药大学为背景的健康管理中医学本科专业人才培养方案文稿

为适应社会大健康理念，满足居民大健康事业发展的需要和响应国家中医药发展的战略布局，通过论证研究，可以建立健康管理中医师制度，开设健康管理中医学专业，培养高素质的健康管理中医学专门人才。结合中医学专业及健康服务与管理专业办学经验，拟订本方案。

一、专业名称与拟专业代码

专业名称：健康管理中医学。

拟专业代码：100510TJ。

二、培养目标

（一）总体目标

本专业以立德树人为根本任务，培养适应社会主义现代化建设和健康管理中医事业及大健康事业发展需要，具备良好的科学素养、人文素养、职业素养，德才兼备、全面发展的高级人才。

（二）业务培养目标

本专业旨在培养系统掌握中医学及健康管理基础知识、基本理论、基本技能，具有较强的人际交流能力、良好的职业道德和创新创业意识及社会服务能力，毕业后能够在各级医疗机构，中医医疗保健、健康养老、健康体检、疗养院等健康服务产业有关机构，从事中医健康管理工作的高级人才。

（三）培养规格

1. 知识结构要求

（1）**工具性知识**：掌握一门外语，能阅读本专业的外文书刊；具有基本的计算机应用能力；掌握文献检索、资料查询的基本方法，获得科学研究的初步训练，具有一定的科学研究能力。

（2）**人文社会科学知识**：具有较广泛的人文社会科学知识。掌握马克思主义基本原理及其在中国的理论发展与实践，树立科学的世界观，具有较高的政治思想素质；了解国家医疗卫生工作方针、政策和法规，具有较强的法律法制意识。

（3）**自然科学知识**：掌握本专业必需的自然科学、生命科学等方面的知识。

（4）**专业知识**：掌握中医学基本理论知识和基本技能，并能熟练将其运用于临床实践；掌握健康管理实践技能，具备清晰、严谨的健康管理基本理论知识。

2. **能力结构要求**

（1）**获取知识的能力**：具有较强的自学能力，及时掌握健康管理中医学学科发展的新方向、新技术；具有较熟练的计算机及信息技术应用能力；具有良好的团结协作、沟通交流和合作的能力。

（2）**应用知识的能力**：一方面能够熟练运用中医学手段处理常见病、多发病，具有较强的综合素质，具有发现问题和解决问题的能力；具备运用中医诊疗思维对常见病、多发病进行辨证施治的能力；掌握西医的诊疗思维，熟练掌握常规体格检查、分析、鉴别和处理临床常见问题的能力，具有对一般急症进行初步诊断、急救处理的能力；具备较强的医患沟通能力，以及对患者及公众进行健康教育的能力；具有查阅中医典籍、医学相关文献以及利用现代技术获取信息的能力；了解中医药科研的基本思路和方法，具有从事基本中医科学研究和论文写作的能力；具备依法行医和在执业活动中保护患者以及自身合法权益的意识和能力。

另一方面具有开展中医健康管理工作的基本能力；熟练掌握健康诊断，区分健康状态、亚健康状态、亚临床状态、临床状态的知识和技术技能；熟练掌握健康危险因素监测、分析、评估，以及健康咨询、指导和干预，实施健康教育与健康促进、慢性病管理等工作的技术操作规范。

（3）**创新能力**：具有继续学习新知识和接受新技能的能力；具备提出问题、分析并解决问题的基本能力和一定的自学能力，具有开拓创新及终身学习的精神。

3. **素质结构要求**

（1）**思想道德素质**：职业道德高尚，热爱祖国，遵纪守法，树立科学的价值观、人生观、世界观和社会主义核心价值观；树立终身学习观念，认识到持续自我完善的重要性，不断追求卓越；在职业活动中重视医学伦理问题，尊重患者及家属隐私；具有集体主义和团队合作精神；树立较强的法律观念。

（2）**人文素质**：具有人文社会科学基础，了解医学与人文社会科学之间的内在联系，养成良好的文化艺术修养、高雅的审美情趣和道德情操。

（3）**身心素质**：具有一定的体育和军事基本知识，掌握科学锻炼身体的基本技能，养成良好的体育锻炼和卫生习惯，达到国家规定的大学生体育和军事训练合格标准；具有良好的心理素质。

三、招生对象

符合普通高等学校招生全国统一考试资格要求的高中毕业生或具有同等学力的考生。

四、主干学科与核心课程

（1）**主干学科**：中医学、健康管理学。

（2）**核心课程**：中医基础理论、中医诊断学、中药学、方剂学、中医内科学、中医养生学、诊断学、内科学、社会医学、流行病学、管理学原理、健康管理学、健康服务与管理技能、健康教育与促进。

五、主要实践教学环节

实验、实训、见习（包括课内见习、寒暑假见习）、实习、社会实践与调查、国防教育与军事训练等。

六、学制与学分

本科专业基本学制为5年。学校实行弹性学分制管理，在校修读年限为5~7年。

学生必须修满 229.5 学分，其中：必修课 122.5 学分，专业限定选修课 21 学分，专业任意选修课 18 学分，公共选修课 8 学分，国防教育与军事训练 2 学分，社会实践与调查 2 学分，毕业实习岗前培训 1 学分，毕业实习 46 学分，毕业临床技能考核 1 学分，第二课堂 8 学分。

七、考核评价方式

本专业实行课程考试与分阶段考核相结合的考核评价方式。形成性评价和终结性评价相结合。

八、授予学位

修完本专业规定的全部学分，并符合高等学校学士学位授予工作细则规定者，授予医学学士学位。

九、课程设置与教学进程总体安排

健康管理中医学本科专业课程，按照层次化和课程群来设计，以"平台＋模块"的结构形式进行设置，平台分为通识教育平台、学科基础平台、专业方向平台，在学年学分制的管理模式下，课程结构分为必修课与选修课两类课程。选修课包括限定选修课和任意选修课两部分。教学环节安排上包括理论教学、实践教学和第二课堂。

具体课程设置与教学进程总体安排见表 13-1。

表 13-1　陕西中医药大学健康管理中医学本科专业课程设置与教学进程总体安排

| 课程结构 | | 课程代码 | 课程名称 | 总学时 | | | | | 开设学期和学时分配 | | | | | | | | 学分 | 选课要求 | 考核学期 | | 考核组织部门 | |
课程类别	课程性质			合计	讲课	实验	见习	课外	一	二	三	四	五	六	七	八			考试	考查	教务处	系部
通识教育平台	必修课	080075	形势与政策	36	36				6	6	6	6	6	6			2	2		1~6		√
		080076 080078 080077	大学英语	216	184	32			54	54	54	54					12	12	1~4		√	
		130003 130004 130001 130002	大学体育	120	120				30	30	30	30					4	4	1	2~4	√	√
		110054	计算机基础	54	30	24						54					3	3	4		√	
		100075 100076	大学生心理健康教育	20	16	4			10	10							1	1		1~2	√	
		120004	思想道德修养与法律基础	54	48			6	54								3	3	1		√	
		120008	中国近现代史纲要	42	36			6		42							2	2	2		√	

课程结构课程类别	课程性质	课程代码	课程名称	总学时 合计	讲课	实验	见习	课外	开设学期和学时分配 一	二	三	四	五	六	七	八	学分	选课要求	考核学期 考试	考查	考核组织部门 教务处	系部
通识教育平台	必修课	120002	马克思主义基本原理概论	56	50			6			56						3	3	3		√	
		120005	毛泽东思想和中国特色社会主义理论体系概论	45	36			9				45					2.5	2.5	4		√	
		120006	概论	45	36			9					45				2.5	2.5	5		√	
		170001	就业指导	18	18									18			1	1		6	√	
	选修课		创新创业类	54	54												3	3			√	
			人文社会科学类	54	54												3	3			√	
			自然科学类	36	36												2	2			√	
学科基础平台	必修课	110012	中医基础理论	82	82				82								4.5	4.5	1		√	
		111517	中医诊断学	90	62	24	4			90							5	5	2		√	
		050049	中药学	82	76	6				82							4.5	4.5	2		√	
		110014	方剂学	82	82						82						4.5	4.5	3		√	
		090113	医古文	72	72				72								4	4		1		√

（开设课程及时间见教务处公共选修课一览表）

续表

课程结构		课程代码	课程名称	总学时					开设学期和学时分配								学分	选课要求	考核学期		考核组织部门	
课程类别	课程性质			合计	讲课	实验	见习	课外	一	二	三	四	五	六	七	八			考试	考查	教务处	系部
学科基础平台	必修课	110183	人体解剖学	90	60	30			90								5	5	1		√	
		110030	组织胚胎学	36	24	12				36							2	2		2		√
		110109	生理学	72	60	12				72							4	4	2		√	√
		110017	生物化学	54	44	10					54						3	3	3		√	
		110071	病理学	48	38	10						48					2.5	2.5	4		√	
		050076	药理学	54	44	10							54				3	3	5		√	
		111663	诊断学	82	60		22						82				4.5	4.5	5		√	
		070021	免疫学基础与病原微生物	46	36	10					46						2.5	2.5	3		√	
		090040	管理学原理	54	54						54						3	3	3		√	
		100085	社会医学	36	36							36					2	2	4		√	
		090049	卫生学概论	36	36							36					2	2	4		√	
		140235	中医内科学	144	124	8	12						90	54			8	8	5~6		√	
		140161	中医妇科学	54	46		8								54		3	3	7		√	
		140242	中医伤科学	54	46	8										54	3	3	8		√	

续表

| 课程结构 | | 课程代码 | 课程名称 | 总学时 | | | | | 开设学期和学时分配 | | | | | | | | 学分 | 选课要求 | 考核学期 | | 考核组织部门 | |
课程类别	课程性质			合计	讲课	实验	见习	课外	一	二	三	四	五	六	七	八			考试	考查	教务处	系部
学科基础平台	必修课	090313	中医养生学	36	36										36		2	2		7		√
		140237	中医外科学	54	46	4	4								54		3	3	7		√	
		140159	中医儿科学	54	46	8	8									54	3	3	8		√	
		140038	内科学	108	92	8	8								54	54	6	6	7~8		√	
		140174	外科学	46	38	8										46	2.5	2.5	8		√	
		111410	传染病学	36	28		8								36		2	2		7	√	
		100166	流行病学	36	36										36		2	2		7	√	
		090061	健康管理学	54	46	8								54			3	3	6		√	
			健康服务与管理技能	54	42	12								54			3	3	6		√	
		090158	健康教育与健康促进	36	28	8						36					2	2	4		√	
专业方向平台	限定选修课	100054	卫生统计学	36	36											36	2	2	5	8	√	
		111343	伤寒论选读	36	36								36				2	2	5		√	
		110173	内经选读	36	36							36					2	2	4		√	
		111328	金匮要略	36	36									36			2	2	6		√	

续表

课程类别	课程性质	课程代码	课程名称	合计	讲课	实验	见习	课外	一	二	三	四	五	六	七	八	学分	选课要求	考试	考查	教务处	系部
专业方向平台	限定选修课	111422	温病学	36	36								36				2	2	5		√	
			营养与食疗	18	18									18			1	2	5			√
		070132	医学影像学	40	24	16							40				2	2	5		√	
		060049	运动医学	36	28	8									36		2	2	8			√
			慢性病健康管理	54	46	8								54			3	3	7		√	
			健康信息管理学	36	28	8						36					2	2	4		√	
		090054	卫生经济学	36	36											36	2	2	8		√	
			执业医师能力培训及卫生法规	18	18										18		1	1	7			√

续表

课程结构		课程代码	课程名称	总学时					开设学期和学时分配								选课要求	学分	考核学期		考核组织部门	
课程类别	课程性质			合计	讲课	实验	见习	课外	一	二	三	四	五	六	七	八			考试	考查	教务处	系部
专业方向平台	任意选修课	140188	妇产科学	36	28		8								36			2		7		√
			中医特色疗法	36	20	16										36		2	8			√
		060060	康复医学概论	18	18					18								1	2			√
			康复评定学	72	40	32						72						4	4		√	
			康复疗法学	54	30	12	12						54					3	5		√	
			临床康复学	72	64		8									72		4	8		√	
		060004	推拿学	36	18	18						36						2	4		√	
		060071	针灸学	90	66	16	8							90				5	6		√	
		090075	医学文献检索	18	18									18			18	1	6		√	
			循证医学	26	26									26				1.5	6		√	
		090154	卫生事业管理学	36	36										36			2	7		√	
			医患沟通技巧	18	18									18				1	6		√	
		100056	中医传统健身运动	36	24	12								36				2	6			√
			全科医学	36	24	12										36		2	6			√

续表

课程结构类别	课程性质	课程代码	课程名称	合计	讲课	实验	见习	一	二	三	四	五	六	七	八	学分	选课要求	考试	考查	教务处	系部
专业方向平台	任意选修课		社区健康服务与管理	36	24	12									36	2					√
			健康服务与营销专题	36	24	12									36	2	18				√
		100055	医学心理学	24	24							24				1.5			5		√
集中实践教学			国防教育及军事训练	第一学期1~2周													2				
			社会实践与调查	第一至七学期假期													2				
			毕业实习岗前培训	第九学期													1				
			毕业实习	第九至十学期													46				
			毕业临床技能考核	第十学期													1				
第二课堂			第二课堂学生参加的课外科技与实践活动,包括创新创业类活动、各项竞赛活动、资格认证、文体活动、社会公益活动等,要求学生在校期间至少获得8学分,其中创新创业类活动学分不得低于2学分														8				

第二节　以安徽中医药大学为背景的健康管理中医学本科专业人才培养方案文稿

一、总体培养目标和基本培养要求

（一）总体培养目标

本专业培养适应社会主义现代化建设需要，德、智、体、美、劳全面发展，具备良好的人文、科学和职业素养，以及社会责任感；具备较为系统的健康管理中医学基本理论、基本知识、基本技能，较强的中医思维与临床实践能力，较好的健康服务与管理能力，一定的西医学基础和预防医学基础；具有较强的传承、创新、创业精神和能力；能在医疗卫生健康领域，特别是适合于在社区等基层卫生单位从事常见病和多发病的诊断治疗、预防、保健和康复等方面健康管理工作的中医学应用复合型人才。

（二）基本培养要求

本专业学生主要学习健康管理学、中医学等方面的基础理论、基本知识、基本技能。毕业生应获得下列几方面的知识和能力。

1.掌握中医学，预防医学，健康服务与管理等现代科学的基本理论、基本知识、基本技能，并具有自我知识更新的能力。

2.具有较强的对于常见病症和多发病症进行中医临床诊断治疗、预防及个体和人群健康服务等方面的实际工作能力。

3.具有中医健康教育、健康评估、健康管理、健康干预等方面的能力。

4.掌握中医健康管理相关数据收集、处理、分析及综合应用的基本能力。

5.掌握文献资料查询、检索和利用的基本方法，具有一定的科研能力。

6. 了解健康管理中医学的发展动态与理论前沿。

7. 熟悉我国健康管理中医学有关法律法规、方针政策和制度。

二、思想道德与职业素质目标

1. 树立科学的世界观、人生观和价值观，具有爱国主义、集体主义精神，忠于人民，愿为祖国健康事业的发展和人类身心健康奋斗终生。具有较高的思想政治素质、道德品质素质、文化素质、专业素质、心理素质和身体素质及一定的美学修养。

2. 全心全意为人民服务，热爱中医健康管理工作，爱岗敬业，遵纪守法，团结合作，形成良好的个性修养，谦虚、诚实、心胸开阔，具有吃苦耐劳精神。

3. 培养和树立健康管理意识和服务精神，具有较强的社会责任感、社会适应能力及组织协调能力。

4. 重视服务对象的个人信仰、人文背景与价值观念差异。尊重服务对象及家属，认识到良好的健康管理中医学实践取决于健康管理中医师、服务对象及家属之间的相互理解和沟通。

5. 尊重生命，重视医学伦理问题。在健康管理中医学服务中，贯彻知情同意原则，为服务对象的隐私保密，公正平等地对待每一位患者。

6. 具有敏锐的信息观念、强烈的竞争意识、有效的时间观念、宽容大度的胸怀、执着的求知欲、坚忍不拔的意志、稳定而乐观的情绪。

7. 树立终身学习观念，认识到不断进行自我完善的重要性和个人的知识、能力的局限性，尊重同事和其他健康管理与服务专业人员，培养社会合作精神。

8. 在职业活动中坚持公平、正义的原则，具有较强公共伦理和医学伦理素质，善于维护人民健康利益。有运用科学思维对事物进行研究的态度。

9. 具有实事求是的工作态度，对于自己不能胜任和安全处理的医疗问题，主动寻求其他医师的帮助。

10. 具备相关法律观念，能够运用法律维护服务对象与自身的合法权益。

11. 在应用各种可能的技术去追求准确的诊断或改变疾病的进程时，能够充分考虑服务对象及家属的利益并发挥中医药卫生资源的最大效益。

12. 具有科学态度、批判思维和创新精神。

13. 使学生能够理解和形成马克思主义劳动观，牢固树立劳动最光荣、劳动最崇高、劳动最伟大、劳动最美丽的观念；体会劳动创造美好生活，认识到劳动不分贵贱，热爱劳动，尊重普通劳动者，培养勤俭、奋斗、创新、奉献的劳动精神。

三、知识目标

1. 掌握管理学基础知识以及健康管理中医学专业相关的人文社会科学知识。

2. 掌握中医学及基础医学、临床医学、预防医学等相关学科的基本理论和科学方法，并能用于指导未来的学习和健康管理中医工作。

3. 掌握中医治疗各种常见病、多发病的临床诊疗知识；熟悉新安医学学术特色及新安医家的临床经验。

4. 掌握中医养生、保健、康复等基本知识。

5. 掌握必要的药理学知识与临床合理用药原则。

6. 熟悉必要的心理学与医学伦理学知识，了解减缓病痛、改善病情和残障、心身康复及生命关怀的有关知识。

7. 熟悉国家有关卫生工作的法规、方针、政策。

四、技能目标

1.具有运用中医理论和技能，全面、系统、正确地进行病情诊察、采集病史，以及对常见病、多发病进行初步辨证论治的能力。

2.掌握健康管理中医学必备的理论和实践技能，包括健康管理中医学的评估方法、管理体系和运作规律。

3.具有较好的健康管理中医学思维能力，并能运用其理论进行沟通交流与表达。

4.具有计算机操作、信息检索、数据统计分析等能力，能够利用现代信息技术方法研究科学问题及获取新知识与相关信息。

5.具有运用一门外语查阅学科相关文献、外文资料和进行交流的能力。

6.具有健康管理科学研究的初步能力。

7.具有自我完善、不断追求卓越的意识和自主学习、终身学习的能力。

五、修业年限

学制 5 年，修业年限 5~7 年。

六、核心课程

管理学原理、健康管理学、社会医学、健康服务与管理技能、健康体检与慢病管理、中医基础理论、中医诊断学、中医内科学、中药学、方剂学、中医康复学、推拿学、预防医学。

七、课程设置

1. **学位课程**　管理学原理、健康管理学、社会医学、健康服务与管理技能、中医诊断学、中药学、方剂学、中医内科学、中医外科学、中医妇科学、中医儿科学、中医康复学、推拿、正常人体解剖学、生理学、病理学、药理学、内科学。

2. 课程分布

（1）通识教育课：

①必修课。共 12 门，824 学时，40.5 学分；见表 13-2。

表 13-2　健康管理中医学本科专业通识教育课必修课程表

序号	课程名称	总学时（含实验实训等）	学分
1	思想道德修养与法律基础	48	3
2	中国近代史纲要	40	2.5
3	马克思主义基本原理	40	2.5
4	毛泽东思想和中国特色社会主义理论	80	5
5	形势与政策	24	1.5
6	思想政治理论课实践课	32	2
7	大学生职业发展与就业指导	32	1
8	主题班会（含安全教育、心理健康教育、社会责任感教育等内容）	32	1
9	军事理论	32	1
10	大学体育	128	4
11	大学英语	256	12
12	计算机	80	5

②选修课。依据通识教育选修课课程目录（开设学期为 1~4 学期，每学年最低修读要求为 6 学分）。

（2）专业基础课：

①必修课。共 15 门，952 学时，58.5 学分；见表 13-3。

表 13-3　健康管理中医学本科专业专业基础课必修课程表

序号	课程名称	总学时（含实验实训等）	学分
1	管理学原理	64	4
2	社会医学	48	3
3	预防医学	48	3
4	中医基础理论	80	5

序号	课程名称	总学时（含实验实训等）	学分
5	中医诊断学	72	4.5
6	中药学	96	6
7	方剂学	80	5
8	正常人体解剖学	80	5
9	生理学	64	4
10	病理学	64	4
11	药理学	64	4
12	医学统计学	64	4
13	影像诊断学	32	2
14	诊断学基础	64	4
15	中医四诊技能实训	32	1

②选修课。共 16 门，728 学时，43.25 学分；见表 13-4。

表 13-4　健康管理中医学本科专业专业基础课选修课程表

序号	课程名称	总学时（含实验实训等）	学分
1	实验中医学	40	1.25
2	基础医学基本技能教程	32	1
3	内经	72	4.5
4	伤寒论	72	4.5
5	金匮要略	72	4.5
6	温病学	72	4.5
7	医用生物学	32	2
8	生物化学（含医用化学）	72	4.5
9	免疫学基础	32	2
10	组织与胚胎学	40	2.5
11	寄生虫学	32	2
12	中国医学史	32	2
13	卫生事业管理学	56	3.5
14	统计软件应用与分析	16	1
15	科研思路与方法	32	2
16	文献检索与利用	24	1.5

（3）专业课：

①必修课。共 13 门，768 学时，44 学分；见表 13-5。

表 13-5　健康管理中医学本科专业专业课必修课程表

序号	课程名称	总学时（含实验实训等）	学分
1	健康管理学	56	3.5
2	健康服务与管理技能	56	3.5
3	健康体检与慢病管理	48	3
4	中医内科学	96	6
5	中医外科学	40	2.5
6	中医妇科学	40	2.5
7	中医儿科学	32	2
8	中医康复学	72	4.5
9	针灸学	72	4.5
10	推拿学	32	2
11	内科学	96	6
12	临床技能实训	112	3.5
13	针灸推拿综合技能	16	0.5

②选修课。共 12 门，448 学时，28 学分；见表 13-6。

表 13-6　健康管理中医学本科专业专业课选修课程表

序号	课程名称	总学时（含实验实训等）	学分
1	新安医学精编	48	3
2	外科学（含外科学总论）	72	4.5
3	传染病学	32	2
4	全科医学概论	40	2.5
5	中医骨伤科学	40	2.5
6	中医养生与康复	32	2
7	长期照护与管理	32	2
8	社区健康服务与管理	32	2

序号	课程名称	总学时（含实验实训等）	学分
9	社区预防保健	32	2
10	健康服务营销	32	2
11	药物经济学	24	1.5
12	中医药政策学	32	2

（4）**集中性实践教学**：主要包括第二课堂、实验环节、小学期实践环节、素质拓展与社会实践环节、毕业实习环节；共52学分；见表13-7。

表13-7　健康管理中医学本科专业集中性实践教学安排

课程类别	名称	周数	学分
第二课堂	军事训练（含军事理论）	2	1
	大学体育		4
	思想政治理论课实践课		2
	主题班会（安全教育、入学教育、社会责任感教育、劳动教育等）		1
	大学生职业发展与就业指导		1
实验环节	基础医学基本技能教程		1
	实验中医学		1.25
	中医四诊技能实训		1
	临床技能实训		3.5
	针灸推拿综合技能		0.5
	其他课程内的实验实训环节（见教学计划安排表）		
小学期实践环节	临床见习	4	2
素质拓展与社会实践环节	社会实践、文化艺术与身心发展、合法社团活动与社会工作、技能培训、学科竞赛、科学研究、创新创业训练等		6
毕业实习环节	中医医院临床实习	36	18
	中医治未病中心、社区卫生服务中心实习	16	8
	回归教学	3	1.5
	OSCE（客观结构化临床技能考试）临床技能培训与考核		0.25

①第二课堂（共 9 学分）。第二课堂环节主要包括思想政治课社会实践部分、军事训练、体育、劳动教育等。

②实验环节（共 7.25 学分）。主要指本专业的专业基础课、专业课医学课程的实验部分。包括基础医学基本技能教程、实验中医学、中医四诊技能实训、临床技能实训、针灸推拿综合技能，以及中医康复学（0.5 学分）、健康服务与管理技能（0.25 学分）、统计软件应用与分析（1 学分）等课程内的实验实训环节。

③小学期实践环节（共 2 学分）。中医医院临床见习 4 周，一般安排在第 6 个学期后的暑假。

④素质拓展与社会实践环节（共 6 学分）。旨在提高学生的综合素质，培养学生的社会融入能力。

⑤毕业实习环节（共 27.75 学分）。中医医院临床实习 36 周，中医治未病中心、社区卫生服务中心实习安排 16 周。采取校内与校外相结合、分散与集中相结合、学院安排与学生自主相结合的方式开展实习工作。实习机构类型包括中医医院、医院健康管理中心、社区卫生服务中心、中医治未病中心等。要求学生能够对各种常见病症正确地做出诊断，较熟练地进行辨证论治，基本掌握危重症的处理措施，具有独立从事健康管理中医工作的能力。

八、成绩考核与毕业学分要求

1. **成绩考核**　本专业实行学年学分制。对培养方案规定的各门课程，必须经过严格的考核，成绩合格者才能取得相应的学分。成绩考核工作必须有利于促进学生的学习与发展，应对学生学业成绩开展全过程评定，以便全面评价学生的知识、技能、行为、态度，提出问题、分析问题与解决问题的能力，专业思维，人际交流及社会适应能力等。

2. **学分要求**　见表 13-8。

表 13-8　健康管理中医学本科专业学分要求

课程类别		开设学分	毕业学分要求
必修课	通识教育课	40.5	40.5
	专业基础课	58.5	58.5
	专业课	44	44
合计		143	143
选修课	通识教育课	24	12
	专业基础课	43.25	20
	专业课	28	20
合计		95.25	52
集中性实践教学	第二课堂	9	9
	实验环节	7.25	7.25
	小学期实践环节	2	2
	素质拓展与社会实践环节	6	6
	毕业实习环节	27.75	27.75
合计		52	52

　　学生在五年修业中，必修课应修满 143 学分，选修课至少修满 52 学分，集中性实践教学环节至少修满 52 学分，毕业最低要求修满 247 学分。

九、学位授予

　　授予健康管理中医学学士学位。学分实施及学位授予具体办法参照相关条例。

十、健康管理中医学专业本科教学计划安排表

　　详见表 13-9。

表 13-9 健康管理中医学专业本科教学计划安排表

分类	序号	课程编码	课程名称	课程性质	考查学期	学分	总学时	理论	实验实训	见习实训	指导自学	I学年 第一学期 16周	第二学期 16周	II学年 第三学期 16周	第四学期 16周	III学年 第五学期 16周	第六学期 16周	IV学年 第七学期 16周	第八学期 12周	V学年 第九学期 实习	第十学期 实习
通识教育课程	1	2101100401	思想道德修养与法律基础（含卫生法规）	必修	1	3	48	40			8	3									
	2	2101100501	中国近现代史纲要	必修	2	2.5	40	32			8		2.5								
	3	2101100101	马克思主义基本原理	必修	3	2.5	40	32			8			2.5							
	4	2101100201	毛泽东思想和中国特色社会主义理论体系概论	必修	3	5	80	64			16			5							
	5	2101200101	思想政治理论课实践课	必修	1~4	2	32		32												
	6	XZB1100401	形势与政策	必修	1~6	1.5	24	24													

毕业实习环节

分类	序号	课程编码	课程名称	课程性质	考查学期	考试学期	学分	总学时	其中 理论	其中 实验实训见习	其中 指导自学	第一学期 16周	第二学期 16周	第三学期 16周	第四学期 16周	第五学期 16周	第六学期 16周	第七学期 16周	第八学期 12周	第九学期	第十学期
通识教育课程	7	XZB1100201	主题班会（安全教育、入学教育，社会责任感教育等）	必修	1~7		1	32		32											
	8	XZB1100101	军事训练（含军事理论）	必修	1		1	32		32											
	9	XZB1100301	大学生职业发展与就业指导	必修	1~6		1	32		32											
	10	2071102404	计算机	必修		1	5	80	26	46	8	5									
	11	2121100111	大学英语 I	必修	1		3	64	24	32	8	3									
	12	2121100121	大学英语 II	必修	2		3	64	24	32	8		3								

注：V学年 第九学期、第十学期 为实习（毕业实习环节）。

续表

分类	序号	课程编码	课程名称	课程性质	考查学期	考试学期	学分	总学时	理论	实验实习实训	见习	指导自学	第一学期16周	第二学期16周	第三学期16周	第四学期16周	第五学期16周	第六学期16周	第七学期16周	第八学期12周	第九学期	第十学期
																					实习	实习
	13	2121100131	大学英语Ⅲ	必修	3		3	64	24	32		8			3							
	14	2121100141	大学英语Ⅳ	必修		4	3	64	24	32		8				3						
	15	2111200111	大学体育Ⅰ	必修	1		1	32		32			1									
	16	2111200121	大学体育Ⅱ	必修	2		1	32		32				1								
	17	2111200131	大学体育Ⅲ	必修	3		1	32		32					1							
	18	2111200141	大学体育Ⅳ	必修		4	1	32		32						1						
通识教育课程	19		哲学与历史类选修课程	选修	1~4								2	4	2	4						
	20		文学与艺术类选修课程	选修	1~4																	
	21		自然与科学类选修课程	选修	1~4																	
	22		经济与社会类选修课程	选修	1~4	备注：必须修读《公共艺术》2学分																

续表

分类	序号	课程编码	课程名称	课程性质	考查学期	考试学期	学分	总学时	理论	实验实训	见习	指导自学	第一学期16周	第二学期16周	第三学期16周	第四学期16周	第五学期16周	第六学期16周	第七学期16周	第八学期12周	第九学期实习	第十学期实习
通识教育课程	23		伦理与法律类选修课程		1~4																	
	24		生物与医学类选修课程		1~4																	
专业基础课	1	2021101803	中医基础理论	必修		1	5	80	72			8	5									
	2	2021102402	中医诊断学	必修		2	4.5	72	64			8		4.5								
	3	2021101503	中药学	必修		3	6	96	72	16		8			6							
	4	2021100103	方剂学	必修		4	5	80	72			8				5						
	5	2081102102	管理学原理	必修		2	4	64	56			8		4								
	6	2061101701	社会医学	必修		5	3	48	36			12					3					
	7	2041103203	正常人体解剖学	必修		2	5	80	48	24		8	5									
	8	2041101502	生理学	必修		3	4	64	40	16		8		4								

毕业实习环节

续表

分类	序号	课程编码	课程名称	课程性质	考查学期	考试学期	学分	总学时	理论	实验实训	见习	指导自学	第一学期16周	第二学期16周	第三学期16周	第四学期16周	第五学期16周	第六学期16周	第七学期16周	第八学期12周	第九学期实习	第十学期实习
专业基础课	9	2041100202	病理学	必修		4	4	64	48	8		8				4						
	10	2041102608	药理学	必修		4	4	64	52	8		4				4						
	11	FSY1102703	诊断学基础	必修		5	4	64	56			8					4					
	12	FSY1102601	影像诊断学	必修	5		2	32	28			4					2					
	13	2041103101	预防医学	必修	6		3	48	36	8		4						2				
	14	2041102801	医学统计学	必修	6		4	64	40	16		8						2				
	15	2021200201	中医四诊技能实训	必修	3		1	32		32					1							
	16	2081107301	卫生事业管理学	选修	4		3.5	56	48	8		8				3.5						
	17	2041103302	组织学与胚胎学	选修	2		2.5	40	28	8		4		2.5								
	18	2041101701	生物化学（含医用化学）	选修	3		4.5	72	56	8		8			4.5							

毕业实习环节（第九学期、第十学期实习）

分类	序号	课程编码	课程名称	课程性质	考试学期	考查学期	学分	总学时	理论	实验实训见习	指导自学	第一学期16周	第二学期16周	第三学期16周	第四学期16周	第五学期16周	第六学期16周	第七学期16周	第八学期12周	第九学期	第十学期
专业基础课	19	2041100601	寄生虫学	选修		4	2	32	20	8	4	2									
	20	2041102701	医学生物学	选修		1	2	32	20	8	4	2									
	21	2041101002	免疫学基础	选修		3	2	32	20	8	4			2							
	22	2021101401	中国医学史	选修		1	2	32	28		4	2									
	23	2081200401	统计软件应用与分析	选修		5	1	16		16						1					
	24	2021100603	文献检索与利用	选修		3	1.5	24	18		6		1.5								
	25	2031101301	科研思路与方法	选修		5	2	32	24		8					1					
	26	2021100304	内经	选修	4		4.5	72	64		8				4.5						
	27	2021100403	伤寒论	选修	5		4.5	72	64		8					4.5					
	28	2021100202	金匮要略	选修	6		4.5	72	64		8						4.5				
	29	2021100502	温病学	选修	7		4.5	72	64		8							4.5			

续表

分类	序号	课程编码	课程名称	课程性质	考试学期	考查学期	学分	总学时	理论	实验实训	见习	指导自学	第一学期16周	第二学期16周	第三学期16周	第四学期16周	第五学期16周	第六学期16周	第七学期16周	第八学期12周	第九学期	第十学期
													I学年		II学年		III学年		IV学年		V学年	
专业基础课	30	2041200101	基础医学实验技能教程	选修		2	1	32		32					1								
	31	2021200102	实验中医学	选修		4	1.25	40		40							1.25						
专业课	1	2081103501	健康管理学	必修	5		3.5	56	48			8					3.5				毕业实习环节	实习
	2		健康服务与管理技能	必修	5		3.5	56	48	4		4					3.5					
	3		健康体检与慢病管理	必修	5		3	48	40	4		4					3				实习	实习
	4	FSY1105103	中医内科学	必修	5		6	96	88	8		8					6					
	5	FSY1105302	中医外科学	必修	6		2.5	40	32			8						2.5				
	6	FSY1104801	中医妇科学	必修	7		2.5	40	36			4							2.5			
	7	FSY1104401	中医儿科学	必修	7		2	32	28			4							2			
	8		中医康复学	必修	7		4.5	72	56	8		8							4.5			

续表

分类	序号	课程编码	课程名称	课程性质	考查学期	考试学期	学分	总学时	理论	实验实训见习	指导自学	第一学期16周	第二学期16周	第三学期16周	第四学期16周	第五学期16周	第六学期16周	第七学期16周	第八学期12周	第九学期	第十学期
专业课	9	2031103202	针灸学	必修		6	4.5	72	56	8	8						4.5				
	10	FSY1101702	推拿学	必修	7		2	32	28		4							2			
	11	FSY1101402	内科学	必修		5	6	96	88		8					6					
	12	FSY1200203	临床技能实训	必修	8		3.5	112		112									3.5		
	13	2031200201	针灸推拿综合技能	必修	8		0.5	16		16									0.5		
	14	FSY1100101	传染病学	选修	7		2	32	28		4							2			
	15	2031103501	中医骨伤科学	选修	6		2.5	40	32		8						2.5				
	16	2031103801	中医养生与康复	选修	6		2	32	28		4						2				
	17		全科医学概论	选修	6		2.5	40	36		4						2.5				
	18	2021101001	新安医学精编	选修	6		3	48	40		8						3				

学年及学期分配（每周学时数）：I学年、II学年、III学年、IV学年、V学年；第九、第十学期为毕业实习环节（实习）。

续表

分类	序号	课程编码	课程名称	课程性质	考查学期	学分	总学时	其中				学年及学期分配（每周学时数）									
								理论	实验实训	见习	指导自学	I学年		II学年		III学年		IV学年		V学年	
												第一学期 16周	第二学期 16周	第三学期 16周	第四学期 16周	第五学期 16周	第六学期 16周	第七学期 16周	第八学期 12周	第九学期 实习	第十学期 实习
专业课	19		长期照护与管理	选修	7	2	32	28			4							2			
	20		社区健康服务与管理	选修	7	2	32	28			4							2			
	21		社区预防保健	选修	7	2	32	28			4							2			
	22	FSY1102002	外科学	选修	7	4.5	72	64			8							4.5			
	23		健康服务营销	选修	7	2	32	32										2			
	24	2051105901	药物经济学	选修	7	1.5	24	24										1.5			
	25		中医药政策学	选修	6	2	32	32									2				

毕业实习环节（V学年 实习）

续表

分类	序号	课程编码	课程名称	课程性质	考查试学期	学分	总学时	理论	实验实训	见习实习	指导自学	第一学期 16周	第二学期 16周	第三学期 16周	第四学期 16周	第五学期 16周	第六学期 16周	第七学期 16周	第八学期 12周	第九学期 实习	第十学期 实习
										其中					学年及学期分配 每周学时数						
毕业实习	1	XZB1200701	毕业实习	必修		26	52周													毕业实习环节	
	2	XZB1201001	回归教学	必修		1.5	48														
	3	XZB1201101	技能考核	必修		0.25	8														

备注
1. 形势与政策、主题班会（安全教育、入学教育、社会责任感教育等）、军事理论、大学生职业发展与就业指导，不纳入学期开课学分统计，由相应的开课院部按照开课学期实落着相应班级教学任务。
2. 第三学期通识教育选修课统一开设2学分《公共艺术》，学生可在当年度开设的公共艺术类课程中自由选择。
3. 实践教学环节中的"小学期实践环节""第二课堂"和"毕业实习环节"，不纳入学期开课学分统计，由相应的专业院部按照开课学期负责落实相应班级教学任务。

第三节　以安徽中医药大学为背景的健康管理中医学专业人才专科升本科培养方案文稿（中医学专业专科升健康管理中医学专业本科）

一、总体培养目标和基本培养要求

（一）总体培养目标

本专业坚持立德树人，培养适应社会主义现代化建设需要，德、智、体、美、劳全面发展，掌握系统扎实的健康管理中医学的基本理论、基本知识、基本技能，具有良好的社会责任感，技能实践能力，创新创业能力，能在医疗卫生健康领域从事常见病和多发病诊断治疗、预防、保健和康复等方面工作的健康管理中医学应用复合型人才。

（二）基本培养要求

本专业学生主要学习健康管理中医学方面的基本理论、基本知识、基本技能；毕业生应获得以下几方面的知识和能力。

1. 掌握健康管理中医学基本理论、基本知识、基本技能，并具有自我知识更新的能力。

2. 具有较强的诊疗、预防、居民个体和人群健康管理服务等方面的基本能力。

3. 具有中医健康教育、健康评估、健康管理、健康干预等能力。

4. 掌握健康数据收集、处理和分析的基本方法，具有知识综合应用的基本工作能力。

5. 掌握文献资料检索、查询和利用的基本方法，具有一定的循证医学工作能力。

6. 了解健康管理中医学的发展动态与理论前沿。

7. 熟悉我国健康管理中医学有关法律法规、方针政策和制度。

二、思想道德与职业素质目标

1. 树立科学的世界观、人生观和价值观，具有爱国主义、集体主义精神，忠于人民，愿为祖国健康事业的发展和人类身心健康奋斗终生。具有较高的思想政治素质、道德品质素质、文化素质、专业素质、心理素质和身体素质及一定的美学修养。

2. 全心全意为人民服务，热爱健康管理中医工作，爱岗敬业，遵纪守法，团结合作，形成良好的个性修养，谦虚、诚实、心胸开阔，具有吃苦耐劳精神。

3. 培养和树立健康管理意识和服务精神，具有较强的社会责任感、社会适应能力及组织协调能力。

4. 重视服务对象的个人信仰、人文背景与价值观念差异。尊重服务对象及家属，认识到良好的健康管理中医学实践取决于健康管理中医师、服务对象及家属之间的相互理解和沟通。

5. 尊重生命，重视医学伦理问题。在健康管理中医学服务中，贯彻知情同意原则，为服务对象的隐私保密，公正平等地对待每一位患者和服务对象。

6. 具有敏锐的信息观念、强烈的竞争意识、创新精神、有效的时间观念、执着的求知欲、坚忍不拔的意志、稳定而乐观的情绪。

7. 树立终身学习观念，认识到不断进行自我完善的重要性和个人的知识、能力的局限性，尊重同事和其他健康管理与服务专业人员，培养社会合作精神。

8. 在职业活动中坚持公平、正义的原则，具有较强公共伦理和医学伦理素质，善于维护人民健康利益，有运用科学思维对事物进行研究的态度。

9. 具有实事求是的工作态度，对于自己不能胜任和安全处理的医疗问题，主动寻求其他医师的帮助。

10.具备相关法律观念，能够运用法律维护服务对象与自身的合法权益。

11.在应用各种可能的技术去追求准确的诊断或改变疾病的进程时，能够充分考虑服务对象及家属的利益并发挥中医药卫生资源的最大效益。

12.具有科学态度、批判思维和创新精神。

13.使学生能够理解和形成马克思主义劳动观，牢固树立劳动最光荣、劳动最崇高、劳动最伟大、劳动最美丽的观念；体会劳动创造美好生活，认识到劳动不分贵贱，热爱劳动，尊重普通劳动者，培养勤俭、奋斗、创新、奉献的劳动精神。

三、知识目标

1.掌握管理学、中医学及基础医学、临床医学、预防医学等相关学科的基本理论和科学方法，并能用于指导未来的学习和健康管理中医学实践。

2.掌握健康管理中医学基本理论知识和实践技能。

3.熟悉必要的心理学与医学伦理学知识。

4.了解减缓病痛、改善病情和残障、心身康复及生命关怀的有关知识。

5.熟悉国家有关卫生工作的法规、方针、政策。

四、技能目标

1.具有运用中医理论和技能，全面、系统、正确地进行病情诊察、采集病史，以及对常见病、多发病进行初步辨证论治的能力。

2.掌握健康管理中医学的理论知识体系和实践技能，具有开展居民个体和群体健康管理中医工作的能力。

3.具有较好的健康管理中医学思维能力，并能运用其理论进行沟通交流与表达。

4. 具有计算机操作、信息检索、数据统计分析等能力，能够利用现代信息技术方法研究科学问题及获取新知识与相关信息。

5. 具有运用一门外语查阅学科相关文献、外文资料和进行交流的能力。

6. 具有自我完善、不断追求卓越的意识和自主学习、终身学习的能力。

7. 具备满足生存发展需要的基本劳动能力，形成良好劳动习惯。

五、修业年限

学制 3 年，修业年限 3~5 年。

六、核心课程

管理学原理、健康管理学、社会医学、健康服务与管理技能、健康体检与慢病管理、中医基础理论、中医诊断学、中医内科学、中药学、方剂学、中医康复学、推拿学、预防医学。

七、课程设置

1. **学位课程**　管理学原理、健康管理学、社会医学、健康服务与管理技能、中医诊断学、中药学、方剂学、中医内科学、中医外科学、中医妇科学、中医儿科学、中医康复学、推拿学、正常人体解剖学、生理学、病理学、药理学、内科学。

2. **课程分布**

（1）**通识教育课**：专科阶段已学习的课程可凭证明免修。

必修课。共 9 门，392 学时，24.5 学分；见表 13-10。

表 13-10 健康管理中医学专业专科升本科通识教育课必修课程表

序号	课程名称	总学时（含实验实训等）	学分
1	思想道德修养与法律基础	32	2
2	中国近代史纲要	24	1.5
3	马克思主义基本原理	24	1.5
4	毛泽东思想和中国特色社会主义理论	40	2.5
5	形势与政策	16	1
6	思想政治理论课实践课	24	1.5
7	大学体育	64	4
8	大学英语	128	8
9	计算机	40	2.5

（2）专业基础课：

① 必修课。共 14 门，536 学时，33.5 学分；见表 13-11。

表 13-11 健康管理中医学专业专科升本科专业基础课必修课程表

序号	课程名称	总学时（含实验实训等）	学分
1	管理学原理	40	2.5
2	中医基础理论	48	3
3	中医诊断学	40	2.5
4	中药学	64	4
5	方剂学	48	3
6	正常人体解剖学	48	3
7	实验中医学	24	1.5
8	预防医学	16	1
9	社会医学	32	2
10	生理学	40	2.5
11	病理学	40	2.5
12	药理学	40	2.5
13	生物化学（含医用化学）	40	2.5
14	医学统计学	16	1

②选修课。共 12 门，320 学时，20 学分；见表 13-12。

表 13-12　健康管理中医学专业专科升本科专业基础课选修课程表

序号	课程名称	总学时（含实验实训等）	学分
1	卫生事业管理学	32	2
2	基础医学基本技能教程	16	1
3	内经	40	2.5
4	伤寒论	40	2.5
5	金匮要略	40	2.5
6	温病学	40	2.5
7	医用生物学	16	1
8	免疫学基础	16	1
9	中国医学史	16	1
10	统计软件应用与分析	16	1
11	科研思路与方法	32	2
12	文献检索与利用	16	1

（3）专业课：

①必修课。共 13 门，488 学时，30.5 学分；见表 13-13。

表 13-13　健康管理中医学专业专科升本科专业课必修课程表

序号	课程名称	总学时（含实验实训等）	学分
1	健康管理学	40	2.5
2	健康服务与管理技能	40	2.5
3	健康体检与慢病管理	32	2
4	中医内科学	64	4
5	中医外科学	24	1.5
6	中医妇科学	24	1.5
7	中医儿科学	16	1
8	中医康复学	48	3
9	针灸学	48	3
10	推拿学	24	1.5
11	内科学	64	4
12	临床技能实训	56	3.5
13	针灸推拿综合技能	8	0.5

②选修课。共 8 门，232 学时，14.5 学分；见表 13-14。

表 13-14　健康管理中医学专业专科升本科专业课选修课程表

序号	课程名称	总学时（含实验实训等）	学分
1	新安医学精编	32	2
2	外科学（含总论）	32	2
3	中医养生与康复	32	2
4	长期照护与管理	16	1
5	社区健康服务与管理	32	2
6	健康服务营销	32	2
7	药物经济学	24	1.5
8	中医药政策学	32	2

（4）**集中性实践教学**：实践教学环节共 20.9 学分，主要包括第二课堂、实验环节、毕业实习环节；见表 13-15。

表 13-15　健康管理中医学专业专科升本科集中性实践教学安排表

课程类别	名称	周数	学分
第二课堂	大学体育		2
	思想政治理论课实践课		1.5
实验环节	基础医学基本技能教程		0.5
	实验中医学		0.75
	临床技能实训		1.75
	针灸推拿综合技能		0.25
	其他课程内的实验实训环节（见教学计划安排表）		
毕业实习环节	中医医院临床实习	18	9
	中医治未病中心、社区卫生服务中心实习	8	4
	回归教学		1
	OSCE（客观结构化临床技能考试）临床技能培训与考核		0.15

①第二课堂（共 3.5 学分）。第二课堂实践环节主要包括思想政治课社会实践部分、大学体育等。

②实验环节（共 3.25 学分）。主要指本专业的专业基础课、专业课，以及医学课程的实验部分。包括基础医学基本技能教程、实验中医学、临床技能实训、针灸推拿综合技能，以及中医康复学（0.25 学分）、健康服务与管理技能（0.25 学分）、统计软件应用与分析（1 学分）等课程内的实验实训环节。

③毕业实习环节（共 14.15 学分）。中医医院临床实习 18 周，中医治未病中心、社区卫生服务中心实习安排 8 周。采取校内与校外相结合、分散与集中相结合、学院安排与学生自主相结合的方式开展实习工作。实习机构类型包括中医医院、医院健康管理中心、社区卫生服务中心、中医治未病中心等。

八、成绩考核与毕业学分要求

1. **成绩考核**　本专业实行学年学分制。对培养方案规定的各门课程，必须经过严格的考核，成绩合格者才能取得相应的学分。成绩考核工作必须有利于促进学生的学习与发展，应对学生学业成绩开展全过程评定，以便全面评价学生的知识、技能、行为、态度，提出问题、分析问题与解决问题的能力，专业思维，人际交流及社会适应能力等。

2. **学分要求**　学生在三年修业中，必修课应修满 88.5 学分，选修课至少修满 20 学分，集中性实践教学环节至少修满 20.9 学分，毕业最低要求修满 129.4 学分；见表 13-16。

表 13-16　健康管理中医学专业专科升本科学分要求

课程类别		开设学分	毕业学分要求
必修课	通识教育课	24.5	24.5
	专业基础课	33.5	33.5
	专业课	30.5	30.5
合计		88.5	88.5

续表

课程类别		开设学分	毕业学分要求
选修课	专业基础课	20	10
	专业课	14.5	10
合计		34.5	20
集中性实践教学	第二课堂	3.5	3.5
	实验环节	3.25	3.25
	毕业实习环节	14.15	14.15
合计		20.9	20.9

九、学位授予

授予医学学士学位。学分实施及学位授予具体办法参照相关条例。

十、健康管理中医学专业专科升本科教学计划安排表

详见表 13–17。

表 13-17　健康管理中医学专业专科升本科教学计划安排表

分类	序号	课程编码	课程名称	课程性质	考查学期	考试学期	学分	总学时	理论	实验实训	见习	指导自学	第一学期 16周	第二学期 16周	第三学期 16周	第四学期 16周	第五学期 实习	第六学期 实习
通识教育课程	1	2101100401	思想道德修养与法律基础（含卫生法规）	必修	1		2	32	28			4	2					
	2	2101100501	中国近现代史纲要	必修	2		1.5	24	20			4		1.5				
	3	2101100101	马克思主义基本原理	必修	3		1.5	24	20			4			1.5			
	4	2101100201	毛泽东思想和中国特色社会主义理论体系概论	必修	3		2.5	40	32			8				2.5		
	5	2101200101	思想政治理论课实践课	必修	1~2		1.5	24		24								
	6	XZB1100401	形势与政策	必修	1~4		1	16	16									
	7	2071102404	计算机	必修		1	2.5	40	13	23		4	2.5					
	8	2121100111	大学英语 I	必修		1	4	64	24	32		8	3					

（毕业实习环节）

续表

分类	序号	课程编码	课程名称	课程性质	考查学期	考试学期	学分	总学时	理论	实验实训	见习	指导自学	I学年 第一学期(16周)	I学年 第二学期(16周)	II学年 第三学期(16周)	II学年 第四学期(16周)	III学年 第五学期(实习)	III学年 第六学期(实习)
通识教育课程	9	2121100121	大学英语II	必修	2		4	64	24	32		8		3				
	10	2111200111	大学体育I	必修	1		2	32		32			1					
	11	2111200121	大学体育II	必修	2		2	32		32				1				
专业基础课	1	2021101803	中医基础理论	必修		1	3	48	42			6	3					
	2	2021102402	中医诊断学	必修		2	2.5	40	36			4		2.5				
	3	2021101503	中药学	必修		3	4	64	42	16		6			4			
	4	2021100103	方剂学	必修		4	3	48	44			4				5		
	5	2081102102	管理学原理	必修		2	2.5	40	34			6		2.5				
	6	2061101701	社会医学	必修		3	2	32	28			4			2			
	7	2041103203	正常人体解剖学	必修		2	3	48	36	8		4	3					
	8	2041101502	生理学	必修		3	2.5	40	28	8		4			2.5			
	9	2041100202	病理学	必修		4	2.5	40	28	8		4				2.5		

注：III学年第五学期、第六学期为毕业实习环节（实习）。

续表

分类	序号	课程编码	课程名称	课程性质	考试学期	考查学期	学分	总学时	理论	实验实训	见习	指导自学	第一学期 16周	第二学期 16周	第三学期 16周	第四学期 16周	第五学期 实习	第六学期 实习
专业基础课	10	2041102608	药理学	必修	4		2.5	40	28	8		4				2.5		
	11	2041101701	生物化学（含医用化学）	必修		3	2.5	40	28	8		4			2.5			
	12	2041103101	预防医学	必修		4	1	16	12	2		2				1		
	13	2041102801	医学统计学	必修		4	1	16	12	2		2				1		
	14	2021200102	实验中医学	选修		4	1.5	24		24						0.75		
	15	2081107301	卫生事业管理学	选修		4	2	32	28			4				2		
	16	2041102701	医学生物学	选修		1	1	16	12	2		2	1					
	17	2041101002	免疫学基础	选修		3	1	16	12	2		2			1			
	18	2021101401	中国医学史	选修		1	1	16	14	2		2	1					
	19	2081200401	统计软件应用与分析	选修		4	1	16		16						1		

毕业实习环节

续表

分类	序号	课程编码	课程名称	课程性质	考查学期	考试学期	学分	总学时	理论	实验实训	见习	指导自学	第一学期 16周	第二学期 16周	第三学期 16周	第四学期 16周	第五学期 实习	第六学期 实习
专业基础课	20	2021100603	文献检索与利用	选修	3		1	16	12			4			1			
	21	2031101301	科研思路与方法	选修	4		2	32	24			8				2		
	22	2021100304	内经	选修		3	2.5	40	36			4			2.5			
	23	2021100403	伤寒论	选修		3	2.5	40	36			4			2.5			
	24	2021100202	金匮要略	选修		4	2.5	40	36			4				2.5		
	25	2021100502	温病学	选修		4	2.5	40	36			4				2.5		
	26	2041200101	基础医学实验技能教程	选修	2		0.5	16		16				0.5				
专业课	1	2081103501	健康管理学	必修		3	2.5	40	36			4			2.5			
	2		健康服务与管理技能	必修		3	2.5	40	36			2			2.5			

毕业实习环节

续表

分类	序号	课程编码	课程名称	课程性质	考查学期	考试学期	学分	总学时	理论	实验实训	见习	指导自学	第一学期 16周	第二学期 16周	第三学期 16周	第四学期 16周	第五学期 实习	第六学期 实习
专业课	3		健康体检与慢病管理	必修		3	2	32	26	2		4			2.5			
	4	FSY1105103	中医内科学	必修		3	4	64	58			6			4			
	5	FSY1105302	中医外科学	必修		4	1.5	24	20			4				1.5		
	6	FSY1104801	中医妇科学	必修		4	1.5	24	20			4				1.5		
	7	FSY1104401	中医儿科学	必修		4	1	16	12			4				1		
	8	2031103202	中医康复学	必修		4	3	48	40	4		4				3		
	9		针灸学	必修		4	3	48	40	4		4				3		
	10	FSY1101702	推拿学	必修	4	3	1.5	24	20			4			4			
	11	FSY1101402	内科学	必修		3	4	64	58			6				1.5		
	12	2031200201	针灸推拿综合技能	必修	4		0.5	8		8						0.25		
	13	FSY1200203	临床技能实训	必修	4		3.5	56		56						1.75		

毕业实习环节

续表

分类	序号	课程编码	课程名称	课程性质	考查学期	考试学期	学分	总学时	理论	实验实训	见习	指导自学	I学年第一学期(16周)	I学年第二学期(16周)	II学年第三学期(16周)	II学年第四学期(16周)	III学年第五学期(实习)	III学年第六学期(实习)
专业课	14	2031103801	中医养生与康复	选修	4		2	32	28			4				2		
	15	2021101001	新安医学精编	选修	4		2	32	28			4				2		
	16		长期照护与管理	选修	4		1	16	14			2				1		
	17		社区健康服务与管理	选修	3		2	32	28			4			2			
	18	FSY1102002	外科学(含总论)	选修	4		2	32	28			4				2		
	19		健康服务营销	选修	3		2	32	32						2			
	20	2051105901	药物经济学	选修	2		1.5	24	24					1.5				
	21		中医药政策学	选修	2		2	32	32					2				

毕业实习环节

续表

分类	序号	课程编码	课程名称	课程性质	考试学期 考查学期	学分	总学时	其中 理论 实验实训 见习 指导自学	学年及学期分配 I学年 第一学期	第二学期	II学年 每周学时数 第三学期	第四学期	III学年 第五学期	第六学期
毕业实习	1	XZB1200701	毕业实习	必修		13	26周		16周	16周	16周	16周	实习	实习
	2	XZB1201001	回归教学	必修		1	32						毕业实习	
	3	XZB1201101	技能考核	必修		0.15								毕业实习环节

备注：实践教学环节中的"第二课堂"和"毕业实习环节"，不纳入学期开课学分统计，由相应的专业院部按照开学期负责落实相应班级教学任务

第十四章　医科大学健康管理西医学本科专业人才培养方案文稿

本章由以牡丹江医学院为背景的健康管理西医学本科专业人才培养方案文稿、以昆明医科大学为背景的健康管理西医学本科专业人才培养方案文稿、以昆明医科大学为背景的健康管理医学专业人才专科升本科培养方案文稿和以福建医科大学为背景的健康管理西医学本科专业人才培养方案文稿4篇文稿组成。

第一节　以牡丹江医学院为背景的健康管理西医学本科专业人才培养方案文稿

一、专业培养目标及业务培养要求

（一）专业培养目标

培养具有良好职业素质与能力、掌握科学方法、获得终身学习能力，具有创新精神和较强实践能力，毕业后能够从事安全有效的健康管理医学实践的应用型初级健康管理医师。

（二）业务培养要求

本专业学生应掌握从事健康管理医学实践工作的医学基础理论、基本知识和基本技能，具备良好的思想道德和职业态度，为毕业后教育打下坚实的基础。

1. 素质目标

①树立科学的世界观、人生观和价值观，具有爱国主义和集体主义精神，愿为健康管理医学科学事业发展贡献力量。

②树立关爱患者和服务对象观念，尊重患者和服务对象人格，保护患者和服务对象隐私；坚持以预防疾病发生、减轻和祛除患者的病痛为己任，认识到提供临终关怀的道德责任。

③充分认识医患沟通与交流的重要性，并积极与患者和服务对象及其家属进行交流，使之充分理解和配合健康管理计划、诊疗计划的制订与实施。

④树立成本效益观念，选择合理的诊治方案，充分掌握公平有效分配和合理使用有限资源的原则，充分利用可用资源达到康复的最大效益。

⑤树立终身学习观念，充分认识到不断自我完善和接受继续教育的重要性。

⑥始终将患者和服务对象及社区的健康利益作为自己的职业责任。

⑦树立实事求是的科学态度和解决问题的方法，具有创新精神和敢于怀疑、敢于分析批判的精神。

⑧尊重同仁，增强团队意识。

⑨树立依法行医的观念，学会用法律保护患者、服务对象及自身的合法权益。

2. 知识目标

①基本掌握生物科学、行为科学、管理科学和社会科学的有关知识和方法，并能够用于指导未来的学习和健康管理医学实践。

②掌握生命各阶段人体的正常结构、功能和心理状态。

③掌握人体各阶段各种常见病、多发病（包括精神疾病）的发病原因、临床表现、诊断及防治原则。认识到环境因素、社会因素及行为心理因素对疾病形成与发展的影响，认识到预防疾病的重要性，认识到健康管理的重要性。

④掌握基本的药理知识及临床合理用药原则。

⑤掌握正常的妊娠和分娩、产科常见急症、产前和产后的保健

原则，以及计划生育的医学知识。

⑥掌握健康教育、流行病学的有关知识与方法、疾病预防和筛查的原则，掌握缓解与改善疾患和残障、康复以及临终看护的有关知识。

⑦掌握常见急症的诊断、急救处理原则。

⑧掌握祖国传统医学的基本特点，了解中医的辨证论治原则。

⑨掌握传染病发生、发展、传播的基本规律和常见传染病的防治原则。

⑩掌握健康管理医学学科的基本理论、基础知识，并能够用于居民个体和群体健康管理实践工作。

⑪熟悉国家有关卫生工作的法规、方针、政策。

3. 技能目标

①具有全面、系统、正确地采集健康信息，管理健康数据的能力。

②具有系统、规范地进行体格检查及精神检查的能力和较好的临床思维与表达能力。

③掌握内、外、妇、儿各科常见病、多发病的诊疗常规及常用临床操作规范。

④具有常见急症的诊断、急救及处理能力。

⑤具有根据具体情况选择使用合适的临床技术，选择最适合、最经济、合乎伦理的诊断和治疗方法的能力。

⑥具有运用循证医学的原理进行医学实践，完善诊治方法的能力。

⑦具有与同仁、患者和服务对象及其家属进行有效交流与调动其合作的能力。

⑧具有自主学习与终身学习的能力。

⑨具有对患者和服务对象及公众进行有关健康生活方式、疾病预防等方面知识宣传教育的能力。

⑩具有运用健康管理医学理论分析和解决问题的基本能力。

⑪掌握健康指导与健康教育、慢性非传染性疾病管理、健康体检、健康咨询、康复指导与管理等方面工作的理论和技能，胜任健康管理工作。

⑫掌握调查研究、实验研究的基本方法。

⑬初步掌握健康服务管理、市场营销的基本理论与技能。

⑭具有外语交流能力和计算机应用能力。

二、修业年限

修业年限：5 年。

三、主干学科和主要课程

（一）主干学科

基础医学、临床医学、预防医学、管理学。

（二）主要课程

系统解剖学、组织学与胚胎学、生理学、生物化学、医学免疫学、病原生物学、病理学、药理学、预防医学、中医学、诊断学、神经病学、内科学、外科学、妇产科学、儿科学、社会医学、流行病学、管理学原理、健康管理学、健康服务与管理技能、健康教育与促进。

四、课程设置

全部课程设通识教育课程、专业教育课程、拓展教育课程三大模块，分必修课和选修课两部分，其中：必修课 3108 学时，限定选修课 394 学时，两者合计 3502 学时，教学 142 周，平均周学时24.7 学时。

（一）通识教育课程模块

开设课程 16 门，共 766 学时，占必修课和限定选修课总学时的 21.9%，其中理论授课 508 学时，实践 258 学时。

（二）专业教育课程模块

专业教育课程模块开设课程 39 门，包括专业基础课和专业课两个部分，共 2342 学时，占必修课总学时的 66.9%。

1. **专业基础课**　开设 21 门，共 1200 学时，占必修课和限定选修课总学时的 34.3%，其中理论授课 884 学时，实践 316 学时。

2. **专业课**　开设 18 门，共 1142 学时，占必修课和限定选修课总学时的 32.6%，其中理论授课 726 学时，实践 416 学时。

必修课理论授课学时 2118 学时，实践课 3230 学时（含毕业实习 48 周、暑期实践 8 周，每周 40 学时，共计 2240 学时，每周计 1 学分），两者学时比为 1：1.53。

（三）拓展教育课程模块

包括专业教育拓展课、素质教育拓展课两部分，均为选修课。

1. **专业教育拓展课**　共 29 门，总学时 664 学时。其中限定选修课 15 门，总学时 394 学时；任意选修课 14 门，总学时 270 学时。

2. **素质教育拓展课**　设置为创新类学分课程，均为任意选修课。根据选修素质教育课程及"三早"教育实践与文体活动参与情况进行综合评定，创新类学分不得少于 3 学分。

（四）毕业实习

在第九、第十学期安排毕业实习时间 48 周，总计为 48 学分。其中：

1. **实习教育**　实习教育安排 1 周，1 学分。

2. **医院临床实习**　临床实习时间 32 周，32 学分，其中：内科学（含传染病学）15 周，15 学分；外科学 10 周，10 学分；妇产科学 2 周，2 学分；儿科学 2 周，2 学分；神经病学 2 周，2 学分；急诊医学 1 周，1 学分。

3. 健康管理实习 健康管理实习时间 15 周，15 学分，其中：医院健康管理中心实习 5 周，5 学分；疾控中心实习 5 周，5 学分；社区卫生服务中心实习 3 周，3 学分；中医治未病中心实习 2 周，2 学分。

任何一个实习科目，如果未能取得学分，都需要单独重修该实习科目。待修满全部 48 学分后，方能取得参加毕业考试资格。

（五）课程运行方式

总体上实行学年学分制，课程按照每学年两个学期进行。在每学年的暑假期间，根据需要开设重修课程，或者进行设计性实验、社会实践等教学活动，时间为 3~4 周。

课程设置详见健康管理医学专业教学进程表。

五、教学安排及时间分配

学制 5 年，共 254 周，其中教学 143 周；入学教育及军训 2 周；考试 16 周；在第 4 学期以后的每一个寒暑假各安排 1 周医院见习实践；毕业实习 48 周；毕业教育 1 周；假期 40 周（含法定假日）；见表 14-1。

表 14-1 健康管理医学专业时间分配表（周）

学年	教学	入学教育及军训	考试	见习	假期	毕业教育	毕业实习	合计
一	35	2	3		12		0	52
二	37		4	1	10			52
三	37		4	2	9		0	52
四	34		4	1	9		4	52
五			1			1	44	46
合计	143	2	16	4	40	1	48	254

六、课程成绩考核与要求

（一）课程考核

必修课的考核分考试和考查两种。考试课 30 门，考查课 26 门

（其中：计算机基础课理论部分采用考试方式，实践部分采用考查方式），在整个教学过程中实施"形成性"考核，将对学生的思想品德、学习态度、基础理论、专业知识和技能进行严格的考核。必修课成绩为百分制，各项考核同时记录相应学分。

选修课采取考查的方式进行考核，讲座课不考核。选修课成绩按及格、不及格记载，各项考核同时记录相应学分。

考试的进行时间必须严格执行教学进程表和时间分配表的规定，考查的进行时间应根据具体教学进程在课程结束时即可安排，选修课的考查安排在课时之内。

实验实习课考核，其成绩应在该门课程的总成绩中占一定比例。

毕业实习出科考核，其成绩应在临床实践考核的总成绩中占一定比例。

（二）毕业考试

毕业考试分理论考试和实践能力考核两部分。考试科目：临床综合（内科学、外科学、妇产科学、儿科学）2 学分、临床实践 2 学分，健康管理综合 1 学分、健康管理医学实践 1 学分，外语 1 学分，毕业考试总计 7 学分。

七、毕业与学位授予

学生修完规定的全部必修和限定选修课程，成绩及格，完成毕业实习，通过毕业考试，修完所规定最低 258.5 学分，准予毕业。根据《中华人民共和国学位条例》和《牡丹江医学院学士学位授予细则》授予医学学士学位。

八、教学进程表和必要说明

必修课教学进程表见表 14-2；选修课教学进程表见表 14-3。

表14-2 健康管理医学专业必修课教学进程表

课程类别	顺序	课程名称	学时数					考试学期	考查学期	按学期分配								
			学时	学分	讲课	实验实习	习题讨论			一 16周	二 19周	三 18周	四 19周	五 18周	六 19周	七 18周	八 16周	九十 48周
通识教育课	1	道德修养与法律基础	36	2	36				1	36								
	2	军事理论	20	1	10	10			1	20								
	3	形势与政策	32	2	16	16			1~4	8	8	8	8					
	4	大学生心理健康教育	18	1	18				1	18								
	5	基础化学	40	2	40			1		40								
	6	有机化学	40	2	40			1		40								
	7	医学物理学	36	2	36				1	36								
	8	计算机基础	110	6	54	56		2	1	70	40							
	9	体育	118	6.5	6	112		1~4	1~4	28	30	30	30					
	10	公共外语	152	8.5	112	40		1~4		38	38	38	38					
	11	职业发展与就业指导（含大学生KAB创业教育）	18	1	18				1-5-7	6				6		6		
	12	马克思主义原理	36	2	36				2		36							
	13	化学实验	28	1.5	4	24			2	28								

九十栏：毕业实习

续表

课程类别	顺序	课程名称	学时数					考试学期	考查学期	按学期分配								
			学时	学分	讲课	实验实习	习题讨论			一 16周	二 19周	三 18周	四 19周	五 18周	六 19周	七 18周	八 16周	九 十 48周 毕业实习
通识教育课	14	纲要课	26	1.5	26				3	26								
	15	概论课	36	2	36				5					36				
	16	医学伦理学	20	1	20				6						20			
		模块学时数、学分	766	42	508	258												
		模块学时数/总学时数	21.9%															
专业基础课	17	管理学原理	54	3	54			2			54							
	18	社会医学	54	3	54			2			54							
	19	系统解剖学	102	5.5	40	62		2		102								
	20	组织学与胚胎学	46	2.5	36	10		2			46							
	21	生理学	78	4.5	74		4	3				78						
	22	生物化学	76	4	72		4	3				76						
	23	医学免疫学	54	3	38	16		3				54						
	24	医学遗传学	28	1.5	22		6		3			28						
	25	细胞生物学	28	1.5	28			3				28						
专业教育课	26	分子生物学	32	2	32				4				32					
	27	生物技术实验	64	3.5	8	56			4				64					
	28	病原生物学	82	4.5	54	28		4					82					
	29	病理学	80	4.5	60	14		4					80					

续表

课程类别	顺序	课程名称	学时数					考试学期	考查学期	按学期分配								
			学时	学分	讲课	实验实习	习题讨论			一 16周	二 19周	三 18周	四 19周	五 18周	六 19周	七 18周	八 16周	九、十 48周
专业基础课	30	病理生理学	56	3	48		8	5						56				
	31	局部解剖学	52	3	28	24		5						52				
	32	药理学	70	4	66		4	5						70				
	33	机能实验	56	3	8	48			5					56				
	34	医学心理学	30	1.5	26	4		6						30				
	35	卫生学	50	3	42	8		5							50			
	36	流行病学	54	3	54			5						54				
	37	卫生统计学	54	2	40	14		5						54				
		模块学时数、学分	1200	65.5	884	284	32											
		模块学时数/总学时数	34.3%															
专业教育课　专业课	38	循证医学	36	2	28	8		3				36						
	39	中医学	48	2.5	48			5					48					
	40	诊断学	94	5	54	40		6							94			
	41	实验诊断学	42	2.5	32	10			6						42			
	42	影像诊断学	36	2	20	16			6						36			
	43	外科学总论及手术学	54	3	26	28		6							54			

九、十 48周：毕业实习

续表

课程类别	顺序	课程名称	学时	学分	讲课	实验实习	习题讨论	考试学期	考查学期	一 16周	二 19周	三 18周	四 19周	五 18周	六 19周	七 18周	八 16周	九、十 48周
专业课	44	妇产科学	96	5.5	56	40		7								56/20	20	
	45	传染病学	26	1.5	20	6			7							26		
	46	神经病学	36	2	22	14			7							36		
	47	精神病学	26	1.5	20	6			7							26		
	48	内科学	182	10	106	76		7~8								60/24	46/52	
	49	外科学	144	8	84	60		7~8								44/20	40/40	
	50	儿科学	86	5	56	30		8									56/30	
	51	急诊医学	32	2	22	10			8								32	
专业教育课	52	临床基本技能训练	42	2.5	6	36			8								42	毕业实习
	53	健康管理学	54	3	54			6							54			
	54	健康服务与管理技能	54	3	36	18		6							54			
	55	健康教育与促进	54	3	36	18		7								54		
		模块总学时数、学分	1142	64	726	416												
		模块学时数/总学时数	32.6%															
必修课		总学时数	3108	171.5	2118	958	32	10	11	340	436	408	390	426	384	366	358	
必修课		每学期开课门数					11	10	11	9	9	7	7	6				

续表

课程类别	顺序	课程名称	学时	学分	讲课	实验实习	习题讨论	考试学期	考查学期	一 16周	二 19周	三 18周	四 19周	五 18周	六 19周	七 18周	八 16周	九十 48周
必修课		每学期考试课门数			6		4	6	6	3	6	5	3	3				
必修课		每学期考查课门数			5		7	4	5	6	3	2	4	3				
必修课		每学期周学时数					21.3	22.9	22.7	20.5	23.7	20.2	20.3	18.8		18周	16周	毕业实习

毕业考试科目　临床综合　临床实践　健康管理　外语

说明：卫生学包括劳动卫生与职业病学、环境卫生学、营养与食品卫生学、卫生毒理学、少儿卫生学。中医学 48 学时含针灸学。

表 14-3　健康管理医学专业选修课教学进程表

课程类别	顺序	课程	学时	学分	讲课	实验实习	课程要求	开课学期	一 16周	二 19周	三 18周	四 19周	五 18周	六 19周	七 18周	八 16周	九十 48周
专业教育拓展课	1	医学史	20	1	20			2		20							
	2	临床医学导论	20	1	20			3			20						
	3	医学文献检索	16	1	8	8	限选课	4				16					
	4	专业外语	32	2	32			5~6					16	16			
	5	卫生法学	24	1.5	24			6						24			
	6	耳鼻喉科学	24	1.5	24			7							24		

续表

课程类别	顺序	课程	学时数				课程要求	开课学期	按学期分配								
			学时	学分	讲课	实验实习			一 16周	二 19周	三 18周	四 19周	五 18周	六 19周	七 18周	八 16周	九、十 48周
专业教育	7	皮肤性病学	24	1.5	24			7							24		
	8	口腔科学	24	1.5	24			8								24	
	9	眼科学	24	1.5	24			8								24	
	10	营养学	26	1.5	20	6		7							26		
	11	健康信息管理	36	2	28	8		7							36		
	12	老年健康服务与管理	26	1.5	20	6		7							26		
	13	慢性病健康管理	36	2	28	8		8								36	
	14	健康监测与评估	26	1.5	20	6		8								26	
	15	社区健康服务与管理	36	2	28	8		8								36	
		模块学时数、学分	394	23	344	50			0	20	46	52	16	40	110	110	
		模块学时数/总学时数	11%														
拓展课	16	医用高等数学	18	1	18		任选课	1	18								
	17	人体发生学	18	1	18			3			18						
	18	体育专项训练	18	1		18		5					18				
	19	医患交流技能	18	1	18			5					18				

九、十 48周 毕业实习

续表

课程类别	顺序	课程	学时数				课程要求	开课学期	按学期分配								
			学时	学分	讲课	实验实习			一 16周	二 19周	三 18周	四 19周	五 18周	六 19周	七 18周	八 16周	九、十 48周
专业教育拓展课	20	护理学基础	18	1	18			6						18			毕业实习
	21	医学论文写作	18	1	18			7							18		
	22	康复医学	18	1	18			7							18		
	23	临床药理学	18	1	18			7							18		
	24	老年病学	18	1	18			7							18		
	25	医学社会学	18	1	18			8								18	
	26	行为医学	18	1	18			8								18	
	27	健康服务与营销专题	18	1	18			8								18	
	28	妇幼保健	18	1	18			8								18	
	29	卫生经济学	36	2	36			8								36	
		模块学时数、学分	270	15	252	18			18	0	18	0	36	18	72	108	
		开设课程合计	664	38	596	68			18	20	64	52	52	58	182	218	
		限选课与任选课每学期开课门数					1	1	3	2	3	3	8	9			
		限选课与任选课周学时数					1.1	1.1	3.6	2.7	2.9	3.1	10.1	11.5			

续表

课程类别	顺序/课程	学时数				课程要求	开课学期	按学期分配								
		学时	学分	讲课	实验实习			一 16周	二 19周	三 18周	四 19周	五 18周	六 19周	七 18周	八 16周	九、十 48周
创新类学分	（1）在院级及以上学术期刊发表论文的前两位署名作者之一者		1													
	（2）在校期间通过申报科研课题，完成一篇论述或综述论文，经指导老师认定		2													
	（3）在校期间参加5次以上讲座，并完成至少一篇论文综述，经指导老师认定		1													毕业实习
	（4）课外参加竞赛或大型活动获省级及以上荣誉称号；省级及以上获奖（一等奖2学分，二、三等奖1学分）		2													

说明：（1）任选课必须选够6学分以上（包含6学分）；（2）创新类学分最多不超过3学分；（3）总学时为必修课与限选课学时总和

第二节　以昆明医科大学为背景的健康管理西医学本科专业人才培养方案文稿

一、专业简介

健康管理医学专业培养具备系统扎实的健康管理医学基本理论、基本知识、基本技能，良好的人文、科学和职业素养，良好的交流、实践和创新能力，以及现代健康服务与管理理念的人才。通过专业培养使其心理素质、人文素质与科学素质共同提高，并能具备自主学习和终身学习的能力，能胜任健康、文教、卫生、养生等单位和各级医院或社区卫生服务机构的健康教育、健康监测、健康评估、健康干预工作及一系列常见病和多发病的诊断治疗工作。

二、培养目标

健康管理医学专业旨在培养德、智、体、美、劳全面发展，具有良好职业素质、医疗安全和成本意识，具备基本的临床医学能力、健康管理能力、创新创业能力、初步科研能力和发展潜质的医学生，重点培养临床医学与健康管理相结合的健康管理医学专业人才。学生主要学习健康管理学、临床医学基础理论等方面的基本知识，接受人文、科学、职业素养教育。

三、培养要求

（一）思想道德与职业素质要求

1. 树立终身学习观念，培养严谨求实的科学态度、批判性思维和创新创业精神，追求卓越。具有良好的身心素质、审美情趣和人文素养。

2. 树立人道主义精神，尊重患者，关爱生命，自觉履行职业道德。依法行医，以患者利益优先，维护民众的健康权益。树立团队合作精神，培养有效的交流沟通能力。

（二）知识要求

1. 掌握马列主义、毛泽东思想和中国特色社会主义理论体系的基本原理。具有人文社会科学和自然科学基本理论知识，具有体育和军事基本知识，掌握创新创业的基本理论与方法。

2. 掌握与医学相关的数学、物理学、化学、生命科学、行为科学和社会科学等基础知识与科学方法。

3. 掌握生命各阶段人体的正常结构、功能和心理状态。

4. 掌握临床常见多发病、慢性病和传染病的病因及其影响因素、发病机制、临床表现、诊断及防治原则，掌握临床合理用药的原则。

5. 认识自然因素、社会因素、生活及心理行为因素同个体和群体健康的关系。理解妇幼、青少年、老年人和残疾人等特殊人群以及职业人群的卫生问题及卫生保健需求。具备识别和预警各类突发公共卫生事件和危机的基本知识与处置能力。

6. 掌握健康管理学基本知识，掌握健康监测、健康评估、健康干预、健康教育的原则。

7. 掌握临床流行病学和循证医学的有关知识与方法，理解科学实验在医学研究中的重要作用。

8. 掌握中国传统医学的基本特点，了解中医学辨证论治的基本原则。

9. 掌握科研设计的基本步骤和原则。

（三）技能要求

1. 具有全面、系统、正确地采集病史的能力，系统、规范地进行体格及精神检查的能力，规范书写病历的能力。

2. 具有较强的临床思维能力与基本的临床工作能力，掌握临床常见多发病、慢性病和急危重症的初步诊断与处理原则。

3.具有掌握健康管理的评估方法、管理体系和运作规律的分析能力，掌握健康管理必备的理论和实践技能。

4.具备诊断社区公共卫生问题、提出健康促进策略、开展健康教育及疾病预防服务的能力，以及开展健康风险评估与控制的基本技能。

5.具有良好的人际沟通能力，能与服务对象及其家属进行有效交流，能够对患者和公众开展健康生活方式、疾病预防等方面知识的宣传教育。

6.具有利用各种信息资源和信息技术进行自主学习与研究的能力。

7.具有使用至少一门外语进行交流和应用的能力，具有计算机应用能力。

四、修业年限和时间分配

1.**修业年限** 标准修业年限为 5 年，实行弹性学制，在校学习时间为 5~7 年。就读期间服兵役或创业学生按学校学籍管理规定保留学籍。

2.**时间分配** 五年制健康管理医学本科专业标准修业年限时间分配表见表 14-4。

表 14-4 五年制健康管理医学本科专业标准修业年限时间分配表（单位：周）

学年	教学	考试	军训	见习	实习	假期	毕业教育	总计
1	35	3	2			12		52
2	36	4		2		10		52
3	36	4		2		10		52
4	32	4		1	8	7		52
5		1			42		1	44
总计	139	16	2	5	50	39	1	252

注：社会实践第 1~3 学年，每学年 2 周；第 4 学年 1 周；皆不单独占用日常教学时间，安排利用假期进行。

五、专业类别及授予学位

专业类型：健康管理医学类。

授予学位：医学学士。

六、主干学科和核心课程

（一）主干学科

基础医学，临床医学，健康管理学。

（二）核心课程

人体解剖学、组织胚胎学、微生物学与免疫学、生物化学、生理学、病理学、病理生理学、药理学、诊断学、实验诊断学、医学影像学、医患沟通、内科学、外科学、妇产科学、儿科学、传染病学、神经内科学、急诊医学、医学心理学、社会医学、卫生统计学、流行病学、管理学、社区预防与保健学、健康管理学、健康教育学、健康评估学、行为健康学、职业健康安全管理学、慢性病管理学、家庭健康管理学。

七、课程设置

（一）公共课程

思想道德修养及法律基础、马克思主义基本原理、毛泽东思想和中国特色社会主义理论体系概论、中国近现代史纲要、形势与政策、医学信息检索与利用、大学计算机基础、体育、大学外语、大学生创新创业教育类课程群。

（二）专业基础课

医学伦理学、医患沟通、临床医学导论、全科医学概论、循证医学、预防医学课程群（含卫生统计学、流行病学、卫生学）、社会医学、管理学原理、医用高等数学、医学物理学、分子医学课程群（含基础化学、有机化学、细胞生物学、医学遗传学和生物化学及分子生物学）、人体形态学与疾病基础（含组织胚胎学、系统解剖学、局部解剖学、病理学）、人体机能学与疾病基础（含生理学、病理生理学、药理学、机能实验）、病原生物与免疫学（含微生物学、免疫学、寄生虫学）。

（三）专业课

临床医学课程群（含诊断学、外科学总论、临床技能课、实验诊断学、医学影像学、中医学基础、医学心理学、精神病学、内科学、外科学、妇产科学、儿科学、传染病学、神经内科学、急诊医学、耳鼻喉科学、皮肤性病学、眼科学）、健康管理课程群（健康管理学、家庭健康管理学、慢性病管理学、职业健康安全管理学、社区卫生服务管理、健康信息管理、社区预防与保健学、健康教育学、健康评估学、行为健康学、卫生经济学、卫生法学、医学社会学）。

八、实践教学

健康管理医学专业培养包括丰富的实践内容，学习期间实践或实习教学时间约占五分之二，与应用型人才培养的目标相适应。

（一）基础实验

基础实验教学体系以培养学生掌握基本医学知识和技能及获得基本医学素质为目标，包括基础性实验、综合性实验和探索性实验。基础性实验包括基础学科和专业学科基础实验课程，占 50%；综合性实验包括模拟不同场景和不同人群，开展健康检测、健康评估和健康干预的实验课程，占 20%~30%；探索性实验为给定实验主题，学生自主或合作设计实验方案，并利用已有条件加以实现的实验课程，占 20%~30%。

（二）见习和毕业实习

1.临床见习和毕业实习　临床见习：开课学期内每两周一次采取课堂模拟教学与现场实践教学相结合的教学方法进行临床见习。

临床毕业实习共38学分，进行38周，通过医院科室轮转进行教学查房、临床病例讨论等教学实践活动，培养学生临床医学素养。

2.健康管理见习和毕业实习　健康管理见习：开课学期内每两周一次采取课堂模拟教学与现场实践教学相结合的教学方法进行健康管理见习。

健康管理毕业实习共12学分，进行12周，注重促进学生健康管理专业技能规范化培养，通过实习前培训、健康需求分析、健康危险分析、健康教育、健康干预计划的制订实施和评估、案例讨论等教学方式，巩固应用理论知识，有效提升学生健康管理专业实践能力。

（三）社会实践

学生在修业年限期间，应至少取得12学分的社会实践学分，其中基层医院或社区卫生服务中心实践与调查不低于4学分，养老机构、健康服务机构或者疾病预防控制中心的实践与调查不低于4学分，并主要安排在第1~2学年。支持和指导学生参加勤工助学、社区健康志愿服务、健康管理创新实验和社会实践等活动。

九、创新创业教育课程群

创新创业教育课程包含在专业人才培养的课内、课外学分体系中。课内学分体系中开设大学生创新创业教育类公共基础课程，包含强化创新意识、开拓创新思维、培养创新创业实践能力专业培养的全过程。由学校统一开设大学生科研素质与能力培养、大学生创新基金项目撰写、大学生就业创业技巧与法律维权、健康管理思维与创新、大学生创业实践及操作、创业管理能力培养、创业精神与实践、创业机会识别与项目识别、创业企业战略与机会选择等课程。课外学分体系中鼓励学生支持或参加学校大学生创新科研项目，参与教师科研研究，鼓励发表高质量研究论文、调研报告和进行创新发明等。

十、课程考核

围绕课程目的与要求，重点培养临床医学与健康管理相结合的专业人才，建立学生学业成绩全过程评定体系和评定标准，包括形成性和终结性考核，并逐渐加大形成性考核的权重。

形成性考核主要是对学习过程的考核，应包括职业素质、学习态度、实践应用、沟通交流，以及相关知识和能力的考核。

终结性考核包括课程考试、毕业综合考试和临床技能考试；要求学生在掌握一定临床知识的基础上提供个性化、专业化、全面化的健康管理服务，综合评价学生的知识、技能和素质、分析和解决问题的能力、获取和应用知识的能力。

须进行基于教育测量学的考试分析，并将分析结果及时反馈给学生、教师和教学管理人员，持续改进教学、提高教学质量。

十一、教学计划

（一）学分及学分结构要求

1.**必修课程及结构要求** 五年制健康管理医学本科专业必修课程及结构要求见表14-5。

表14-5 五年制健康管理医学本科专业必修课程及结构要求

课程类型	门数	必修课			
		学时	学时比例/%	学分	学分比例/%
公共基础课	20	766	22.5	41	21.9
专业基础课	30	1289	37.9	71	38.0
专业课	31	1349	39.6	75	40.1
合计	81	3404	100.0	187	100.0

续表

课程类型	门数	必修课			
		学时	学时比例 /%	学分	学分比例 /%
毕业实习（含毕业考试 1 学分、OSCE1 学分）		50 周		52	

注：表中"门数"，以每学期开课门数计算，例如：大学外语在 4 个学期开设，计作 4 门课程；如果不以学期开设门数计算，公共基础课 11 门，专业基础课 28 门，专业课 31 门，合计 70 门。

2. 选修课程及结构要求 五年制健康管理医学专业选修课程及结构要求见表 14-6。

表 14-6 五年制健康管理医学本科专业选修课程及结构要求

课程类别学分		最低学分（比例）	
		学分	比例 /%
专业选修课		4	13.3
公共选修课	自然科学类	10	33.3
	人文素养类	10	33.3
	体育生活类	4	13.3
	创新创业类	2	6.7

3. 每学期学分数及最低学分要求 五年制健康管理医学本科专业每学期学分数及最低学分要求见表 14-7。

表 14-7 五年制健康管理医学本科专业每学期学分数及最低学分要求

学分要求	I 学年		II 学年		III 学年		IV 学年			V 学年		毕业最低学分要求
	1 学期	2 学期	3 学期	4 学期	5 学期	阶段最低学分要求	6 学期	7 学期	8 学期	9 学期	10 学期	
必修课程	20.5	27	21	26.5	18	113	28	25	21			187
选修课程		2~10	2~10	2~10	2~10	8	2~10	2~10	2~10			14
学期最低学分	20.5	29	23	28.5	20	121	30	27	23			201
学期最高课内学分	20.5	40	40	40	40		40	40	40	40	40	

续表

| 学分要求 | I 学年 | | II 学年 | | III 学年 | | | IV 学年 | | V 学年 | | 毕业最低学分要求 |
	1学期	2学期	3学期	4学期	5学期	阶段最低学分要求	6学期	7学期	8学期	9学期	10学期	
课外学分	1~3	1~3	1~3	1~3	1~3	5	1~3	1~3	0~1	0~1	1~3	15

注：选修课允许学生有相对灵活的选修空间，每学期的选修数量由学生根据自身情况在导师指导下自由选择，但必须完成阶段最低学分要求，才能进入下一阶段学习或毕业。

（二）选修课

1. **公共选修课**　包括自然科学类、人文素质类、体育生活类和创新创业类课程等，由学校统一组织教学，学生根据本专业选修课学分结构要求，结合个人兴趣自由选择。

2. **专业选修课**　包括行为医学、市场营销学、妇幼保健学、人力资源开发与管理、老年医学、医学史、药事管理学、卫生财务管理、领导科学与艺术和公务员应试指导等。

十二、毕业与学位授予

在规定的修业年限内，学生取得培养方案要求的最低学分并满足学分结构要求，完成所有教学环节并通过考核，在德、智、体、美等方面达到毕业要求，准予毕业，发给毕业证书并授予医学学士学位。

十三、其他说明

1. 形势与政策课：按平均每学期 16 周，每周 1 学时计算进行课程设置，除课堂教学外，还采取专题报告会、社会实践等多种形式开展教学。

2. 大学生创新创业教育类课程群：包括大学生职业规划、创新创业教育和大学生就业指导。

3. 健康管理课程群：健康管理学、全球健康学、生命健康学、慢性病健康管理学、社区健康管理学、社区预防与保健学、家庭健康管理学、卫生应急管理学、社会心理学、健康教育学、健康评估学、行为健康学、文化与健康学、自然医学概论、健康传播学、健康保险与健康管理、职业健康安全管理、健康大数据、物联网医学、健康测量学、健康养生学、公共健康学、宏观卫生经济学、公共管理学、医疗保险学、战略管理学等教学内容。

4. 预防医学课程群：医学统计学、流行病学、预防医学和社会医学。其中，预防医学包含环境卫生学、劳动与职业医学、营养与食品卫生学、卫生毒理学等教学内容；社会医学包含社会医学、卫生事业管理、医学社会学、卫生经济学、卫生法学、健康教育学和社会保障学等教学内容。

5. 基础医学教学内容为整合课程群：其中，分子医学课程群含基础化学、有机化学、细胞生物学、遗传学、生物化学和分子生物学等；人体形态学与疾病基础课程群含组织学与胚胎学、人体解剖学和病理学等；人体机能学与疾病基础课程群含生理学、病理生理学和药理学等；病原生物学和免疫学课程群含医学微生物学、人体免疫学和人体寄生虫学等。

6. 临床技能课程群含检体诊断学、外科和手术学总论、临床技能课等。检体诊断学、外科学总论和临床技能课的临床见习课，采取模拟教学与床旁教学相结合的方式，统筹安排在临床技能中心和教学基地完成；部分临床见习课教学（例如问诊、异常体格检查等内容）安排在教学基地教学。

7. 除原医学影像学的教学内容外，医学影像学教学内容还应含超声诊断学（包括超声心动图）的教学内容。

8. 课程设置中包含的所有课程为必修课（公共课程、专业基础课和专业课），完成考核才能获得对应学分。课程群中包含的其余课程为选修，结合自身实际情况进行选择。

十四、教学进程表

1. 教学课程进程表　见表 14-8。

表14-8　五年制健康管理医学本科专业教学进程表

课程类别 (1)	课程代码 (2)	课程名称 (3)	学分、学时数分配				按学年及学期分配（学时数）								
			学分 (4)	总学时 (5)	理论课学时 (6)	实验课学时 (7)	I学年		II学年		III学年		IV学年		V学年
							1学期 17周 (8)	2学期 18周 (9)	3学期 18周 (10)	4学期 18周 (11)	5学期 18周 (12)	6学期 18周 (13)	7学期 18周 (14)	8学期 14周 (15)	9~10学期 50周 (16)
公共课程		思政课													毕业实习
	11060601	思想道德修养及法律基础	3	48	42	6		48							
	11060401	马克思主义基本原理	3	54	48	6				54					
	11060201	毛泽东思想和中国特色社会主义理论体系概论	6	96	78	18			96						
	11060501	中国近现代史纲要	2	32	26	6		32							
	11060604 11060605	形势与政策	2	36	36				18	18					
		军事理论	2	36	36		36								
	11570102	医学信息检索与利用	1	20	14	6			20						
	11012001	大学计算机基础	4	72	42	30	72								

第16周进医院实习

续表

课程类别	课程代码	课程名称	学分	总学时	理论课学时	实验课学时	I学年 1学期 17周	I学年 2学期 18周	II学年 3学期 18周	II学年 4学期 18周	III学年 5学期 18周	III学年 6学期 18周	IV学年 7学期 18周	IV学年 8学期 14周	V学年 9~10学期 50周
(1)	(2)	(3)	(4)	(5)	(6)	(7)	(8)	(9)	(10)	(11)	(12)	(13)	(14)	(15)	(16)
公共课程	11130101 11130102 11130103 11130104	体育	4	120	16	104	30	30	30	30					
	11120105 11120106 11120107 11120108	大学外语	12	216	216		54	54	54	54					
	11560003 11560002 11580101 11560001	大学生创新创业教育类课程群	2	36	36		10	8							
专业基础课程	11060102	医学伦理学	2	36	30	6				36					
	11060101	医患沟通	1	18	18						18				
	11140104	临床医学导论	1	18	18								18		
	11020803	全科医学概论	1	18	18				18						

第16周进医院实习（8学期）

毕业实习（V学年 9~10学期）

续表

课程类别 (1)	课程代码 (2)	课程名称 (3)	学分 (4)	总学时 (5)	理论课时 (6)	实验课时 (7)	I学年 1学期 17周 (8)	I学年 2学期 18周 (9)	II学年 3学期 18周 (10)	II学年 4学期 18周 (11)	III学年 5学期 18周 (12)	III学年 6学期 18周 (13)	IV学年 7学期 18周 (14)	IV学年 8学期 14周 (15)	V学年 9~10学期 50周 (16)
专业基础课程	11570101	循证医学	2	36	30	6				36					
		医学统计学	3	54	36	18					54				
	11020502	预防医学课程群 流行病学	3	54	36	18						54			
		卫生学	3	54	54							54			
		社会医学	3	54	54						54				
		管理学原理	3	54	54			54							
	11011407	医用高等数学	1	20	20		20								
	11011408	医学物理学	2.5	45	30	15	45								
		分子医学课程群 基础化学	2.5	45	24	21	45								
		有机化学	3	54	30	24	54								
		细胞生物学	2	36	16	20		36							
		医学遗传学	2	36	20	16		36							
	11011804	基础医学课程群 生物化学及分子生物学	5	90	50	40		90							
														第16周进医院实习	毕业实习

续表

课程类别 (1)	课程代码 (2)	课程名称 (3)	学分 (4)	总学时 (5)	理论课学时 (6)	实验课学时 (7)	I学年 1学期 17周 (8)	2学期 18周 (9)	II学年 3学期 18周 (10)	4学期 18周 (11)	III学年 5学期 18周 (12)	6学期 18周 (13)	IV学年 7学期 18周 (14)	8学期 14周 (15)	V学年 9~10学期 50周 (16)
专业基础课程	11011602	基础医学课程群 — 人体形态学与疾病基础：组织学与胚胎学	2.5	45	24	21		45							
		系统解剖学	3	54	20	34		54							
		局部解剖学	4	72	27	45			72						
	11010704	病理学	4	72	36	36				30			42		
	11010903	人体机能学与疾病基础：生理学	2.5	48	48				48						
	11010202	病理生理学	1.5	30	30						30				
	11011003	药理学	2.5	48	48						48				
	11011903	机能实验	5	90		90					60				
		病原生物与免疫学：微生物学	2	36	19	17				36					
		免疫学	2	36	19	17				36					
		寄生虫学	2	36	12	24				36					
专业课程	11480011	临床医学课程群：诊断学	5	90	66	24						90			
		外科学总论	3.5	62	42	20					62				
		临床技能课	5	90		90						90			

注：第 8 学期　第 16 周进医院实习（14 周）；第 9~10 学期　毕业实习（50 周）。

续表

课程类别	课程代码	课程名称	学分、学时数分配				按学年及学期分配（学时数）									
							I学年		II学年		III学年		IV学年		V学年
			学分	总学时	理论课时	实验课时	1学期 17周	2学期 18周	3学期 18周	4学期 18周	5学期 18周	6学期 18周	7学期 18周	8学期 14周	9~10学期 50周
(1)	(2)	(3)	(4)	(5)	(6)	(7)	(8)	(9)	(10)	(11)	(12)	(13)	(14)	(15)	(16)
专业课程	11480007	实验诊断学	2	36	30	6				36					
	11480010	医学影像学	3	54	30	24						54			
		中医学基础	2.5	45	36	9						45			
		医学心理学	1.5	24	24							24			
		精神病学	1.5	24	18	6						24			
临床医学课程群		内科学	6	108	90	18							108		
	11480006	外科学	5	90	80	10							90		
	11480008	妇产科学	3	54	44	10							54		
		儿科学	2.5	46	38	8							46		
	11480004	传染病学	1	20	16	4								20	
	11480003	神经内科学	1.5	28	22	6								28	
	11480002	急诊医学	1.5	28	22	6								28	
	11480001	耳鼻喉科学	1.5	28	22	6								28	
	11480005	皮肤性病学	1.5	26	20	6								26	
		眼科学	1.5	26	20	6								26	

第16周进医院实习（8学期）　　毕业实习（9~10学期）

续表

课程类别	课程代码	课程名称	学分、学时数分配				按学年及学期分配（学时数）								
			学分	总学时	理论课学时	实验课学时	I学年		II学年		III学年		IV学年		V学年
							1学期 17周	2学期 18周	3学期 18周	4学期 18周	5学期 18周	6学期 18周	7学期 18周	8学期 14周	9~10学期 50周
(1)	(2)	(3)	(4)	(5)	(6)	(7)	(8)	(9)	(10)	(11)	(12)	(13)	(14)	(15)	(16)
专业课程	健康管理课程群	健康管理学	3	54	46	8						54			
		家庭健康管理学	2	36	30	6								36	
		慢性病管理学	2	36	30	6								36	
		职业健康安全管理学	2	36	30	6								36	
		社区卫生服务管理	2.5	44	26	18						44			
		健康信息管理	2	36	28	8							36		
		社区预防与保健学	3	54	44	10						54			
		健康教育学	1.5	28	22	6							28		
		健康评估学	1.5	28	22	6							28		
		行为健康学	1.5	28	22	6								28	

第16周进医院学习（8学期）

毕业实习（9~10学期）

续表

课程类别	课程代码	课程名称	学分、学时数分配				按学年及学期分配（学时数）									
			学分	总学时	理论课时	实验课时	I学年		II学年		III学年		IV学年		V学年
							1学期 17周	2学期 18周	3学期 18周	4学期 18周	5学期 18周	6学期 18周	7学期 18周	8学期 14周	9~10学期 50周
(1)	(2)	(3)	(4)	(5)	(6)	(7)	(8)	(9)	(10)	(11)	(12)	(13)	(14)	(15)	(16)
专业课程 健康管理课程群		卫生经济学	2	36	36									36	
		卫生法学	2	36	36									36	
		医学社会学	1	18	18									18	
毕业实习		毕业实习	50											第16周进医院实习	毕业实习
		毕业考试	1												
		临床技能考试（OSCE）	1												
合计			239	3404	2421	983	384	487	386	492	326	497	450	382	
周学时			22.6	27.1	21.4	27.3	18.1	27.6	25.0	27.3					
每学期开设门数							10	11	9	12	7	10	9	13	

2. 毕业实习安排表　见表14-9。

表14-9　五年制健康管理医学本科专业毕业实习安排表

课程类别	课程代码	课程名称	学分	周	I学年		II学年		III学年		IV学年		V学年	
					1学期	2学期	3学期	4学期	5学期	6学期	7学期	8学期	9学期	10学期
(1)	(2)	(3)	(4)	(5)	(8)	(9)	(10)	(11)	(12)	(13)	(14)	(15)		(16)
					17周	18周	18周	18周	18周	18周	18周	14周		50周
毕业实习		内科实习	11	11										11
		外科实习	9	9										9
		妇产科实习	9	9										9
		儿科实习	9	9										9
		健康服务机构实习	12	12										12
		毕业考试	1											
		OSCE	1											

注：①毕业实习从第IV学年第8学期的第16周开始进入医院实习。②毕业实习的健康服务机构是：医院内设的健康管理科室，中医院治未病科室，健康管理服务机构（公司），社区卫生服务中心。

第三节　以昆明医科大学为背景的健康管理医学专业人才专科升本科培养方案文稿（临床医学专科升健康管理医学本科）

一、专业简介

健康管理医学专业培养具备系统扎实的健康管理医学基本理论、基本知识、基本技能，良好的人文、科学和职业素养，良好的交流、实践和创新能力，以及现代健康服务与管理理念的应用复合型医学人才。通过专业培养使其心理素质、人文素质与科学素质共同提高，并具备自主学习和终身学习的能力，能胜任健康、文教、卫生、养生等单位和各级医院或社区卫生服务机构的健康教育、健康监测、健康评估、健康干预工作及一系列常见病和多发病的诊断治疗工作。

二、培养目标

健康管理医学专业旨在培养德、智、体、美、劳全面发展，具有良好职业素质、医疗安全和成本意识，具备基本的临床能力、健康管理能力、创新创业能力、初步科研能力和发展潜质的医学生，重点培养临床医学与健康管理相结合的专业人才。学生主要学习健康管理学、临床医学基础理论等方面的基本知识，接受人文、科学、职业素养教育。

三、培养要求

（一）思想道德与职业素质要求

1.树立终身学习观念，培养严谨求实的科学态度、批判性思维和创新创业精神，追求卓越。具有良好的身心素质、审美情趣和人文素养。

2. 树立人道主义精神，尊重患者，关爱生命，自觉履行职业道德。依法行医，以患者利益优先，维护民众的健康权益。树立团队合作精神，培养有效的交流沟通能力。

（二）知识要求

1. 掌握马克思列宁主义、毛泽东思想和中国特色社会主义理论体系的基本原理。具有人文社会科学和自然科学基本理论知识，具有体育和军事基本知识，掌握创新创业的基本理论和方法。

2. 掌握与医学相关的数学、物理学、化学、生命科学、行为科学和社会科学等基础知识与科学方法。

3. 掌握生命各阶段人体的正常结构、功能和心理状态。

4. 掌握临床常见多发病、慢性病和传染病的病因及其影响因素、发病机制、临床表现、诊断及防治原则，掌握临床合理用药的原则。

5. 认识自然因素、社会因素、生活及心理行为因素与个体群体健康的关系。理解妇幼、青少年、老年人和残疾人等特殊人群以及职业人群的卫生问题及卫生保健需求。具备识别和预警各类突发公共卫生事件和危机的基本知识与处置能力。

6. 掌握健康管理学基本知识，掌握健康监测、健康评估、健康干预、健康教育的原则。

7. 掌握临床流行病学和循证医学的有关知识与方法，理解科学实验在医学研究中的重要作用。

8. 掌握中国传统医学的基本特点，了解中医学辨证论治的基本原则。

9. 掌握科研设计的基本步骤和原则。

（三）技能要求

1. 具有全面、系统、正确地采集病史的能力，系统、规范地进行体格及精神检查的能力，规范书写病历的能力。

2.具有较强的临床思维能力与基本的临床工作能力，掌握临床常见多发病、慢性病和急危重症的初步诊断与处理原则。

3.具有掌握健康管理的评估方法、管理体系和运作规律分析的能力，掌握健康管理必备的理论和实践技能。

4.具备诊断社区公共卫生问题、提出健康促进策略、开展健康教育及疾病预防服务的能力，以及开展健康风险评估与控制的基本技能。

5.具有良好的人际沟通能力，能与服务对象及其家属进行有效交流，能够对患者和公众开展健康生活方式、疾病预防等方面知识的宣传教育。

6.具有利用各种信息资源和信息技术进行自主学习与研究的能力。

7.具有使用至少一门外语进行交流和应用的能力，具有计算机应用能力。

四、修业年限和时间分配

标准修业年限为 3 年，实行弹性学制，在校学习时间为 3~4年。健康管理医学专业专科升本科标准修业年限时间分配见表14-10。

表 14-10　健康管理医学专业专科升本科标准修业年限时间分配（单位：周）

学年	教学	考试	军训／毕业教育	毕业实习	假期（含社会实践）	机动	总计
1	36	4			12（2）		52
2	36	4		7	5（2）		52
3		1	1	43		1	46
总计	72	9	1	50	17（4）	1	150

注：社会实践利用假期进行，不单独占用日常教学时间；结束第 4 学期教学工作之后，立即开始毕业实习。

五、专业类别

专业类别：健康管理医学类。

授予学位：医学学士。

六、主干学科和核心课程

（一）主干学科

基础医学、临床医学、健康管理学。

（二）核心课程

人体解剖学、组织胚胎学、生理学、病理学、病理生理学、药理学、卫生统计学、流行病学、社会医学与卫生事业管理、诊断学、内科学、外科学、妇产科学、儿科学、传染病学、医学心理学、社区预防与保健学、管理学、健康管理学、健康教育学、健康评估学、行为健康学、职业健康安全管理学、慢性病管理学、家庭健康管理学。

七、课程设置

（一）公共课程

思想道德修养及法律基础、马克思主义基本原理、毛泽东思想和中国特色社会主义理论体系概论、中国近现代史纲要、形势与政策、军事理论、大学计算机基础、体育、大学外语、大学生创新创业教育类课程群。

（二）专业基础课

医学伦理学、医患沟通、临床医学导论、全科医学概论、循证医学、预防医学课程群（含医学统计学、流行病学、卫生学）、社会医学、管理学原理、医用高等数学、医学物理学、分子医学课程群（含医学化学、细胞生物学、医学遗传学、生物化学与分子生物学）、人体形态学与疾病基础（含组织学与胚胎学、系统解剖学、局部解剖学、病理学）、人体机能学与疾病基础（含生理学、病理生理学、药理学）、病原生物与免疫学（含微生物学、免疫学、寄生虫学）。

（三）专业课

临床医学课程群（含诊断学、外科学总论、临床技能课、医学影像学、中医学基础、医学心理学、精神病学、内科学、外科学、妇产科学、儿科学、传染病学、神经内科学、急诊医学、耳鼻喉科学、皮肤性病学、眼科学）、健康管理课程群（健康管理学、家庭健康管理学、慢性病管理学、职业健康安全管理学、社区卫生服务管理、健康信息管理、社区预防与保健学、健康教育学、健康评估学、行为健康学、卫生经济学、卫生法学、医学社会学）。

八、实践教学

健康管理医学专业培养过程包括丰富的实践内容，学习期间实践或实习教学时间约占三分之一。

（一）基础实验

综合性实验包括模拟不同场景和不同人群，开展健康风险评估、健康指导和健康干预的实验课程；探索性实验为给定实验主题，学生自主或合作设计实验方案，并利用已有条件加以实现的实验课程。

（二）见习和实习

1.临床见习和实习　临床见习，开课学期内每两周一次采取课堂模拟教学与现场实践教学相结合的教学方法进行临床见习。

临床毕业实习共38学分，进行38周，通过医院科室轮转进行教学查房、临床病例讨论等教学实践活动，培养学生临床医学素养。

2. **健康管理见习和实习**　健康管理见习，开课学期内每两周一次采取课堂模拟教学与现场实践教学相结合的教学方法进行健康管理见习。

健康管理毕业实习共 12 学分，进行 12 周，注重促进学生健康管理专业技能规范化培养，通过实习前培训、健康需求分析、健康危险分析、健康教育、健康干预计划的制订实施和评估、案例讨论等教学方式，巩固应用理论知识，有效提升学生的健康管理专业实践能力。

（三）社会实践

学生在修业年限期间，支持和指导学生参加勤工助学、社区健康志愿服务、健康管理创新实验、社会实践等活动。鼓励和指导学生主持或参加大学生创新科研项目、参与教师科研项目，将调研报告、学术论文、获得专利等折算为学分，计入评奖评级成绩。

九、课程考核与免修

（一）课程考核

围绕课程目的与要求，重点培养临床医学与健康管理相结合的专业人才，建立学生学业成绩全过程评定体系和评定标准，包括形成性和终结性考核，并逐渐加大形成性考核的权重。

形成性考核主要是对学习过程的考核，应包括职业素质、学习态度、实践应用、沟通交流以及相关知识和能力的考核。

终结性考核包括课程考试、毕业综合考试和临床技能考试；要求学生在掌握一定临床知识的基础上提供个性化、专业化、全面化的健康管理服务。综合评价学生的知识、技能和素质、分析和解决问题能力以及获取和应用知识的能力。

还须进行基于教育测量学的考试分析，并将分析结果及时反馈给学生、教师和教学管理人员，持续改进教学，提高教学质量。

（二）课程免修

对于非核心课程，如果在大学专科阶段已经修学，可以免修。

要免修的课程，须得是在专科阶段的学时数应当达到或接近本培养方案规定的课时数。

免修学分数计入每学期学分数及最低学分数要求。

为了促进学生努力学习，每免修 2 个学分，须得自我增加选修 1 个学分。

十、教学计划

（一）学分及学分结构要求

1. 必修课程及结构要求　健康管理医学专业专科升本科必修课程及结构要求见表 14–11。

表 14–11　健康管理医学专业专科升本科必修课程及结构要求

课程类型	门数	必修课			
		学时	学时比例 /%	学分	学分比例 /%
公共课程	10	172	9.6	27	18.4
专业基础课程	26	764	42.8	54	36.7
专业课程	30	848	47.5	66	44.9
合计	66	1784	100	147	100
毕业实习(含毕业考试 1 学分、临床技能考试 1 学分)		50 周		52	

2. 选修课程及结构要求　健康管理医学专业专科升本科选修课程及结构要求见表 14–12。

表 14-12　健康管理医学专业专科升本科选修课程及结构要求

课程类别		最低学分（比例）	
		学分	比例 / %
专业选修课		4	13.3
公共选修课	自然科学类	10	33.3
	人文素养类	10	33.3
	体育生活类	2	5.7
	创新创业类	4	13.3
总计		30	100

3. 每学期学分数及最低学分要求　健康管理医学专业专科升本科每学期学分数及最低学分要求见表 14-13。

表 14-13　健康管理医学专业专科升本科每学期学分数及最低学分要求

学分要求	Ⅰ学年		Ⅱ学年			Ⅲ学年		毕业最低学分要求
	1学期	2学期	3学期	阶段最低学分要求	4学期	5学期	6学期	
必修课程	36	40	45	121	26			147
选修课程	2~10	2~10	2~10	6	2~10			8
学期最低学分	38	42	47	127	28			155
学期最高课内学分	50	50	50		50	50	50	
课外学分	1~3	1~3	1~3	3	1~3	1~3	1~3	

（二）选修课

1. 公共选修课　包括自然科学类、人文素质类、体育生活类和创新创业类课程等，由学校统一组织教学，学生根据本专业选修课学分结构要求，结合个人兴趣自由选择。

2. 专业选修课　包括行为医学、妇幼保健学、遗传与优生优育、卫生防疫、健康教育与健康促进、营养与食品卫生、常用护理技术、老年病学、精神病学、神经病学、循证医学、医学信息检索与利用等。

十一、毕业与学位授予

在规定的修业年限内，学生取得培养方案要求的最低学分并满足学分结构要求，完成所有教学环节并通过考核，在德、智、体、美等方面达到毕业要求，准予毕业，发给毕业证书并授予医学学士学位。

十二、其他说明

1. 形势与政策课：按平均每学期 16 周，每周 1 学时计算进行课程设置，除课堂教学外，还采取专题报告会、社会实践等多种形式开展教学。

2. 大学生创新创业教育类课程群：包括大学生职业规划、创新创业教育和大学生就业指导。

3. 健康管理课程群：健康管理学、全球健康学、生命健康学、慢性病健康管理学、社区健康管理学、社区预防与保健学、家庭健康管理学、卫生应急管理学、社会心理学、健康教育学、健康评估学、行为健康学、文化与健康学、自然医学概论、健康传播学、健康保险与健康管理、职业健康安全管理、健康大数据、物联网医学、健康测量学、健康养生学、公共健康学、宏观卫生经济学、公共管理学、医疗保险学、战略管理学等教学内容。

4. 预防医学课程群：包括医学统计学、流行病学、预防医学和社会医学 4 门课程。其中预防医学包含环境卫生学、劳动与职业医学、营养与食品卫生学、卫生毒理学等教学内容；社会医学包含社会医学、卫生事业管理、医学社会学、卫生经济学、卫生法学、健康教育学和社会保障学等教学内容。

5. 基础医学教学内容为整合课程群，其中分子医学课程群含基础化学、有机化学、细胞生物学、遗传学、生物化学和分子生物学等；人体形态学与疾病基础课程群含组织学与胚胎学、人体解剖学和病理学等；人体机能学与疾病基础课程群含生理学、病理生理学和药理学等；病原生物学和免疫学课程群含医学微生物学、人体免疫学和人体寄生虫学等。

6. 临床技能课程群：含检体诊断学、外科和手术学总论、临床技能课等。检体诊断学、外科学总论和临床技能课的临床见习课采取模拟教学与床旁教学相结合的方式，统筹安排在临床技能中心和教学基地完成；部分临床见习课教学（例如问诊、异常体格检查等内容）安排在教学基地教学。

7. 医学影像学的教学内容除原医学影像学的教学内容外，还应含超声诊断学（包括超声心动图）的教学内容。

8. 课程设置中包含的所有课程为必修课（公共课程、专业基础课和专业课），完成考核才能获得对应学分。课程群中包含的其余课程为选修课，结合自身实际情况进行选择。

十三、教学进程表

1. **教学课程进程表** 见表 14-14。

表14-14　健康管理医学专业专科升本科教学课程进程表

课程类别	课程代码	课程名称	学分、学时数分配				按学年及学期分配（学时数）								
							I学年		II学年		III学年		IV学年		V学年
			学分	总学时	理论课学时	实验课学时	1学期 17周	2学期 18周	3学期 18周	4学期 18周	5学期 18周	6学期 18周	7学期 18周	8学期 14周	9~10学期 50周
(1)	(2)	(3)	(4)	(5)	(6)	(7)	(8)	(9)	(10)	(11)	(12)	(13)	(14)	(15)	(16)
公共课程	11060601	思政课　思想道德修养及法律基础	3	48	42	6		48							
	11060401	马克思主义基本原理	3	54	48	6				54					
	11060201	毛泽东思想和中国特色社会主义理论体系概论	6	96	78	18			96						
	11060501	中国近现代史纲要	2	32	26	6		32							
	11060604 11060605	形势与政策	2	36	36				18		18				
	11570102	军事理论	2	36	36		36								
	11012001	医学信息检索与利用	1	20	14	6			20						
	11130101 11130102 11130103 11130104	大学计算机基础 体育	4 4	72 120	42 16	30 104	72 30	30	30	30					

第16周进医院实习（8学期）

毕业学习（9~10学期）

续表

课程类别 (1)	课程代码 (2)	课程名称 (3)	学分 (4)	总学时 (5)	理论课学时 (6)	实验课学时 (7)	I学年 1学期 17周 (8)	2学期 18周 (9)	II学年 3学期 18周 (10)	4学期 18周 (11)	III学年 5学期 18周 (12)	6学期 18周 (13)	IV学年 7学期 18周 (14)	8学期 14周 (15)	V学年 9~10学期 50周 (16)
公共课程	11120105 11120106 11120107 11120108	大学外语	12	216	216		54	54	54	54					
	11560003 11560002 11580101 11560001	大学生创新创业教育类课程群	2	36	36		10	8	18						
专业基础课程	11060102	医学伦理学	2	36	30	6				36					
	11060101	医患沟通	1	18	18						18				
	11140104	临床医学导论	1	18	18		18								
	11020803	全科医学概论	1	18	18				18						
	11570101	循证医学	2	36	30	6				36					
	11020502	预防医学课程群 医学统计学	3	54	36	18					54				
		流行病学	3	54	36	18						54			
		卫生学	3	54	54							54			

第16周进医院实习

毕业实习

续表

课程类别 (1)	课程代码 (2)	课程名称 (3)		学分 (4)	总学时 (5)	理论课学时 (6)	实验课学时 (7)	I学年 1学期 17周 (8)	2学期 18周 (9)	II学年 3学期 18周 (10)	4学期 18周 (11)	III学年 5学期 18周 (12)	6学期 18周 (13)	IV学年 7学期 18周 (14)	8学期 14周 (15)	V学年 9~10学期 50周 (16)
		社会医学		3	54	54						54				
		管理学原理		3	54	54			54							
	11011407	医用高等数学		1	20	20		20								
	11011408	医学物理学		2.5	45	30	15	45								
专业基础课程		基础医学课程群	分子医学	基础化学	2.5	45	24	21	45								
				有机化学	3	54	30	24	54								
				细胞生物学	2	36	16	20		36							
				医学遗传学	2	36	20	16		36							
	11011804			生物化学及分子生物学	5	90	50	40		90							
	11011602		人体形态学与疾病基础	组织学与胚胎学	2.5	45	24	21		45							
				系统解剖学	3	54	20	34		54							
				局部解剖学	4	72	27	45			72						
	11010704			病理学	4	72	36	36				30			42		

毕业实习 50周；第16周进医院实习

续表

课程类别(1)		课程代码(2)	课程名称(3)	学分(4)	总学时(5)	理论课学时(6)	实验课学时(7)	I学年 1学期 17周(8)	I学年 2学期 18周(9)	II学年 3学期 18周(10)	II学年 4学期 18周(11)	III学年 5学期 18周(12)	III学年 6学期 18周(13)	IV学年 7学期 18周(14)	IV学年 8学期 14周(15)	V学年 9~10学期 50周(16)
专业基础课程	基础医学课程群 · 人体机能学与疾病基础	11010903	生理学	2.5	48	48				48						
		11010202	病理生理学	1.5	30	30						30				
		11011003	药理学	2.5	48	48						48				
		11011903	机能实验	5	90		90					60				
	基础医学课程群 · 病原生物与免疫学		微生物学	2	36	19	17				36					
			免疫学	2	36	19	17				36					
			寄生虫学	2	36	12	24				36					
专业课程	临床医学课程群	11480011	诊断学	5	90	66	24				90					
			外科学总论	3.5	62	42	20					62				
			临床技能课	5	90		90						90			
			实验诊断学	2	36	30	6				36					
		11480007	医学影像学	3	54	30	24						54			
		11480010	中医学基础	2.5	45	36	9						45			
			医学心理学	1.5	24	24							24			
			精神病学	1.5	24	18	6						24			

IV学年 8学期：第16周进医院实习

V学年 9~10学期：毕业实习

续表

课程类别 (1)	课程代码 (2)	课程名称 (3)	学分、学时数分配				按学年及学期分配（学时数）									
			学分 (4)	总学时 (5)	理论课学时 (6)	实验课学时 (7)	I学年		II学年		III学年		IV学年		V学年
							1学期 17周 (8)	2学期 18周 (9)	3学期 18周 (10)	4学期 18周 (11)	5学期 18周 (12)	6学期 18周 (13)	7学期 18周 (14)	8学期 14周 (15)	9~10学期 50周 (16)
专业课程 临床医学课程群		内科学	6	108	90	18							108		毕业实习
		外科学	5	90	80	10							90		
	11480006	妇产科学	3	54	44	10							54		
	11480008	儿科学	2.5	46	38	8							46		
	11480004	传染病学	1	20	16	4								20 第16周进医院实习	
	11480003	神经内科学	1.5	28	22	6								28	
	11480002	急诊医学	1.5	28	22	6								28	
	11480001	耳鼻喉科学	1.5	28	22	6								28	
	11480005	皮肤性病学	1.5	26	20	6								26	
		眼科学	1.5	26	20	6								26	
健康管理课程群		健康管理学	3	54	46	8						54			
		家庭健康管理学	2	36	30	6								36	

续表

课程类别	课程代码	课程名称	学分、学时数分配				按学年及学期分配（学时数）									
							I学年		II学年		III学年		IV学年		V学年
			学分	总学时	理论课学时	实验课学时	1学期 17周	2学期 18周	3学期 18周	4学期 18周	5学期 18周	6学期 18周	7学期 18周	8学期 14周	9~10学期 50周
(1)	(2)	(3)	(4)	(5)	(6)	(7)	(8)	(9)	(10)	(11)	(12)	(13)	(14)	(15)	(16)
专业课程		健康管理课程群 慢性病管理学	2	36	30	6								36	
		职业健康安全管理学	2	36	30	6								36	
		社区卫生服务管理	2.5	44	26	18						44			
		健康信息管理	2	36	28	8							36		
		社区预防与保健学	3	54	44	10						54			
		健康教育学	1.5	28	22	6							28		
		健康评估学	1.5	28	22	6							28		
		行为健康学	1.5	28	22	6								28	

第16周进医院实习（8学期）

毕业实习（V学年）

续表

课程类别	课程代码	课程名称	学分、学时数分配				按学年及学期分配（学时数）								
			学分	总学时	理论课学时	实验课学时	I学年 1学期 17周	I学年 2学期 18周	II学年 3学期 18周	II学年 4学期 18周	III学年 5学期 18周	III学年 6学期 18周	IV学年 7学期 18周	IV学年 8学期 14周	V学年 9~10学期 50周
(1)	(2)	(3)	(4)	(5)	(6)	(7)	(8)	(9)	(10)	(11)	(12)	(13)	(14)	(15)	(16)
专业课程		卫生经济学	2	36	36									36	
专业课程		卫生法学	2	36	36									36	
专业课程		医学社会学	1	18	18									18	
毕业实习		毕业实习	50												
毕业实习		毕业考试	1												
毕业实习		临床技能考试（OSCE）	1												
合计			239	3404	2421	983	384	487	386	492	326	497	450	382	
周学时							22.6	27.1	21.4	27.3	18.1	27.6	25.0	27.3	
每学期开设门数							10	11	9	12	7	10	9	13	

2. 毕业实习安排表 见表 14-15。

表 14-15 健康管理医学专业专科升本科毕业实习安排表

课程类别	课程代码	课程名称	学分	周	按学年及学期分配（学分数）				
					Ⅰ学年		Ⅱ学年		Ⅲ学年
					1学期	2学期	3学期	4学期	5~6学期
					17周	18周	18周	18周	50周
(1)	(2)	(3)	(4)	(5)	(8)	(9)	(10)	(11)	(12)
毕业实习		内科实习	11	11					11
		外科实习	9	9					9
		妇产科实习	9	9					9
		儿科实习	9	9					9
		健康服务机构实习	12	12					12
		毕业考试	1						
		临床技能考试	1						

注：毕业实习的健康服务机构是：医院内设的健康管理科室，中医院治未病科室，健康管理服务机构（公司），社区卫生服务中心。

第四节 以福建医科大学为背景的健康管理医学本科专业人才培养方案文稿

一、培养目标

（一）总体培养目标

培养具有科学精神、人文素养和专业素质，德、智、体、美、劳全面发展，富有社会责任感，能适应经济社会发展需要的高素质健康管理医学专业人才。

（二）专业培养目标

培养掌握较扎实的基础医学、临床医学、预防医学和健康管理学知识，具有较强的实践能力和一定的创新意识，具备初步临床工作能力和职业发展潜能，能在医疗卫生单位从事医疗、预防、保健、健康管理、健康教育等方面工作，适应我国医疗卫生事业发展需要的应用型健康管理医学专业人才。

（三）素质、知识和能力目标要求

通过五年系统的理论学习与实践，在思想品德与职业素质、知识、能力等方面达到以下要求：

1. 思想道德修养和职业素质要求

①树立科学的世界观、正确的人生观和价值观，培养高尚的道德品质，热爱祖国，热爱人民。

②培养良好的职业精神，敬畏生命，珍爱健康，病人至上，救死护伤、大医精诚，愿为医疗卫生工作和人类身心健康做出贡献。

③具有严谨求实的科学精神、艰苦奋斗的优良作风；开拓进取、勇于创新；勤恳实干、甘于奉献；谦虚谨慎、爱岗敬业。

④具有法律意识，依法行医，用法律保护病人、健康管理服务对象和医师自身的权利。

⑤具有良好的职业道德和文化修养，自觉维护医学伦理道德，在健康管理医学执业实践中关爱、尊重病人与健康管理服务对象，尊重病人与健康管理服务对象的个人信仰。

⑥树立经济观念，在健康管理医疗活动中，考虑病人、健康管理服务对象及家属的利益，发挥卫生健康资源的最大收益。

⑦树立自主学习和终身学习观念，具有独立思考，刻苦钻研，不断培养自己分析问题、解决问题的能力，认识到持续自我完善的重要性，不断追求卓越。

⑧具备团队精神和大局观念，善于与人沟通，注重团结合作。

⑨了解体育运动的基本知识，初步掌握锻炼身体的基本技能，养成科学锻炼身体的习惯，具有良好的身体素质，满足学习和工作需要。

⑩了解国防知识，树立国防观念，通过军事训练锻炼身心素质和快速反应能力。

2. 知识目标

①掌握与健康管理医学相关的自然科学、人文社会科学等学科的基础知识和科学方法，并能用于指导未来的学习和医学实践。

②掌握人体生命各阶段的正常结构、功能、心理状态等有关知识。

③掌握人体生命各阶段疾病的病因、发病机制、临床表现、诊断、治疗及预后等有关知识。

④认识到环境因素、社会因素及行为心理因素对疾病形成与发展的影响，认识到预防疾病的重要性。

⑤掌握基本的药理知识及临床合理用药原则。

⑥能应用医学等科学知识处理个体、群体和卫生健康系统中的问题，特别要掌握健康管理和疾病预防的原则。

⑦掌握中医学的基本特点，了解中医学诊疗基本原则。

⑧掌握流行病学、统计学等相关学科的知识与方法，了解科学实验在医学研究中的重要作用及基本方法。

3. 技能目标

①具有较强的临床思维和表达能力，能全面、系统、正确地采集病史，能系统、规范地进行体格检查和精神状态评价，能规范地书写病历。

②具有内科、外科、妇产科、儿科等各科常见病、多发病的诊断与处理能力，具有一般急症的诊断、急救与处理能力。

③能够依据客观证据，提出安全、有效、经济的治疗方案。

④能够应用常用的科学方法，提出相关的科学问题并进行

探讨。

⑤具有良好的交流沟通能力，能够与病人、健康管理服务对象、医生和其他医疗卫生健康专业人员进行有效的交流。

⑥结合健康管理医学工作实际，能够独立利用图书资料和现代信息技术研究健康管理医学问题，获取新知识与相关信息。

⑦有从事社区卫生服务及管理的基本能力。能够对病人、健康管理服务对象和公众进行有关健康生活方式、疾病预防控制等方面知识的健康教育与健康促进。

⑧掌握一门外语，具有听、说、读、写能力，能阅读本专业外语文献。

⑨具有一定的自主学习和终身学习的能力。

二、主干学科和核心课程

（一）主干学科

基础医学、临床医学、预防医学、管理学。

（二）核心课程

人体解剖学、组织学与胚胎学、生理学、生物化学与分子生物学、病原生物学、医学遗传学、医学免疫学、药理学、病理学、诊断学、内科学、外科学、妇产科学、儿科学、神经病学、急诊医学、社会医学、流行病学、卫生统计及软件应用、管理学基础、健康管理学、健康教育与健康促进、健康管理服务技能与实践。

三、修业年限和授予学位

（一）修业年限

五年。

（二）授予学位

医学学士。

四、课程设置、专业教学计划和教学安排

（一）课程修读类型

分为必修课和选修课。

必修课：共 63 门，总学时 3490，计 190 学分。其中，通识教育课程 19 门，1107 学时，58 学分；专业基础课程 27 门，1593 学时，87.5 学分；专业课程 17 门，790 学时，44.5 学分。

选修课：分为公共选修课程和专业选修课程。公共选修课应修满 12 学分（其中，人文与社会科学类和艺术类课程各 2 学分），专业选修课应至少修满 4 学分。

（二）学分与教学计划

毕业实习 52 学分，毕业考核 2 学分。临床集中见习 2 学分，早临床实践 2 学分，创新创业活动 4 学分，社会实践 2 学分，第二课堂活动 4 学分，军事训练 2 学分。

总学分为 276。具体课程设置及授课学时见表 14-16，学分、学时数分布见表 14-17。

表14-16　健康管理医学专业教学计划表

课程性质	序号	课程名称	修读形式	考试	考查	学分	总计	讲课	实验见习/习讨论	第一学年 1(17周)	第一学年 2(18周)	第一学年 实践	第二学年 3(19周)	第二学年 4(18周)	第二学年 实践	第三学年 5(19周)	第三学年 6(18周)	第三学年 实践	第四学年 7(18周)	第四学年 8(18周)	第五学年 9	第五学年 10
通识教育课程	1	军事理论教育	必修		2	2	36	36				2.5										
	2	毛泽东思想和中国特色社会主义理论体系概论		3		5.5	96	54	42				5.5									
	3	中国近现代史纲要			4	2	32	24	8					2								
	4	马克思主义基本原理		4		2.5	48	36	12					2.5								
	5	思想道德修养与法律基础			1	2.5	48	36	12	3												
	6	体育			1~4	4	140		140	2			2	2		2						
	7	大学英语		1,3~4	2	12	216	216		3			3	3								
	8	医学英语			5~6	4	72	72								2	2					
	9	医用高等数学		1		2	36	36		2												
	10	医学物理学		2		3.5	63	48	15		3.5											
	11	计算机应用基础			2	2	36	18	18	2												
	12	基础化学		1		3.5	63	36	27		3.5											
	13	有机化学		2		4	72	48	24		4											
	14	形势与政策			1~4	2	36	36		0.5	0.5		0.5	0.5								
	15	大学语文		3		1.5	27	27					1.5									
	16	大学生职业生涯与发展规划			4	1	18	18						1								
	17	大学生就业指导			4	1	18	18						1								
	18	创业基础			5	2	32	32								2						
	19	大学生心理健康教育			2	1	18	18			1											

注：
- 第一学年实践：社会实践1周，早临床实践2周
- 第二学年实践：社会实践1周
- 第三学年实践：诊断学、外科学基础中见习2周
- 第五学年 毕业实习：毕业实习52周。临床医学实习43周，健康管理医学实习9周（实习自第四学年暑假开始）
- 第四学年：7（18周）、8（18周）

续表

课程性质	序号	课程名称	修读形式	考试	考查	学分	总计	讲课	实验见习讨论	第一学年 1(17周)	第一学年 2(18周)	第一学年 实践	第二学年 3(19周)	第二学年 4(18周)	第二学年 实践	第三学年 5(19周)	第三学年 6(18周)	第三学年 实践	第四学年 7(18周)	第四学年 8(18周)	第五学年 9	第五学年 10
专业基础课程	20	细胞生物学	必修	1		3	54	30	24	3.5												
	21	系统解剖学		2		6	108	18	90		6												
	22	组织学与胚胎学		2		4.5	81	42	39		4.5												
	23	生理学		3		4.5	81	81					4.5										
	24	生物化学与分子生物学		3		6	108	72	36				6										
	25	病原生物学		4		5	90	58	32			社会实践1周，早临床实践2周		5									
	26	医学免疫学		4		3	54	39	15					3									
	27	医学遗传学			4	1.5	27	27						1.5									
	28	病理学		5		6	108	54	54							6							
	29	病理生理学		5		2.5	45	45								2.5							
	30	局部解剖学			4	3	54	18	36					3	社会实践1周								
	31	药理学		5		4	72	72								4							
	32	机能学实验		5		2.5	72		72							4							
	33	医学伦理学			5	1.5	27	27									1.5						
	34	医学心理学			6	1.5	27	27									1.5						
	35	诊断学		6		6	108	63	45							6	诊断学、外科学基础集中见习2周						
	36	实验诊断学		6		2	36	27	9							2							
	37	医学影像学		6		2.5	45	33	12							2.5							
	38	外科学基础		6		3.5	60	39	21							3.5							
	39	全科医学概论			6	1	18	18								1							
	40	卫生法学			6	1	18	18						1									
	41	循证医学			4	2	36	27	9							1							

第五学年（9、10）毕业实习：毕业实习52周。临床医学实习43周，健康管理医学实习9周（实习自第四学年暑假开始）。

续表

课程性质	序号	课程名称	修读形式	按学期分配		学分	学时数			按学年及学期周分配周学时数													
				考试	考查		总计	讲课	实验见习讨论	第一学年 1(17周)	第一学年 2(18周)	第一学年 实践	第二学年 3(19周)	第二学年 4(18周)	第二学年 实践	第三学年 5(19周)	第三学年 6(18周)	第三学年 实践	第四学年 7(18周)	第四学年 8(18周)	第四学年 实践	第五学年 9	第五学年 10
专业基础课程	42	流行病学	必修	5		3	48	39	9							3							
	43	卫生统计及软件应用		5		3	54	30	24							3							
	44	预防医学		6		4	72	48	24								4						
	45	社会医学		6		2	36	27	9								2						
	46	管理学基础		3		3	54	45	9							3							
	47	中医学			6	2.5	45	45									2.5						
专业课程	48	内科学		8	7	9	162	100	62										4	5.5			
	49	外科学		8	7	6	108	54	54										3	3			
	50	妇产科学		8	7	4	72	36	36										3	1			
	51	儿科学		8	7	4	72	36	36										3	1			
	52	传染病学		8		2	36	27	9											3			
	53	神经病学		7		2	36	27	9										2	2			
	54	精神病学			7	2	36	24	12											2			
	55	耳鼻咽喉头颈外科学			7	1	16	16											1				
	56	皮肤性病学			7	1	16	16												1			
	57	眼科学			8	1	16	16											1				
	58	急诊医学		8		1	21	21												1			
	59	健康管理学		7		3	54	45	9										3				
	60	健康教育与健康促进		8		2	32	26	6										3				
	61	健康信息管理			8	1	18	12	6											2			
	62	健康管理服务分技能与实践		8		2	32	26	6										1				
	63	健康监测与评估		8		1	18	12	6										1				

第一学年 实践：社会实践1周，早临床实践2周

第二学年 实践：社会实践1周

第四学年 实践：诊断学、外科学基础集中见习2周

第五学年 毕业实习：毕业实习52周。临床医学实习43周，健康管理学实习9周（实习自第四学年暑假开始）

续表

课程性质	序号	课程名称	修读形式	按学期分配			学时数			按学年及学期分配周学时数												
				考试	考查	学分	总计	讲课	实验见习/讨论	第一学年			第二学年			第三学年			第四学年		第五学年	
										1(17周)	2(18周)	实践	3(19周)	4(18周)	实践	5(19周)	6(18周)	实践	7(18周)	8(18周)	9	10(毕业实习)
		总学时、学分及周学时数				190.0	3490	2372	1118	22.5	25.5		23	25.5		30	29.5		22	21		
		每学期开课门数								8	9		7	12		9	12		9	11		
		每学期考试门数								4	5		4	6		5	6		6	9		
专业选修课程	1	临床医学导论	选修		3	2	36	18	18				2									
	2	医学科研方法学			4	1	27	18	9					1								
	3	医患沟通			6	1	18	12	6							1						
	4	老年医学			8	1	18	18												1		
	5	卫生应急			8	1.5	32	23	9											2		
	6	社区健康服务与管理			8	1.5	32	23	9											2		
	7	老年健康服务与管理			8	1.5	32	23	9											2		
	8	经济学概论		6		1	24	24									2					
	9	卫生经济学		6		1	24	24									2					
	10	卫生政策学		6		1.5	24	24									3					
	11	卫生事业管理学		6		1	18	18									3					
	12	医院管理学		7		1.5	24	24											3			
	13	医疗保险学		7		1	18	18												2		
	14	卫生服务市场营销		7		1	16	16												2		

备注：①上述课程共77门，包括19门通识教育课程，27门专业基础课程，17门专业课程，14门专业选修课程（专业选修课程需修满4学分）。上述大多数课程已经在福建医科大学五年制医学专业和四年制公共事业管理专业中开设。健康信息管理学课程福建医科大学也有能力开设。

②毕业考核（临床医学＋健康管理学）2周，定在第10学期毕业前3周进行。

表 14-17　健康管理医专业学分、学时数统计表

课程类别		门数	学分			学时数				
			合计	比例 /%		理论讲课	实验见习讨论	合计	比例 /%	
课堂教学	必修课程	通识教育课程	19	58	21.0		809	298	1107	29
		专业基础课程	27	87.5	31.7		1024	569	1593	42
		专业课程	17	44.5	16.1		539	251	790	21
	选修课程	专业选修课		4	1.4				72	2
		公共选修课		12	4.3		216	0	216	6
	小计			206	74.6		2588	1118	3778	100
集中实践环节	军事训练			2	0.7					
	社会实践			2	0.7					
	创新创业活动			4	1.4					
	第二课堂活动			4	1.4					
	临床集中见习			2	0.7					
	早临床实践			2	0.7					
	毕业实习			52	18.8					
	毕业考核			2	0.7					
	小计			70	25.4					
合计				276	100					

1. 必修课理论课学时数：实验课学时数=2.07：1
2. 必修课学时数：选修课学时数=11.52：1
3. 实践教学环节学分占总学分比例＝73.5/262.5×100% ＝28.0%
4. 实践教学环节（含课内实验）学分占总学分比例 ＝121.8/262.5×100%=46.4%

（三）教学时间安排

教学时间分配见表 14–18。

表 14–18　五年制健康管理医学专业教学时间分配（单位：周）

学年	教学	考试	入学及毕业教育	军事训练、社会实践、创新创业活动等	临床实习、健康管理实习	假期	机动	合计
一	35	2	1	3		10	1	52
二	37	2		4		8	1	52
三	37	2		4		8	1	52
四	36	2		1	8	4	1	52
五		2	1		44		1	48
合计	146	10	2	13	52	28	5	256

五、创新创业能力训练

学生必须参加科技创新活动，可以选择以下方式进行，总学分必须达到 4 学分。

（一）专业学术讲座

每学年安排专业教师或校外专家为学生进行专业学术讲座。

（二）大学生创新创业（实践）训练活动

鼓励学生积极参加学校的创新创业训练项目，在项目结题后，按照项目级别分别给予不同学分。

（三）本科生导师制

依托本科生导师制，鼓励学生积极参与指导教师的科研项目，或者到医院、健康管理机构跟随指导教师学习。

六、社会实践、军事训练和第二课堂活动

包含各类社会实践活动、校园文体活动以及有关竞赛、人文讲座等。

（一）社会实践

采取学校组织和学生自愿相结合的形式，鼓励扶持学生到乡镇基层医疗卫生单位、健康管理服务中心等开展包括社会调查、社会服务、公益劳动等内容的实践活动。社会实践工作一般安排在假期进行。

（二）军事训练

第1学期集中安排2周军事训练，通过军训，使学生学会基本军事知识，增强国防意识，增强学生的组织纪律观念，增强学生的集体主义精神、互相协作精神。

（三）早期参与临床实践和健康管理实践相关活动

第一学年暑假，安排学生到就近的医院、临床教学基地、健康管理中心，进行观摩，参与临床医疗服务实践和健康管理实践相关活动，如导诊、健康体检、健康咨询等活动，加强健康管理医学专业教育，提高学生对健康管理医学专业的认识水平。

七、毕业实习教学

毕业实习安排在第9~10学期，共52周。

临床医学实习43周：其中，内科14周、外科14周、妇产科5周、儿科5周、急诊科2周、全科医学实习2周、岗前教育培训1周。

健康管理医学实习9周：其中，疾病预防控制中心3周；医院健康管理部门、基层医疗卫生机构或学校确定的其他健康管理医学实习基地6周。

八、成绩考核和学位授予

（一）成绩考核

按照教学计划进行考核。各课程考核内容以实施的教学大纲为依据，考核工作由学校统一安排。必修课成绩均按百分制记载，折算学分和绩点，选修课考核按合格和不合格记载，成绩合格则取得相应学分。

除各门课程考核外，学生还必须通过毕业考核。毕业考核一般安排在最后学年进行，包括临床医学和健康管理学两部分内容，两部分内容均需要达到合格要求，成绩合格则取得相应学分。

（二）毕业及学位授予

修读完本专业所规定的全部课程，符合下列条件者准予毕业：

1. 达到必修课、选修课及素质拓展课程设置所规定的学分要求。

2. 完成所有集中性实践性教学环节学分要求。

3. 通过毕业考核。

4. 符合学籍管理规定。

准予毕业的学生，符合《中华人民共和国学位条例》和学校学士学位授予相关规定条件者，经学校学位委员会审核批准，授予医学学士学位。

第十五章　综合性大学健康管理西医学本科专业人才培养方案文稿

本章由以河南大学为背景的健康管理西医学本科专业人才培养方案文稿和以佳木斯大学为背景的健康管理西医学本科专业人才培养方案文稿2篇文稿组成。

第一节　以河南大学为背景的健康管理西医学本科专业人才培养方案文稿

一、专业培养目标及要求

（一）专业培养目标

全面贯彻国家教育工作方针和卫生健康工作方针，落实立德树人的根本任务，依托学校深厚办学底蕴，培养具有良好职业素养的，具备健康管理医学工作能力、基本科研能力、终身学习能力的健康管理医学专门人才。

（二）专业要求

本专业学生应树立正确的世界观、人生观、价值观，热爱祖国，忠于人民，遵纪守法，愿为全民族和人类卫生健康事业奋斗终生。应在以下四个领域达到基本要求：

1. 科学和学术领域

①具备自然科学、人文社会科学、行为科学、生物医学、临床医学、预防医学、管理学等学科的基础知识，用于指导未来的学习和医学实践。

②掌握生命各阶段的人体的正常结构和功能，心理健康的标准。

③掌握生命各阶段各种常见病、多发病的发病原因，认识到环境因素、社会因素及行为心理因素对疾病形成与发展的影响，认识到预防疾病的重要性。

④掌握生命各阶段各种常见病、多发病的发病机制、临床表现、诊断及防治原则、预后。

⑤掌握基本的药理知识及临床合理用药原则。

⑥掌握健康教育、疾病预防和筛查的原则，掌握缓解与改善疾患和残障、康复以及临终关怀的有关知识。

⑦掌握传染病的发生、发展以及传播的基本规律，掌握常见传染病的防治原则。了解公共卫生事件的处理原则。

⑧能够获取、甄别、理解并应用医学等科学文献中的证据。

⑨能够应用常用的科学方法，提出相应的科学问题并进行探讨。

⑩掌握临床流行病学的有关知识与方法，理解科学实验在医学研究中的重要作用。

2. **临床能力领域**

①具有良好的交流沟通能力，能够与患者、家属、医生和其他卫生专业人员等进行有效的交流。

②能够全面、系统、正确地采集病史。

③能够系统、规范地进行体格检查及精神状态评价，规范地书写病历。

④能够依据病史和体格检查中的发现，形成初步判断，并进行鉴别诊断，掌握患者在上、下级医院转诊时机。

⑤能够根据患者的病情、安全和成本效益等因素，选择适宜的临床检查方法并能说明其合理性，对检查结果能做出判断和解释。

⑥能够了解患者的问题、意见、关注点和偏好，使患者及家属充分理解病情；努力同患者及家属共同制订诊疗计划，并就诊疗方案的风险和益处进行沟通，促进良好的医患关系。

⑦能够根据不断获取的证据做出临床判断与决策，在上级医生指导下确定进一步的诊疗方案并说明其合理性。

⑧能够及时向患者和家属，或者监护人提供相关信息，使他们在充分知情的前提下选择诊断和治疗方案。

⑨能够发现并评价病情程度及变化，对需要紧急处理的患者进行急救处理。

⑩能够掌握临终患者的治疗原则，沟通家属或监护人，避免不必要的检查或治疗。用对症、心理支持等方法来达到人道主义的目的，提高舒适度并使患者获得应有的尊严。

⑪能够将疾病预防、早期发现、卫生保健和慢性疾病管理等知识和理念结合到临床实践中。

⑫能够对患者和公众进行有关健康生活方式、疾病预防等方面知识的宣传教育。

⑬能够在临床数据系统中有效地检索、解读和记录信息。

⑭能够建立、管理及分析健康档案。

⑮具备在社区或基层从事医疗卫生工作的能力。

3. 健康管理与社会领域

①具有保护、促进个体健康和人群健康的责任意识。

②掌握健康管理医学学科的基本理论、基础知识，并能够用于居民个体和群体健康管理实践工作。

③具有全面、系统、正确地采集健康信息，管理健康数据的能力。

④掌握健康教育与健康促进、健康体检、健康咨询、健康评估、慢性非传染性疾病管理、康复指导与管理等方面工作的理论和技能，胜任健康管理工作。

⑤具有对患者、服务对象和公众进行有关健康生活方式、疾病预防等方面知识宣传教育的能力。

⑥掌握传染病发生、发展、传播的基本规律和常见传染病的防治原则。

⑦能够把西医疾病"三级预防"知识、中医"治未病"理论和中医养生知识应用到健康管理实践工作。

⑧了解影响人群健康、疾病和有效治疗的因素，包括健康不公

平和不平等的相关问题，文化、精神和社会价值观的多样化，以及社会经济、心理状态和自然环境因素。

⑨能够了解我国医疗卫生系统的结构和功能，以及各组成部门的职能和相互关系，理解合理分配有限资源的原则，以满足个人、群体和国家的健康需求。

4. 职业素养领域

①能够根据《中国医师道德准则》为所有患者提供人道主义的医疗服务。

②能够了解医疗卫生领域职业精神的内涵，在工作中养成同理心、尊重患者和提供优质服务等行为，树立真诚、正直、团队合作和领导力等素养。

③能够掌握医学伦理学的主要原理，并将其应用于医疗服务中。能够与患者、家属和同行等有效地沟通伦理问题。

④知晓影响医生健康的因素，如疲劳、压力和交叉感染等，并注意在医疗服务中有意识地控制这些因素。同时知晓自身健康对患者可能构成的风险。

⑤能够了解并遵守医疗行业的基本法律法规和职业道德。

⑥能够意识到自己专业知识的局限性，尊重其他卫生从业人员，并注重相互合作和学习。

⑦树立自主学习、终身学习的观念，认识到持续自我完善的重要性，不断追求卓越。

⑧树立成本效益观念，选择合理的诊治方案和健康管理方案，充分掌握公平有效分配和合理使用有限资源的原则，充分利用可用资源达到最佳的治疗和健康管理效果。

⑨始终将患者和服务对象及社区的健康利益作为自己的职业责任。

⑩树立实事求是的科学态度和解决问题的方法，具有创新精神和敢于怀疑、敢于分析批判的精神。

⑪树立依法行医的观念，学会用法律保护患者和服务对象，以及自身的权益。

二、学制与学位

1. **学制**　实行弹性学制。基本修业年限 5 年，学生可在 5~8 年内完成学业。

2. **学位**　本专业学生在规定的弹性学制内修满学分并符合学位授予条件，授予医学学士学位。

三、毕业要求

毕业总学分要求达到 240.5 学分，其中必修课 181.5 学分（公共基础平台课 38 学分、学科基础平台课 75.5 学分、专业基础平台课 68 学分）；选修课 18 学分（其中专业基础选修课提供 10 学分，需选至少 5 学分；专业选修课提供 12.5 学分，需选至少 5 学分；公共选修课需选至少 8 学分）；集中性实践教学环节 41 学分（早期临床 2 学分、临床技能实训 1.5 学分、临床见习 4 学分、临床实习 20 学分、健康管理实习 6 学分、毕业考试 0.5 学分、"专项学分" 7 学分）。

学生修满各部分要求学分，并通过毕业考试，方可毕业。

四、课程设置及学分分配

课程设置及学分分配见表 15-1。

五、主干学科

基础医学、临床医学、预防医学、管理学。

六、主要课程

系统解剖学、局部解剖学、组织学与胚胎学、生物化学与分子生物学、生理学、细胞生物学、医学微生物学、医学遗传学、医学免疫学、药理学、病理学、病理生理学、诊断学、内科学（含神经病学、传染病学等）、外科学(含外科学总论)、妇产科学、儿科学、精神病学、眼科学、耳鼻咽喉科学、皮肤性病学、口腔科学、中医学、社会医学，流行病学、管理学原理、健康管理学、健康服务与管理技能、健康教育与健康促进。

表 15-1　课程设置及学分分配

学分及比例	合计	必修课					选修课				集中性实践教学环节							
		公共基础平台课	学科基础平台课	专业基础平台课	小计	专业基础选修课	专业选修课	公共选修课	小计	早期临床	临床技能实训	临床见习	临床实习	健康管理实习	毕业考试	专项学分	小计
学分	240.5	38	75.5	68	181.5 (28.5)	5	5	8	18	2	1.5	4	20	6	0.5	7	41
占总学分百分比/%	100	15.8	31.4	28.3	75.5	2.1	2.1	3.3	7.5	0.8	0.6	1.7	8.3	2.5	0.2	2.9	17

注：必修课小计一栏（ ）中的数字是指必修课实践教学的学分数。实践教学学分（不含选修课）占总学分的 29.9%。

七、课程安排表

1. 公共基础平台课　见表 15-2。

表 15-2　公共基础平台课（共 38 学分）

课程性质	课程编号	课程名称	学分	周学时	总学时	学时分配		开设学期
						理论	实践	
必修课	00101001	思想道德修养与法律基础	3	3	54	45	9	1~8
	00101002	马克思主义基本原理概论	3	3	54	45	9	1~8
	00101003	毛泽东思想和中国特色社会主义理论体系概论（一）	3	3	54	45	9	2~8
	00101004	毛泽东思想和中国特色社会主义理论体系概论（二）	3	3	54	45	9	2~8

续表

课程性质	课程编号	课程名称	学分	周学时	总学时	学时分配 理论	学时分配 实践	开设学期
	00101005	中国近现代史纲要	2	2	36	30	6	1~8
	00101006	形势与政策	2	2	128	36	92	1
	00200005	大学英语读写译（一）	2	2	36	36		1~4
	00200006	大学英语视听说（一）	2	2	36	36		1~4
	00200007	大学英语读写译（二）	2	2	36	36		1~4
	00200008	大学英语视听说（二）	2	2	36	36		1~4
	00200009	大学英语读写译（三）	2	2	36	36		1~4
	00200010	大学英语视听说（三）	2	2	36	36		1~4
	00200011	大学英语读写译（四）	2	2	36	36		1~4
	00200012	大学英语视听说（四）	2	2	36	36		1~4
必修课	00300001	大学体育（一）	1	2	36		36	1~4
	00300002	大学体育（二）	1	2	36		36	1~4
	00300003	大学体育（三）	1	2	36		36	1~4
	00300004	大学体育（四）	1	2	36		36	1~4
	00400001	大学计算机基础	2	3	54	36	18	1~8

2. 学科基础平台课　见表 15-3。

表 15-3　学科基础平台课（共 75.5 学分）

课程性质	课程编号	课程名称	学分	周学时	总学时	学时分配		开设学期	备注
						理论	实践		
必修课	02900101	医用高等数学	2	2	36	36		1	
	02900201	医用物理学	3	3	54	54		1	
	02900301	基础化学	3.5	4	72	54	18	1	
	02900401	系统解剖学	2	4	72		72	1	
	02900501	医学导论	1	2	18	18		1	
	02900601	有机化学	3.5	4	72	54	18	2	
	02900801	组织学与胚胎学	3	4	72	36	36	2	
	02900901	细胞生物学	2.5	3	54	36	18	2	
	02901001	医学文献检索	1.5	2	36	18	18	2	
	02901101	生理学	5	6	108	72	36	3	
	02901201	生物化学与分子生物学	6	7	126	90	36	3	
	02901301	人体寄生虫学	2.5	3	54	36	18	3	
	02901401	医学统计学	2.5	3	54	36	18	3	
	02901501	病理学	5	6	108	72	36	4	

续表

课程性质	课程编号	课程名称	学分	周学时	总学时	学时分配		开设学期	备注
						理论	实践		
必修课	02901601	医学微生物学	4	5	90	54	36	4	
	02901701	医学免疫学	3.5	4	72	54	18	4	
	02901801	医学伦理学	1.5	2	36	18	18	4	
	02910101	局部解剖学	2	4	72		72	4	
	02910201	医学英语	2	2	36	36		4	
	02901901	药理学	4.5	6	108	54	54	5	
	02902001	病理生理学	2.5	3	54	36	18	5	
	02902101	医学遗传学	2	2	36	27	9	5	
	03300701	医学心理学	2	2	36	36		6	
	02902201	预防医学	2.5	3	54	36	18	5	卫生学
	02902901	流行病学	1	1	26	18	8	5	
	02903001	社会医学	2	2	36	36		4	
		管理学原理	3	3	54	54		3	

3. 专业课　专业基础平台课见表 15-4。专业选修课见表 15-5。

表 15-4　专业基础平台课（共 68 学分）

课程性质	课程编号	课程名称	学分	周学时	总学时	学时分配		开设学期
						理论	实践	
必修课	03300101	诊断学	4.5	6	108	54	54	6
	03300201	外科学总论	3	4	72	36	36	6
	03300301	中医学	3	3	54	54		6
	03300501	实验诊断学	1.5	2	36	18	18	6
	03300601	医学影像学	2.5	3	54	36	18	6
	03300801	内科学	8	8	144	144		7
	03300901	外科学	6	6	108	108		7
	03301001	妇产科学	4	4	72	72		7
	03301101	儿科学	3	3	54	54		7
	03301201	精神病学	1.5	1.5	27	27		7
	03301501	眼科学	2	2	36	36		8
	03301601	耳鼻咽喉头颈外科学	2	2	36	36		8
	03301701	传染病学	2	2	36	36		8
	03301901	皮肤性病学	1.5	1.5	27	27		8
	03302001	神经病学	3	3	54	54		8

续表

课程性质	课程编号	课程名称	学分	周学时	总学时	学时分配		开设学期
						理论	实践	
必修课	03302101	康复医学	1	1	18	18		8
	03303401	急诊医学	1.5	3	36	18	18	8
		健康管理学	3	3	54	54		6
		健康服务与管理技能	3	3	54	36	18	6
		健康教育与健康促进	3	3	54	36	18	7
		健康信息管理	2	2	36	28	8	7
		老年健康服务与管理	1.5	1.5	26	20	6	7
		慢性病健康管理	2	2	36	28	8	8
		健康监测与评估	1.5	1.5	26	20	6	8
		社区健康服务与管理	2	2	36	28	8	8

表 15-5　选修课（从提供课课程中选修 18 学分）

课程性质	课程编号	课程名称	学分	周学时	总学时	学时分配		开设学期
						理论	实践	
专业基础选修课	02902401	批判性思维	1	1	18	18		2
	02903101	医学史	1	1	18	18		2
	02902601	生物信息学	1	1	18	18		5

续表

课程性质	课程编号	课程名称	学分	周学时	总学时	学时分配		开设学期
						理论	实践	
专业基础选修课	02902701	医事法学	2	2	36	36		5
	02902801	行为医学	2	2	36	36		5
		医学社会学	1	1	18	18		8
		卫生经济学	2	2	36	36		8
	03302801	临床药理学	2	2	36	36		6
	03302901	循证医学	2	2	36	36		7
	03303301	临床营养学	2	2	36	36		8
	03303501	老年病学	2	2	36	36		8
专业选修课	03303601	舒缓医学	1	1	18	18		8
	03301801	口腔科学	1.5	1.5	27	27		8
	03300401	全科医学概论	1	1	18	18		5
		妇幼保健	1	1	18	18		8
公共选修课	①本专业学科类别属于医学类 ②学生应选修除本专业所属学科之外四个模块中的通识课程（模块一：文化传承与人文素养；模块二：人类文明与社会发展；模块三：科学精神与科技进步；模块五：艺术情操与审美感悟），每个模块不少于2学分，总学分不少于8学分							

4. 集中性实践教学环节　见表 15-6。

表 15-6　集中性实践教学环节（共 41 学分）

课程性质	课程编号	课程名称	学分	周学时	总学时	理论	实践	开设学期	备注
集中性实践教学环节	02910301	早期临床	2	20	40	第 1~10 学期，其中：要求创新创业类课程至少修读 2 学分，国防教育必修 1 学分。社会实践类的专项活动安排在寒暑假期			2 周，第 1~4 学期安排（注：由开学院教务部门统筹）
	03302202	临床技能实训 I	1	2	36	0	36	7	
	03302203	临床技能实训 II	0.5	1	18	0	18	8	
	03302301	专项学分	7						
	03302401	临床见习	4	20	80	4 周，第 7~8 学期（注：临床见习主要采取同见习的方式，由开学院教务部门统筹）			
	03302501	临床实习	20	20	800	40 周，从第 8 学期课程考试结束之后即开始临床实习，第 9~10 学期实习期间不再有寒暑假期			
		健康管理实习	6	20	240	12 周，第 10 学期			
	03302601	毕业考试	0.5			第 10 学期（注：学生须在完成临床见习、临床实习、健康管理实习之后，通过毕业考试方可毕业）			

第二节　以佳木斯大学为背景的健康管理西医学 本科专业人才培养方案文稿

一、培养目标

本专业培养德、智、体、美、劳全面发展，适应区域经济发展要求，满足区域医学卫生事业人才储备的需求，系统掌握现代健康管理理论和医学专业基础理论、基本知识和基本技能，能在各级医疗卫生单位从事健康管理医学实践的健康管理医学专门人才；以及在以社会医疗保险部门为主的各级各类社会保障管理与经办部门、商业性健康保险机构、各类健康管理机构、医疗卫生事业单位、社区卫生服务机构、卫生行政部门等领域从事健康监测、健康评估、健康促进、健康干预、健康管理服务等工作的高素质健康管理医学应用型人才。

二、毕业要求

为了实现培养目标，使学生能胜任相关岗位的工作，学生应该具备良好的素质结构、知识结构和能力结构，具有从事健康管理医学工作及相关工作的能力。

毕业生应该达到以下基本要求：

（一）素质结构

1.具有过硬的政治素质，热爱祖国，遵纪守法，拥护中国共产党的基本路线、方针和政策，弘扬社会主义价值观。

2.具有良好的道德素质，热爱卫生健康事业，了解中国卫生健康现状和特征，关注全人群的健康。

3.具有合格的身体素质，包括健康的体魄和良好的生活习惯。掌握科学的体育健康与锻炼知识，能够科学合理地进行体育锻炼，形成健康生活理念，达到《国家学生体质健康标准》的合格要求。

4.具有较强的心理素质，树立正确的人生观和价值观，懂得吃苦、宽容、诚信、求真、务实，有较强的抗压能力，愿意扎根基层。

（二）知识结构

1.掌握马克思列宁主义、毛泽东思想、邓小平理论、"三个代表"重要思想、科学发展观、习近平新时代中国特色社会主义理论体系的基本原理。

2.掌握高等数学、生物学、行为科学和社会科学等基础知识和科学方法。

3.掌握基础医学、预防医学等方面的专业基础理论知识。

4.掌握临床医学、管理学等方面的专业理论知识。管理学方面的相关知识主要包括健康信息管理、健康咨询与指导、健康监测与评估、健康促进、健康服务管理等。

5.掌握卫生事业管理、卫生法规、医患关系管理等相关理论知识。

6.了解国内外健康管理、医药卫生领域的理论前沿、发展趋势及实践现状。

（三）能力结构

1.具有思辨能力。掌握正确的思维方法，正确运用健康管理医学的理论、概念、工作流程和标准进行系统思考，能够运用所学知识分析和解决患者与客户的健康管理需求。

2.具有交际能力。应具备一定的口头和文字表达能力，能清晰表达自己的内心想法，同时让对方理解；能够做到举止得当，情感表达富有感染力；具有较强的团队合作精神。

3.掌握内、外、妇、儿各科常见病、多发病的常规诊疗及常用临床操作规范。具有较好的临床思维和表达能力；具有系统规范的体格检查和精神检查能力；具有根据实际情况选择使用合适的临床技术，选择最适合、最经济、最合乎伦理的诊断和治疗方法的能力；具有常见创伤和急症的基本急诊急救能力；具有运用循证医学的原理进行医学实践，完善诊治方法的能力。

4.掌握健康管理医学专业技能。对于个人或群体，具备健康和疾病危险的评估能力；具备健康咨询、心理辅导能力；能够制订和实施健康促进计划；能够进行健康教育；具有从事社区健康调查、社区健康诊断、社区健康干预、社区健康管理的基本能力。

5.掌握一门外语，具备本专业外文文献资料阅读、翻译、写作、交流的基本能力。

6.掌握计算机应用、统计软件应用等基本技术。

7.具备初步的科学研究能力。

8.具备创新精神，具有自主学习和终身学习能力。

三、主干学科

基础医学、临床医学、预防医学、管理学。

四、核心课程

人体解剖学、组织学与胚胎学、生理学、生物化学、医学免疫学、病理解剖学、病理生理学、药理学、诊断学、内科学、外科学、妇产科学、儿科学、神经及精神病学、中医学、预防医学、社会医学、流行病学、医学统计学、健康管理学、健康信息管理、健康教育与健康促进。

五、学制及学位的授予

学制五年；本专业学生在校期间必须修满规定的223学分方可毕业，达到学位要求者授予医学学士学位。

六、学时、学分及学分比例

学时、学分及学分比例分配表见表 15-7。

表 15-7　健康管理西医学专业学时、学分及学分比例分配表

课程模块		学时	学分	学分比例 / %
通识教育课程	通识教育必修课程	628	33	14.80
	通识教育选修课程		8	3.59
学科基础课程		1440	78.5	35.20
专业课程	专业必修课程	1128	60.5	27.13
	专业选修课程		15	6.73
实践性教学环节			27	12.11
毕业综合考核		8	1	0.45
合计		3204	223	100

七、通识教育课程

通识教育课程教学进程表见表 15-8。

表15-8　健康管理西医学专业通识教育课程教学进程表

课程类别	课程模块	课程名称	总学时	学分	理论学时	实验/实践学时	修读学期	考核方式	周学时分配	备注
通识教育必修课	思政教育模块	思想道德修养与法律基础	48	3	24	24	1	考试	4×12	法学类学生免修；历史学专业学生免修《中国近现代史纲要》
		中国近现代史纲要	48	3	24	24	1	考试	4×12	
		马克思主义基本原理概论	48	3	24	24	2	考试	4×12	
		毛泽东思想和中国特色社会主义理论体系概论	80	5	40	40	4	考试	8×10	
		形势与政策（包括"四进四信"）	72	2	72		1~8	考查		除第5学期外，每学期8学时，共计2学分；习近平新时代中国特色社会主义思想"四进四信"专题辅导开设在第5学期，16学时
	军体模块	国防军事理论	16	1	16		1	考查	2×8	全校统一开设
		公共体育1	24	1		24	1	考试	2×12	体育学院学生免修
		公共体育2	32	1	4	28	2	考试	2×16	
		公共体育3	32	1		32	3	考试	2×16	
		公共体育4	32	1	4	28	4	考试	2×16	
	外语模块	大学外语1	36	2	36		1	考试	4×9	外语类专业学生免修
		大学外语2	48	3	48		2	考试	4×12	

续表

课程类别	课程模块	课程名称	总学时	学分	理论学时	实验/实践学时	修读学期	考核方式	周学时分配	备注
	外语模块	大学外语3	48	3	48		3	考试	4×12	外语类专业学生免修
		大学外语4	48	3	48		4	考试	4×12	
	健康教育模块	大学生健康教育	16	1	16		2	考查	2×8	全校统一开设
	小计		628	33	404	224				
通识教育选修课	人文社科模块									
	自然科技模块			8			2~7	考查		
	医学保健模块									
	艺术体育模块									
	创新创业模块									
	小计			8						
合计			628	41	404	224				

注：周学时分配为每周学时 × 上课周数，下同。

八、学科基础课程

学科基础课程教学进程见表 15-9。

表 15-9　健康管理西医学专业学科基础课程教学进程表

课程类别	课程序号	课程名称	总学时	学分	理论学时	实验／实践学时	修读学期	考核方式	周学时分配
	1	大学计算机	32	1.5	16	16	1	考查	4×8
	2	高等数学	28	1.5	28		1	考查	4×7
	3	医用物理	48	2.5	36	12	1	考试	4×12
	4	无机化学	52	2.5	40	12	1	考试	4×13
	5	医用有机化学	40	2	32	8	2	考查	4×10
	6	医学细胞生物学	28	1.5	28		2	考查	4×7
学科基础课	7	组织学与胚胎学	68	3.5	36	32	2	考试	4×17
	8	人体解剖学	96	6	72	24	2	考试	6×16
	9	医学统计学	54	3	42	12	2	考试	6×9
	10	生理学	88	5	88		3	考试	8×11
	11	生物化学	96	6	96		3	考试	6×16
	12	医学遗传学	40	2.5	40		3	考试	4×10
	13	医学心理学	18	1	18		3	考查	2×9

续表

课程类别	课程序号	课程名称	总学时	学分	理论学时	实验/实践学时	修读学期	考核方式	周学时分配
学科基础课	14	医学伦理学	16	1	16		3	考查	4×4
	15	生物技术实验	64	3		64	3	考查	4×16
	16	医学免疫学	54	2.5	42	12	4	考查	6×9
	17	医学微生物学	72	3.5	48	24	4	考试	4×18
	18	病理解剖学	96	6	60	36	4	考试	6×16
	19	预防医学	52	3	32	20	4	考查	4×13
	20	病理生理学	44	2.5	44		5	考查	4×11
	21	药理学	64	3.5	64		5	考查	4×16
	22	局部解剖学	48	2.5	16	32	5	考查	4×12
	23	医学寄生虫学	44	2	24	20	5	考查	4×11
	24	医学机能学实验	56	3		56	5	考查	4×14
	25	流行病学	66	3.5	48	18	5	考试	6×11
	26	社会医学	36	2	24	12	5	考查	4×9
	27	管理学基础	40	2	32	8	5	考试	4×10
小计			1440	78.5	1022	418			

注：上述学科基础课程共 27 门，有 12 门课程已经在佳木斯大学四年制健康服务与管理专业中开设，其余 15 门课程已经在佳木斯大学五年制医学专业中开设。

九、专业课程教学进程表

专业课程教学进程表见表 15-10。

表 15-10　健康管理西医学专业课程教学进程表

课程类别	课程序号	课程名称	总学时	学分	理论学时	实验/实践学时	修读学期	考核方式	周学时分配
专业必修课	1	诊断学	150	8	90	60	6	考试	10×15
	2	医学影像学	40	2	28	12	6	考试	4×10
	3	中医学	32	2	28	4	6	考查	2×16
	4	内科学	136	7	84	52	7	考试	8×17
	5	外科学	136	7	84	52	7	考试	8×17
	6	妇产科学	64	3.5	48	16	7	考试	4×16
	7	儿科学	56	3	44	12	7	考试	4×14
	8	临床基本技能培训	42	2.5	2	40	7	考查	6×7
	9	传染病学	28	1.5	20	8	8	考查	4×7
	10	皮肤性病学	24	1.5	20	4	8	考查	4×6
	11	神经及精神病学	56	3	44	12	8	考试	8×7
	12	急诊医学	20	1	16	4	8	考查	2×10
	13	康复医学	16	1	16		8	考查	2×8
	14	全科医学概论	28	1.5	20	8	8	考查	4×7
	15	临床综合技能训练	30	1.5	2	28	8	考查	6×5

续表

课程类别	课程序号	课程名称	总学时	学分	理论学时	实验/实践学时	修读学期	考核方式	周学时分配
专业必修课	16	健康管理学	60	3.5	52	8	6	考试	4×15
	17	健康教育与健康促进	32	1.5	24	8	6	考试	4×8
	18	健康信息管理	32	1.5	24	8	6	考查	4×8
	19	健康管理基础技能培训	54	3		54	6	考查	6×9
	20	社区健康服务与管理	28	1.5	24	4	8	考试	4×7
	21	老年健康服务与管理	24	1.5	20	4	8	考试	4×6
	22	健康管理服务专业技能与实践	40	2	12	28	8	考查	4×10
		小计	1128	60.5	702	426			
专业选修课（至少选修15学分）	1	医学史	20	1	20		1	考查	2×10
	2	医学文化基础	16	1	16		1	考查	2×8
	3	统计软件应用	24	1.5		24	2	考查	4×6
	4	医学疾病学导论	24	1.5	24		3	考查	2×12
	5	全球卫生	24	1.5	16	8	3	考查	2×12
	6	医学微生态学	20	1	16	4	4	考查	2×10
	7	临床病理学	20	1	20		4	考查	2×10
	8	临床药理学	20	1	20		5	考查	2×10
	9	医学科研设计	16	1	16		5	考查	2×8
	10	医患沟通	20	1	20		6	考查	2×10

续表

课程类别	课程序号	课程名称	总学时	学分	理论学时	实验/实践学时	修读学期	考核方式	周学时分配
	11	中药学	24	1.5	24		6	考查	2×12
	12	医学营养学	20	1	20		7	考查	2×10
	13	行为医学	16	1	16		7	考查	2×8
	14	人兽共患病学	18	1	18		7	考查	2×9
	15	护理专题	16	1	16		7	考查	4×4
	16	健康运动学	20	1	20		6	考查	2×10
	17	健康养生学	20	1	20		6	考查	2×10
	18	健康保障学	20	1	20		6	考查	2×10
专业选修课（至少选修15学分）	19	卫生事业管理学	24	1.5	16	8	6	考查	4×6
	20	卫生经济学	16	1	16		6	考查	2×8
	21	卫生法规	16	1	16		6	考查	2×8
	22	职业健康服务与管理	32	2	32		8	考查	4×8
	23	膳食与健康	24	1.5	24		8	考查	2×12
	24	健康企业管理	16	1	16		8	考查	2×8
	25	创业基础	16	1	8	8	8	考查	2×8

注：上述专业课程共47门，包括22门专业必修课，25门专业选修课，有18门课程已经在佳木斯大学四年制健康服务与管理专业中开设，其余28门课程已经在佳木斯大学五年制医学专业中开设。健康管理服务专业技能与实践课程佳木斯大学有能力开设。

十、实践性教学环节

实践性教学环节安排见表 15-11。

表 15-11　健康管理西医学专业实践性教学环节安排表

类别	名称	学分	周数	开始周	结束周	学期
社会实践	入学教育	1	1	1	1	1
	军训	2	2	2	3	1
专业实习	临床实习	18	12	13	24	8
			24	1	24	9
	健康管理实习	6	14	1	14	10
毕业教育	毕业教育		1	17	17	10
小计		27	54			

实践性教学环节说明:

1. 临床实习　在第 8、第 9 学期共安排 36 周临床实习时间。学生在大学附属医院进行轮转实习,以熟悉临床医学的基本理论知识和常见病、多发病的防治技术,从而具备从事临床诊疗以及卫生保健工作的能力。

2. 健康管理实习　在第 10 学期安排 14 周健康管理实习时间。其中,有 4 周时间在疾病预防控制中心实习,学习传染病预防控制管理、慢性非传染病预防控制管理以及公共卫生管理等相关技能;有 10 周时间在医院健康管理部门、基层医疗卫生机构或学校确定的其他健康管理医学实习基地实习,学习健康调查、健康评估、健康促进、健康管理等相关技能。

十一、毕业综合考核

实行毕业综合考核制度,毕业综合考核安排在第 10 学期期末,1 周时间,理论考核和实践考核各安排 4 个学时,共计 8 个学时。

考核内容包括临床医学和健康管理学两个部分，每个部分考试成绩均按百分制记载，60分及以上为及格，两个部分成绩均达到及格要求计1学分。

十二、总周数分配表

标准修业年限总周数分配表见表15-12。

表 15-12　健康管理西医学专业标准修业年限总周数分配表

学期	理论教学（含实验）	入学教育	军训	临床实习	健康管理实习	毕业教育	考试	假期	机动	总计
1	14	1	2				1	7	1	26
2	18						1	6	1	26
3	17						1	7	1	26
4	18						1	6	1	26
5	17						1	7	1	26
6	17						1	7	1	26
7	18						1	6	1	26
8	12			12			1		1	26
9				24			1		1	26
10					14	1	1		1	17
总计	131	1	2	36	14	1	10	46	10	251

十三、课程设置与毕业要求的对应关系

课程设置与毕业要求及毕业要求指标点的对应关系见表15-13。

表 15-13　课程设置与毕业要求及毕业要求指标点的对应关系

要求 （通用标准）	专业毕业要求	指标点	支撑课程
1. 素质结构	学生应具备良好的思想道德素质、科学文化素质、专业素质和身心素质	1.1 热爱祖国、忠于人民，具备为卫生事业和人类身心健康奋斗终生的理想和信念	思想道德修养与法律基础、马克思主义基本原理概论、毛泽东思想和中国特色社会主义理论体系概论、国防军事理论、形势与政策（包括"四进四信"）
		1.2 热爱卫生健康事业，了解我国卫生健康现状和特征，维护卫生健康服务公平性	入学教育、健康教育与健康促进、毕业教育
		1.3 恪守医学职业的价值观和伦理原则，遵守学术道德规范	医学伦理学、卫生法规、思想道德修养与法律基础
		1.4 具备高度的敬业精神和社会责任感，履行维护和促进健康的崇高使命	大学生健康教育、人学教育、毕业教育
		1.5 在健康管理服务的实践中，以居民健康利益为重，并注意发挥卫生资源的最大效益	社会医学、健康管理学、社区健康服务与管理、老年健康服务与管理、医学文化基础、卫生经济学
2. 知识结构	掌握自然科学、人文社会科学、医学和管理学的基本理论与方法	2.1 掌握马克思列宁主义、毛泽东思想、邓小平理论、"三个代表"重要思想、科学发展观、习近平新时代中国特色社会主义理论体系的基本原理，掌握医学、管理学相关的大学数学、生物学、行为科学和社会科学等基础知识和科学方法	思想道德修养与法律基础、毛泽东思想和中国特色社会主义理论体系概论、中国近现代史纲要、马克思主义基本原理概论、形势与政策（包括"四进四信"）、高等数学、无机化学、医用物理、医用有机化学、社会医学、管理学基础、生物技术实验、行为医学

续表

要求（通用标准）	专业毕业要求	指标点	支撑课程
2. 知识结构	掌握自然科学、人文社会科学、医学和管理学的基本理论与方法	2.2 掌握基础医学的基本理论和基本知识	人体解剖学、生物化学、生理学、医学免疫学、医学细胞生物学、病理生理学、组织学与胚胎学、医学心理学、医学微生物学、病理解剖学、药理学、医学遗传学、医学寄生虫学、局部解剖学、医学机能学实验、医学微生态学、人畜共患病学
		2.3 熟悉临床医学的基本知识和常见疾病的诊断治疗原则	临床实习、中医学、中药学、医学影像学、医学营养学、临床病理学、临床药理学、临床基本技能培训、临床综合技能训练、医学疾病学导论
		2.4 熟悉国家卫生工作方针、政策和法律、法规，了解卫生健康管理的历史、现状和发展趋势	卫生事业管理学、卫生法规
		2.5 了解并理解现代健康观和生态健康模式，掌握影响人群健康的各种因素	社会医学、健康养生学、健康教育与健康促进、健康运动学、膳食与健康
		2.6 了解疾病流行规律，制定预防疾病及增进人群健康的策略与措施	流行病学、健康管理学、预防医学、医学统计学
		2.7 掌握在预防疾病和伤害，以及促进个人、家庭和社区健康过程中应采取的措施	社会医学、社区健康服务与管理、老年健康服务与管理、健康管理学、护理学专题
		2.8 了解特殊人群、流动人口的卫生问题及社区卫生管理需求	健康信息管理、社区健康服务与管理、老年健康服务与管理、职业健康服务与管理
		2.9 了解全球突发公共卫生事件和危机的识别及预警相关的基本知识及处置原则	卫生事业管理学、社区健康服务与管理、健康管理学
		2.10 了解全球卫生健康状况、各类国际卫生组织的工作领域及其作用	全球卫生、医学史

续表

要求（通用标准）	专业毕业要求	指标点	支撑课程
3. 能力结构	具有依据病史、体格检查以及辅助检查中的发现，并根据据初步判断，并根据患者病情的发生发展，提供安全、有效、经济的治疗方案的能力；具有预防控制疾病和健康危害事件，开展健康教育和健康促进活动，以及实施卫生健康策略与措施的能力	3.1 具备开展流行病学现场调查、监测、分析、诊断、制订和实施疾病预防控制管理方案的基本能力	流行病学、医学统计学、健康管理服务专业技能与实践、健康管理基础技能培训
		3.2 具备对常见病、多发病以及危及生命的紧急情况的临床识别能力，并掌握基本处置原则	诊断学、传染病学、内科学、外科学、妇产科学、儿科学、神经及精神病学、皮肤性病学、急诊医学、康复医学、临床实习
		3.3 具备识别、应对、处置突发公共卫生事件的初步能力	卫生事业管理学、流行病学
		3.4 具备良好身心素质、社会适应能力、团队合作精神及沟通协调能力	大学生健康教育、入学教育、医患沟通、公共体育
		3.5 具有了解健康管理问题的初步科研能力	健康管理学、健康管理实习、医学科研设计、医学统计学、流行病学
		3.6 掌握计算机应用、统计软件应用等基本技术，以及本专业外文文献资料阅读、翻译、写作、交流的基本能力	大学外语、大学计算机、统计软件应用
		3.7 具备从事集体人群卫生服务工作和健康教育宣传工作的基本能力	医患沟通、健康教育与健康促进、社区健康服务与管理、健康企业管理
		3.8 具备创新和创业精神，具有自主学习和终身学习的能力	入学教育、毕业教育、创业基础

第十六章　健康管理医学本科专业实习教学基地建设

实习教学是在完成专业课理论教学之后，对学生进行基本技能培养的重要教学环节。在健康管理医学实践，包括临床医学实践和健康管理实践之中，在实习教学带教教师指导和引领之下，学生们学习和训练本专业科学思维的方法，培养独立分析专业问题和解决专业问题的能力。实习教学阶段是促使学生们巩固及提高所学的基础理论和基本知识的阶段，也是教会学生们把理论知识应用到实践工作的阶段，更是提升学生们的能力、把学生们培养成为具有良好的医学人文素质、坚实的医学基础知识、规范的健康管理医学实践技能和开放的创新精神的复合型人才的最后锻造阶段。

通过实习教学，要培养学生们严格的科学作风；要让学生们掌握常见病、多发病的发病机制、临床表现、检查方法、诊断技能及防治措施，掌握个人和群体的健康管理技能；要完成教学计划所规定的健康管理医学专业学生培养目标的要求。

第一节　临床技能实习教学基地建设

一、依托现有的临床医学专业实习教学基地

设立临床医学专业的高校，自身建有临床技能实习教学基地，健康管理医学专业的学生就可以依靠临床医学专业的实习教学基地开展实习教学工作。

二、新建健康管理医学专业临床技能实习教学基地

当已有的临床医学专业实习教学基地的容纳能力不能满足健康管理医学专业实习教学工作之时，或者原本没有临床医学专业实习教学基地，就需要新建健康管理医学专业临床医学专业实习教学基地。

1. 医院等级条件　健康管理医学专业的实习医院，按照全国医院分级标准，应当至少达到二级甲等医院规模水平。

既要承担实习教学任务，又要承担临床医学专业课程课堂教学和见习教学任务的教学医院，按照全国医院分级标准，应当达到三级医院规模水平。

附属医院，按全国医院分级标准，应当建设成为三级甲等医院。

2. 组织条件

（1）**学院组织条件**：实习教学工作，在学校以及学校教务处的领导之下，由学院具体负责实施。学院应当建立对于校外实习教学基地的领导和协调机构。为了论述方便，简称这类领导和协调机构为领导小组。

学院实习教学工作领导小组，由学院院长任组长，分管实习教学工作副院长、教学办、学工办等有关教学管理部门的管理人员参加，负责实习教学工作管理，负责对于实习教学基地的领导和协调工作，负责实习学生管理等行政事务。

（2）**基地组织条件**：新设立实习教学基地的医院，首先必须得明确医院院长是该基地实习教学管理工作的第一责任人；其次要指定一名副院长分管实习教学工作；最后要成立教学办，或者指定具体人员负责实习教学工作。

实习教学基地应当成立实习教学工作领导小组，由医院院长出任组长，分管实习教学工作副院长、教学办、实习科室、后勤办等

相关科室负责人参加；负责对于基地方面的实习教学任务分配、学生安全教育、后勤保障等管理事务进行统一领导和协调。

业务科室的实习教学工作，实行科室主任负责制；科室主任指定实习学生分配到带教教师，督导带教教师做好实习教学工作。带教教师对实习学生要实行"一对一"教学管理。

（3）**双方共建协调组织**：学院与医院之间应当建立一个组织协调机构，称实习教学工作协调小组。

实习教学工作协调小组，在学院一方，由学院院长、教学工作分管副院长、教学办负责人、健康管理医学系主任或者专业负责人参加；在医院一方，由医院院长、实习教学工作分管副院长、教学办负责人、主要实习科室主任参加。学院院长和医院院长共同出任协调小组组长。

协调小组的任务是，顺利实现学院理论教学工作与医院实习教学工作的无缝对接，保证完成学校实习大纲规定的实习教学工作。其任务包括但不限于：制定实习教学基地建设发展规划，遴选实习教学带教教师，制订实习教学计划，实施实习教学工作考核，做好实习学生管理工作。

3. 师资条件

（1）**实习教学带教教师条件**：实习教学带教教师，必须得同时具备下列条件：

第一，必须得有执业医师资格。

第二，必须得是最低技术职务主治医师职称；或者，必须得是最低技术职务医师职称，且要具有临床医学硕士学位。

第三，必须得是现实中在临床科室岗位工作；或者在医疗管理岗位工作。

第四，必须得能够完成实习教学各环节的讲授、实习指导、有关专业报告的规范填报书写，组织业务讨论、出科考试考核等工作任务。

（2）**实习教学带教教师遴选基本程序**：第一，由实习教学工作协调小组商定实习教学带教教师的聘任人数和遴选标准。

第二，医院实习教学工作领导小组负责医院内部遴选，向学院提出实习教学带教教师差额人选名单。

实习教学带教教师人选，要优先选择高级别职称医师，高级别学历学位医师，高年资医师。

学术论文和科研成果不作为遴选实习教学带教教师的必要条件，但在职称、学历学位、年资相同条件之下，应当优先选择有学术论文和科研成果者，优先选择学术论文和科研成果水平较高者。

第三，学院在接到医院报批的实习教学带教教师差额人选名单之后，履行校内程序，完成聘任审批工作。

主治医师选聘为兼职讲师，副主任医师选聘为兼职副教授，主任医师选聘为兼职教授。

制作聘任证书，举行聘书授予仪式。

（3）**教师权利义务**：实习教学基地工作人员，一经学院聘任为实习教学带教教师，就应当享有下列教学工作权利和义务：

①权利方面。有权借阅高校图书资料、获得大学远程图书馆资源、教学培训和其他教学支持；有权参与高校科学研究、学术交流活动、相关教材编写；有权参与兼职教学职称、优秀教师的评定；有权申报教学、科研等成果奖。

②义务方面。有义务接受实习教学工作任务和安排；有义务参加实习教学管理工作；有义务按照实习大纲保质保量完成实习教学工作任务。

4. 硬件条件

（1）**教学硬件条件**：实习教学基地应当具备独立的实习教学专用教室，多媒体教学设备、图书阅览室等必要的实习教学设施。

（2）**生活硬件条件**：实习教学基地能够给实习学生提供宿舍，居住环境整洁安全；配有适宜学生用餐的食堂，餐食供应充足、营养卫生。

5. 学院对于医院实习教学工作的支持和管理　为了保证临床实习教学工作的正常运行，按照国家规定，学校学院每年应当向医院划拨一定的专项经费用于实习教学工作，或者用于实习教学基地的维护、建设和发展。

医院在与学院签署合作协议，开展临床实习教学工作之后，应当享有国家规定的有关临床实习教学工作方面的优惠政策和待遇。例如：收费标准、教学编制、人员职称、经费补贴、师资培养、基地建设。

学院应当督促、支持和帮助医院制定及实施实习教学基地建设与发展规划，不断提升医院的实习教学工作水平。

学院应当对于医院实习教学基地实施动态管理，定期进行评审考核认定。对于通过评审考核者，给予荣誉或者物质奖励；对于不能够通过评审考核者，要暂停向医院分派实习生，给予医院整改时间；在整改之后，如果仍然不能够达到实习教学工作条件要求，要取消其实习教学基地资格，摘除其实习教学基地牌匾。

第二节　健康管理技能实习教学基地建设

健康管理医学专业学生应切实掌握以下两部分健康管理实践技能：一是针对个体的健康管理实践技能，二是针对群体的健康管理实践技能。为培养和提高学生健康管理实践技能，学校可针对性建立以下两类健康管理技能实习教学基地：一是针对个体的健康管理技能实习教学基地，二是针对群体的健康管理技能实习教学基地；亦可根据培养方向和教学实际，选择能够同时满足个体健康管理和群体健康管理技能实习教学条件的企事业单位，与其共建健康管理技能实习教学基地。

针对个体的健康管理实践技能实习教学基地，可以设在医疗服务机构、商业健康管理机构。针对群体的健康管理实践技能实习教学基地，可以设在疾病预防控制机构、基层医疗卫生服务机构。当然，疾病预防控制机构和基层医疗卫生服务机构也有针对个体的健康管理工作，只是不以个体的健康管理工作为目的。

一、在医疗服务机构建设健康管理技能实习教学基地

医疗服务机构是采取一对一服务方式的单位。随着健康管理的发展，国内许多综合医院、中医医院、妇幼保健院、康复医院、疗养院等医疗服务机构都开设了健康管理科、健康体检（管理）中心、治未病中心等健康管理服务机构或部门。学校可选择该类机构作为健康管理技能实习教学基地，可组织健康管理医学专业学生在此进行针对个体的健康管理技能实习教学。

（一）依托临床医学专业实习教学基地建设健康管理技能实习教学基地

如果学校临床医学专业实习教学基地设有健康管理科、健康体检（管理）中心、治未病中心等健康管理服务机构或部门，那么学校可依托临床医学专业实习教学基地的建设条件和管理办法，建设健康管理技能实习教学基地。

（二）在医疗服务机构新建健康管理技能实习教学基地

如果需要完全新建健康管理医学专业的实习教学基地，那么学校可选择同时满足临床技能实习教学和健康管理技能实习教学需要的医疗服务机构，一步到位建设健康管理医学专业的实习教学基地。

1. **健康管理条件**　医疗服务机构设有健康管理科、健康体检（管理）中心、治未病中心等健康管理服务机构或部门，且运营成熟，具有一定的健康管理医学专业特色和足够多的业务量。

2. **其他条件**　组织条件、师资条件、临床医疗条件、硬件设施

条件等遵循第一节新建健康管理医学专业临床技能实习教学基地的建设要求。

二、在疾病预防控制机构建设健康管理技能实习教学基地

疾病预防控制机构是面向城市和乡村，提供群体健康与健康促进、健康管理、疾病预防与控制的公共卫生服务机构。疾病预防控制方面的技能，也是健康管理医学专业人才必备的健康管理技能的一部分。在疾病预防控制机构的实习，虽然时间不长，但也是健康管理技能实习教学的一个必备环节。因此，学校应当选择该类机构作为健康管理技能实习教学基地。

（一）依托预防医学专业实习教学基地建设健康管理技能实习教学基地

由于健康管理医学专业人才要掌握的疾病预防控制方面的技能只是预防医学专业必须掌握的疾病预防控制方面技能的一小部分，凡是预防医学专业实习教学基地都可以作为健康管理医学专业的实习教学基地。

目前，我国预防医学本科专业的实习教学一般安排在地市级及以上疾病预防控制机构，很少安排在县市级疾病预防控制机构。

因此，如果学校在疾病预防控制中心建有预防医学专业实习教学基地，可参照预防医学专业的实习规范，按照健康管理医学专业实习大纲，开展面向群体（和个体）的健康管理技能的实习教学；可依托该类预防医学专业实习教学基地的建设条件和管理办法，建设健康管理技能实习教学基地。

（二）在疾病预防控制机构新建健康管理技能实习教学基地

如果学校暂无预防医学专业实习教学基地，那么学校需根据健康管理医学专业实习教学实际需要，选择适宜的疾病预防控制机构

新建健康管理技能实习教学基地。

1. 健康管理技能条件

（1）**疾控单位级别**：从我国的现实情形看，地市级疾病预防控制中心，皆可作为健康管理医学专业的实习教学基地。然而，地市级疾病预防控制中心多承担有预防医学专业的实习教学任务，再接收健康管理医学专业实习教学任务的能力有限。在此情形下，应该把服务人口较多（例如：辖区常住人口在50万人以上）、服务半径较大、基础设施较好的县市级疾病预防控制中心，作为健康管理医学专业实习教学基地建设的首选对象。

一般的，由于健康管理医学人才的工作范围主要是在社区和乡村，在疾病预防控制机构新建健康管理技能实习教学基地的选址就应该主要是县市级疾病预防控制中心。

（2）**健康管理相关科室齐全**：作为健康管理技能实习教学基地的县市级疾病预防控制中心，其业务科室设置，或者其承担的业务工作数量，应该能够满足健康管理技能实习教学的需要。与健康管理技能实习教学相关的科室，包括但不限于：疾病控制科室、健康教育与健康促进科室、慢性非传染性疾病防控科室、精神卫生科室、公共卫生科室。

2. 组织条件

与前节当中的"新建健康管理医学专业临床技能实习教学基地"部分的"组织条件"段落叙述的内容类同，不再赘述。

3. 师资条件

（1）**教师遴选条件**：实习教学带教教师应当具备较强的业务能力、较好的教学技能和一定的组织管理能力。

具有执业医师资格，或者执业助理医师资格的实习基地工作人员，方可出任实习教学带教教师。

对于实习教学带教教师的条件要求重在实际工作能力和工作业绩，不应当把学术论文和科研成果作为选聘实习教学带教教师的必要条件，但是应当作为充分条件，在实际工作能力和工作业绩相同的必要条件之下，优先选聘具有学术论文和科研成果者。

实习教学基地，根据实习教学工作协调小组商定的实习教学带教教师条件标准，按照技术职称、学历水平、工作年限、工作业绩、学术论文和科研成果等指标，初选实习教学带教教师，向学院差额提出拟聘任实习教学带教教师者名单和聘任等级。聘任等级有：兼职助教，兼职讲师，兼职副教授，兼职教授。

学院根据校内规定，完成实习教学带教教师聘任程序。

（2）**教师权利义务**：与前节当中的"新建健康管理医学专业临床技能实习教学基地"部分的"教师权利义务"段落叙述的内容类同，不再赘述。

4. 硬件条件　与前节当中的"新建健康管理医学专业临床技能实习教学基地"部分的"硬件条件"段落叙述的内容类同，不再赘述。

三、在基层医疗卫生服务机构建设健康管理技能实习教学基地

基层医疗卫生服务机构（社区卫生服务中心、乡镇卫生院等）是负责落实基本公共卫生服务项目的执行机构。基本公共卫生服务项目包括居民健康档案、健康教育、0~6岁儿童健康管理、孕产妇健康管理、老年人健康管理、高血压和糖尿病等慢性非传染性疾病患者健康管理、肺结核患者健康管理、中医药健康管理等众多既面向个体又面向群体的健康管理业务，适宜健康管理医学专业学生学习与实践。因此，学校可选择该类机构作为健康管理技能实习教学基地，可组织健康管理医学专业学生在此进行针对个体和群体的健康管理技能的实习教学。

1. 健康管理条件

（1）**基层医疗卫生服务机构类型**：设区的城市社区卫生服务中

心，应当优选健康管理改革试点地区的社区卫生服务中心。

农村中心乡镇卫生院，一般情况，经济发达地区的中心乡镇卫生院具有较强的健康管理服务能力，能够满足实习教学工作条件。

（2）**健康管理相关科室齐全**：开设有开展健康教育、免疫接种、妇幼保健和健康档案管理等健康管理工作的专门场所。

（3）**承担国家基本公共卫生服务健康管理项目**：国家规定的基本公共卫生服务健康管理项目，地方政府增加的公共卫生服务健康管理项目，都能够全部开展。

2. **其他条件**　组织条件、师资条件、硬件条件类同于前节"在疾病预防控制机构新建健康管理技能实习教学基地"文中叙述的建设要求内容。

四、在商业健康管理机构建设健康管理技能实习教学基地

除上述机构外，健康管理公司、健康体检中心等商业健康管理机构亦是我国健康管理服务业的一个组成部分，方兴未艾。这些机构，在市场上，根据消费者需求，为消费者提供更加全面、更加细致的针对个体和群体的健康管理服务。健康管理医学专业学生在这些机构实习不仅可以增加健康管理技能，而且还能够了解健康管理服务市场运作方式，会增强自我创业的欲望。

1. **健康管理水平条件**　拟建设为实习教学基地的商业健康管理机构，其日常经营的健康管理服务项目应当满足实习教学大纲规定的实习教学工作要求；其客源较多，收入和盈利稳定，处于稳定期或上升期，而不能处于萎缩期。

2. **组织条件、师资条件和硬件条件**　对于商业健康管理机构建设成为实习教学基地的组织条件、师资条件和硬件条件要求，类同于前节"在疾病预防控制机构新建健康管理技能实习教学基地"文中叙述的内容。

3. 特殊条件要求　由于商业健康管理机构的经营目的是获取利润，以市场运作方式争取利润最大化，在客观上存在着强迫实习生过度重复劳动的可能性，也由于基本修业年限为 5 年的健康管理医学专业学生在实习临床技能之后、到商业健康管理机构实习健康管理技能之前，具备的专业知识和技能已经不低于基本修业年限为 4 年的健康服务与管理专业应届毕业生，在确定商业健康管理机构为健康管理技能实习教学基地之时应当提出以下特殊条件要求：

（1）**实习劳动时间**：其一，实习劳动时间必须得遵循《中华人民共和国劳动法》。

其二，不得以任何借口和任何理由强迫实习生加班实习。商业健康管理机构在提出加班实习要求之时，必须得尊重实习生的自我选择意愿；实习生可以选择加班实习，也有权拒绝加班实习要求。

其三，对于加班实习劳动时间，商业健康管理机构应当给予实习生适当劳动报酬。

（2）**生活津贴和福利**：其一，商业健康管理机构应当给予实习生来往学院与商业健康管理机构之间的差旅费用和生活补贴。

其二，商业健康管理机构应当给予实习生适当的生活津贴。生活津贴数额不得少于商业健康管理机构所在地政府规定的城市居民最低生活保障标准。

其三，商业健康管理机构应当给予实习生适当的生活福利。例如：商业健康管理机构在给正式员工提供工作午餐或者午餐补贴的情形下，也应当同等标准地给实习生提供工作午餐或者午餐补贴。

其四，商业健康管理机构应当给予实习生适当的劳动保护。向实习生提供的劳动保护不得低于同工种同岗位正式员工的劳动保护水准。

（3）**不得胁迫实习生**：商业健康管理机构不得以不给实习生如实做出实习鉴定，或者不在实习鉴定表上加盖实习单位印章，以及其他方式，胁迫实习生从事不符合实习大纲要求的工作，胁迫实习生加班加点工作。

学院工作人员不得强迫或胁迫学生到商业健康管理机构实习健康管理技能；不得以安排、介绍，或者引导学生到商业健康管理机构实习的方式而直接或者间接地从商业健康管理机构收取金钱或者物质回报。

五、定期考评要求

学院应当对健康管理医学健康管理技能实习教学基地实行动态管理。

定期进行评审认定。对于优秀的基地进行表彰；对评审不合格和未进行评审的健康管理医学专业健康管理技能实习教学基地予以摘牌，终止合约关系。

第三节　实习基地的教学管理与学生管理工作

长期以来，高校医学专业实习基地的教学管理与学生管理工作已经形成了一系列制度、惯例和经验。但是，就健康管理医学专业而言，它还是一个将要降生的新的医学专业，作为本书的最后一节，有必要在教学管理与学生管理工作方面强调以下几点。

一、工作机制

学院对于实习教学基地的联系，实习教学基地内部管理的工作机制，概括起来应当是：计划管理、无缝交接、责任到人、制度管理、考核奖惩。

1.**计划管理**　学院根据学校的实习教学工作要求和专业培养目标对实践能力的要求，拟订健康管理医学专业实习教学工作计划草案，把实习教学工作计划草案送给实习教学基地。

实习教学基地根据自己的实际情况，就如何顺利完成实习教学任务，对实习教学工作计划草案提出修改、补充和完善等建议。

由学院或实习教学基地召集实习教学工作协调小组会议，综合双方的意见，共同研究和批准最终由实习教学基地执行的实习教学工作计划。

实习教学基地将批准执行的实习教学工作计划在自己内部分解到具体的科室和具体的工作人员，予以实施。

2. **无缝交接**　在学生前往实习教学基地实习之时，学院应当派人把学生送到实习教学基地，向实习教学基地负责实习教学管理的工作人员介绍每一个实习学生的基本情况；同时，交接实习教学工作材料，如空白的实习鉴定册。

在实习教学工作结束之时，学院应当接实习学生返校。实习教学基地负责实习教学管理的工作人员向学院工作人员介绍每一个实习学生的实习情况。同时，移交本期实习教学工作总结报告、已经填写完毕的实习鉴定册等实习教学工作材料。

实习学生接送和工作资料交接工作，应当举行简单的仪式。仪式存在的意义，在于明确教学任务之转移，明确教学管理与学生管理工作责任之承担。

3. **责任到人**　在实行计划管理和无缝交接的情形下，学院对于实习教学工作负有指导、督促和考核的责任，实习教学基地负有具体实施的责任。由此，在实习教学工作中，一旦发生实习教学事故，学生人身安全事故，以及其他重大事件，学院要承担次要的领导责任，实习教学基地要承担主要的工作责任。

实习教学基地应当把实习教学工作任务和责任分解到具体的科室和具体的工作人员。

实习教学基地内部实习教学管理科室与实习教学科室比较，对于实习教学事故，实习教学管理科室要承担次要的领导责任，实习教学科室要承担主要的工作责任。在实习教学科室内部，对于实习教学事故，科室主任要承担次要的领导责任，实习教学带教教师要承担主要的工作责任。

应当重点关注对于实习教学带教教师责任的管理，要压实实习教学带教教师的工作责任。

4.制度管理　制度管理是规范管理的基础。应当把有关实习教学的管理工作文化和管理工作惯例提升到管理制度条文层面，并不断地修正完善管理制度条文，把实习教学工作的每一个环节用制度条文约束规范起来。

实习教学工作制度条文草稿，应当由实习教学基地根据自己的临床医疗工作或者（和）健康管理工作实际情况拟制出来，送给学院讨论。学院根据学校实习教学工作要求，从有利于完成实习教学工作的角度，对实习教学基地送达的实习教学工作制度条文草稿提出修改意见。

学院和实习教学基地双方共同召集实习教学工作协调小组会议，讨论和确定实习教学工作制度条文。

这样确定下来的实习教学工作制度条文对于学院和实习教学基地双方都有约束力，对于实习教学基地内部的实习教学工作具有规范作用。

5.考核奖惩　学院根据学校实习教学工作要求，制定考核奖惩措施和实施方案，对于各个实习教学基地的实习教学工作绩效进行考核，予以奖惩，促进其实习教学工作不断进步。

学院对于实习生的实习成绩进行综合考核，将考核成绩纳入学生学业进步奖惩体系。

实习教学基地应当制定实习教学带教教师考核奖惩措施和实施方案，把实习教学工作业绩考核成绩纳入员工业绩奖惩体系。

二、教学管理

1.学院和学校教务处对实习教学质量的考评和督导　实习教学基地的主业是临床医疗工作或（和）健康管理工作。实习教学工作是实习教学基地所在机构的副业。这就客观上存在着实习教学基地轻视或者忽略实习教学工作的可能性。因此，无论实习教学基地所在机构的临床医疗工作水平有多高，健康管理工作能力有多强，学院和学校教务处都不能够放松对实习教学工作质量的考评和督导工作。

学院和学校教务处对实习教学质量考评的对象是实习生，考评内容是实习生对于实习大纲规定的基本技能的掌握和熟练程度。

督导的对象，一是实习教学基地的实习教学管理科室和工作人员；二是实习教学带教教师；三是实习生。

学院和学校教务处的实习教学质量考评工作小组应当把考评结果反馈给实习教学基地，直至实习教学管理工作人员和实习教学带教教师，以提醒他们注意实习教学工作问题，改善实习教学工作方法，提升实习教学工作质量。

由于临床实习教学时间较长，学院和学校教务处应当组织临床学科教师（同时也是临床医师）在每届学生临床实习期间进行 2~3 次实习教学质量考评和督导。对于每个实习生在内科、外科、妇科和儿科的实习情况，应当都能够进行测试和评价。

由于健康管理实习教学时间较短，则组织在每届学生健康管理实习期间进行 1~2 次教学质量考评和督导。

2. 实习教学基地对于实习生学习成绩的考评和督导　每个实习科室，都应当建立实习生学习成绩考评督导小组，由科室主任担任组长，资深专家和实习教学带教教师参加。考评督导小组，对于每批入科轮转实习生至少组织一次学术讲座和学习督导活动；对于每一个入科轮转实习生进行出科成绩考评。出科实习评语，由实习教学带教教师根据学生平时学习情况和考评督导小组给出的出科成绩书写出来，记入实习鉴定册的科室实习评价栏目。

实习教学管理科室，要定期邀请本机构专家和实习教学带教教师为实习生开展学术讲座，督导实习生努力学习。对于每个实习生，根据每个轮转科室的出科成绩和平时学习情况，做出综合实习成绩评价，完成实习鉴定册的最后填写工作程序。

三、学生管理

1. **安全管理事项**　实习生的生活安全管理事项，以学院与实习教学基地的实习教学工作交接时间点为界，在实习期间由实习教学基地负责，具体由实习教学管理科室和工作人员负责。应当在入科实习之前开展生活安全教育工作。

实习生的工作安全管理事项，具体由实习科室和实习教学带教教师担负主要工作责任，由实习教学管理科室和工作人员担负次要教导责任。

2. **后勤支持事项**　实习生的住宿安排、用水用电安排、饮食就餐食堂安排等生活后勤支持事项，在实习期间由实习教学基地负责，具体由实习教学管理科室和工作人员协调解决。

3. **实习生考勤制度**　让实习生有足够多的时间参加实习教学工作，是保证他们掌握本专业基本技能的一个必要条件。为此，需要制定严密的实习生考勤制度，并要严格地执行。这方面的注意重点是：

第一，学院与实习教学基地应当共同协商制定实习生考勤制度。实习生考勤制度，应当以实习教学基地针对实习教学带教教师执行的考勤制度条文为基础，增加学院或者学校针对学生执行的考勤制度条文，增加能够弥合学院管理与实习教学基地管理割裂分离的考勤制度条文。

第二，合理划分各个管理层级人员的批假权利和约束措施。实习科室和实习教学带教教师只能拥有较短时间的批假权利，例如：至多3天。实习教学管理科室和工作人员只能拥有稍长时间的批假权利，例如：至多2周，超过2周的请假只能向学院申请批准。

在每个实习科室累计请假时间超过一定天数之后，应当补足实习时间，例如：在内科实习期间请假累计时间达到了规定实习时间的三分之一，应当在补上这三分之一的实习时间之后才能够转出内科实习。

在实习期间，累计请假时间达到很长的时间，例如：2个月，就必须延期半年或者一年毕业。延期毕业期间，继续实习。

第三，实习期间无寒暑假，实习生节假日按实习教学基地所在机构规定执行。

第四，应当把实习生考勤制度执行情况列入当期实习教学工作总结报告，表列每个实习生的请假次数、请假时间以及请假事由。

主要参考文献

［1］麦迪森（Angus Maddison），李德伟，盖建玲. 世界经济二百年回顾［M］. 北京：改革出版社，1997.

［2］周振华，肖林，权衡. 风险防范与经济转型　中国经济分析2016—2017［M］. 上海：汉语大词典出版社，2017.

［3］中国医药卫生事业发展基金会，中国人民大学培训学院——健康管理学院，国家发展与改革委员会国际合作中心，等. 中国健康服务产业发展报告（2016—2017）［M］. 北京：当代中国出版社，2018.

［4］Bray F, Ferlay J, Soerjomataram I, et al. Global cancer statistics 2018: GLOBOCAN estimates of incidence and mortality worldwide for 36 cancers in 185 countries［J］. CA: A Cancer Journal for Clinicians，2018，68（6）：394–424.

［5］李宁秀. 社会医学［M］. 2版. 成都：四川大学出版社，2017.

［6］黄仙红，王小合. 社会医学案例与实训教程［M］. 杭州：浙江大学出版社，2016.

［7］焦强，罗哲. 管理学［M］. 4版. 成都：四川大学出版社，2016.

［8］王磊. 马克思分工理论研究［M］. 天津：南开大学出版社，2018.

［9］亚当·斯密. 国富论［M］. 北京：中国华侨出版社，2018.

［10］贾根良. 杨格定理与经济发展理论［J］. 经济社会体制比较，1996（2）：58-60.

［11］（美）凡勃伦著. 有闲阶级论 关于制度的经济研究［M］. 蔡受百译. 北京：商务印书馆，1964.

［12］（美）康芒斯. 制度经济学 上［M］. 北京：商务印书馆，2017.

［13］诺斯，刘守英. 制度、制度变迁与经济绩效［M］. 北京：生活·读书·新知三联书店，1994.

［14］Coase R H. The problem of social cost［J］. Journal of Law and Economics，1960，3（1）：1-44.

［15］张五常. 新制度经济学的来龙去脉［J］. 交大法学，2015(3)：8-19.

［16］（美）奥利弗·E·威廉姆森. 资本主义经济制度［M］. 北京：商务印书馆，2017.

［17］Arrow K J. The organization of economic activity：issues pertinent to the choice of market versus nonmarket allocation［J］. The analysis and evaluation of public expenditure：the PPB system，1969，1：59-73.

［18］约翰·克劳奈维根. 交易成本经济学及其超越：原因与途径［C］// 约翰·克劳奈维根. 交易成本经济学及其超越. 论文集. 上海：上海财经大学出版社，2002.

［19］North D C. Transaction costs, institutions and economic history［J］. Journal of institutional and theoretical economics，1984，140（1）：7-17.

［20］轩志东，罗五金. 宏观卫生经济学［M］. 北京：人民卫生出版社，2008.

［21］（美）约翰·罗尔斯. 正义论［M］. 北京：中国社会出版社，1999.

［22］周丽平. 丹尼尔斯《医疗公正论》思想研究［D］. 长沙：湖南师范大学，2009.

［23］（美）冯·贝塔朗菲（Von Bertalanffy L. ）. 一般系统论　基础、发展和应用［M］. 北京：清华大学出版社，1987.

［24］（美）梯利. 西方哲学史［M］. 北京：中国华侨出版社，2017.

［25］（英）诺斯古德·帕金森. 奥卡姆剃刀决策原则［J］. 发现，2005（3）：6-7.

［26］Edward S. Mason.　Economic Concentration and the Monopoly Problem［J］. Science and Society，1958，22（4）：365-368.

［27］Bain J S.　Relation of profit rate to industry concentration：American manufacturing，1936—1940［J］.　The Quarterly Journal of Economics，1951，65（3）：293-324.

［28］黄利秀，张华忠. 产业经济学［M］. 西安：西安电子科技大学出版社，2018.

［29］刘艳飞. 健康管理服务业发展模式研究［D］. 上海：上海社会科学院，2016.

［30］马晓静，代涛，杨顺心，等. 全科医生执业及服务方式的国际经验与启示［J］. 中国卫生政策研究，2015（2）：13-18.

［31］Oner FA，Yurdakul S，Oner E，et al. Evaluation of the effect of L-thyroxin therapy on cardiac functions by using novel tissue Doppler–derived indices in patients with subclinical hypothyroidism［J］． Acta Cardiol，2011，66（1）：47–55.

［32］张作记．行为医学量表手册［M］．北京：中华医学电子音像出版社，2005.

［33］李文广．医养服务合同主体与内容研究——以互联网医疗模式为视角［D］．天津：天津商业大学，2018.

［34］曾庆磊．论医疗合同性质及制度完善［D］．南京：南京师范大学，2010.

［35］杨支才．医事法学［M］．成都：西南交通大学出版社，2017.

［36］高虹．论医师基本医疗权的保护［D］．成都：四川师范大学，2016.

［37］赵敏，何振．卫生法学概论［M］．武汉：华中科技大学出版社，2016.

［38］刘成军．医师定期考核现状研究［D］．郑州：郑州大学，2014.

［39］简伟研，熊先军，李静湖，等．医师管理制度的国际比较［J］．北京大学学报（医学版），2011，43（2）：320–323.

［40］侯自芳．我国职业资格制度人才评价体系研究［D］．长沙：国防科学技术大学，2006.

［41］张俊华．美国住院医师培养制度与管理体系镜鉴［J］．中国卫生人才，2018（1）：54–59.

［42］（德）路德维希·艾哈德（L. Erhard）．来自竞争的繁荣［M］．北京：商务印书馆，1983.

［43］方伟．论医疗服务市场反垄断法律问题［D］．贵阳：贵州民

族大学，2013.

[44] 贺金社，郭鸿雁，陈梦筱. 简明经济学 回归亚当·斯密的幸福和谐框架 [M]. 2版. 上海：格致出版社，2016.

[45] 李小明. 滥用市场支配地位法律规制研究 [M]. 北京：知识产权出版社，2008.

[46] 王磊. 市场支配地位的认定与反垄断法规制 [M]. 北京：中国工商出版社，2006.

[47] 吴汉洪，孙耀祖. 反垄断领域中的宽大政策：实践、理论及中国的对策思考 [J]. 中国人民大学学报，2010，24（4）：85-92.

[48] 金莉萍. 不正当竞争行为及其法律规制的经济分析 [D]. 重庆：西南政法大学，2005.

[49] 陈蓉. 民营医疗机构市场准入法律制度研究 [D]. 长沙：湖南大学，2013.

[50] 龚韩湘，吴泽墉，伍宝玲，等. 我国台湾地区卫生人力资源现状及预测分析 [J]. 中国卫生事业管理，2017，34（12）：905-908.

[51] 罗桂华，轩志东，安祥林，等. 关于设置"健康管理医师"制度的思考 [J]. 医药高职教育与现代护理，2018，1（2）：118-120.

[52]（美）戴维·德兰诺夫. 美国医疗保健的经济演变从马库斯·维尔比医疗到管理式医疗 [M]. 北京：生活·读书·新知三联书店，2015.

[53] 符美玲，冯泽永，陈少春. 发达国家健康管理经验对我们的启示 [J]. 中国卫生事业管理，2011，28（3）：233-236.

［54］魏小雷. 美国管理式医疗保险模式介绍及对我国基本医疗保险的启示［J］. 中国卫生产业，2012（24）：169-170.

［55］Hellinger F J. The effect of managed care on quality—A review of recent evidence［J］. Archives of Internal Medicine，1998，158（8）：833-841.

［56］Bodenheimer T S，Grumbach K. Understanding health policy：a clinical approach［M］. 3rd ed. New York City：McGraw-HillEducation/Medical，2012.

［57］黄奕祥. 健康管理的服务模式与发展趋势研究［D］. 广州：中山大学，2010.

［58］Mayer T R. Family practice referral patterns in a health maintenance organization［J］. J Fam Pract，1982，14（2）：315-319.

［59］DeleDavies. 美国初级保健的过去与现在[J]. 中国全科医学，2016，19（19）：2237-2238.

［60］孟凡莉. 日本健康管理现状和启示［C］// 2016 年浙江省医学会健康管理学分会学术年会暨中国健康管理学科发展论坛论文汇编. 浙江省医学会健康管理学分会：浙江省科学技术协会，2016：116-121.

［61］邵飘飘. 湖北省社区卫生服务机构健康管理服务供给研究［D］. 武汉：华中科技大学，2018.

［62］王肇奇. 医疗资源合理化配置研究基于利益相关者视角[M]. 北京：中国医药科技出版社，2016.

［63］刘晓莉. 日本预防控制慢性病新型健康管理模式的研究及启示［D］. 重庆：重庆医科大学，2010.

［64］李坦英，俞双燕. 健康服务与管理人才培养路径——基于国内外比较研究［J］. 中国农村卫生事业管理，2018，38（10）：1278-1281.

［65］夏北海. 日本的医疗保健体系和医疗保险制度简介［J］. 中国农村卫生事业管理，2004（6）：60-62.

［66］白书忠，武留信，丁立，等. 我国健康服务业与健康管理的创新发展［J］. 中华健康管理学杂志，2015（2）：89-93.

［67］郭清. "健康中国2030"规划纲要的实施路径［J］. 健康研究，2016，36（6）：601-604.

［68］中国医药卫生事业发展基金会. 中国健康服务产业发展报告（2016—2017）［M］. 北京：当代中国出版社，2018.

附录：美国、日本、中国健康管理实践概况

他山之石，可以攻玉。本研究团队对比研究了美国、日本、中国的健康管理实践状况，分享给读者，以便大家更加深刻地理解构建健康管理医师制度的意义。

一、美国健康管理实践概况

（一）美国商业健康保险主导健康管理模式

20 世纪 30 年代，在经济大萧条、道德风险、需求诱导和技术变迁的多重激励下，美国医疗费用急速上涨。美国政府为控制医疗费用增长采用了很多经济管理政策，都不曾真正奏效。美国健康保险机构认为，强调日常保健工作能够有效降低疾病发生概率，控制得住医疗费用增长，减少医疗保险赔付损失。于是，他们开始对其医疗保险客户或会员开展系统的健康管理工作。一方面是与医疗集团合作，从保险费收入中拿出一部分预付给医疗集团，由医疗集团用于保险客户或会员的健康管理服务，如定期健康检查、社区护理宣传、健康教育，以推动保险客户或会员养成良好的生活习惯和饮食方式；另一方面是调整保险客户或会员承担的医疗费用自付比例、方式和规则，调整健康保险机构承担的医疗费用赔付比例、方式和规则，引导保险客户或会员多利用居家护理服务、多进行自我预防保健。随着时间推移，这种医疗费用预付制管理方式，逐渐发展成了健康维护组织（health maintenance organization，HMO）。

HMO 通过组建、收购、经营医疗集团，整合统一了医师和患者的利益，使"让保险客户或会员保持健康"成为医师和患者的共同目标。医师的收入与 HMO 的运营状况息息相关。在医疗费用预付制之下，医师会主动向保险客户或会员提供健康管理服务，促使其不生病或少生病，进而可以节约大量医药费用。这些节约的资金

可以用于医师的收益分配。HMO将健康管理和诊疗融为一体，以健康维护与疾病预防作为卖点，通过向保险客户或会员提供参保费用更少而健康保险机构分担疾病实际成本费用更多的保险计划，快速占领了美国健康保险市场。

此外，美国善于将互联网、物联网等现代信息技术应用于健康管理工作，通过建立信息化平台、记录分析健康大数据、普及便携式健康监测仪器、远程跟踪随访等方式，使得健康管理技术在人群中实现规模应用和快速发展。

（二）美国健康管理策略

全面的健康管理策略是美国健康管理成功的关键，主要包括：①生活方式管理：帮助居民做出最佳的健康行为选择，来减少因生活方式和行为而可能带来的健康风险因素。干预措施有教育、激励、训练等。②需求管理：使用电话、互联网等远程通信工具来指导患者正确地利用各种医疗保健服务。③疾病管理：着眼于某一种特定疾病，为患者提供相关的医疗保健服务。④灾难性病伤管理：为患癌症等灾难性病伤的患者及家庭提供各种医疗服务，要求高度专业化的疾病管理，以解决相对少见但代价高昂的灾难性病伤难题。⑤残疾管理：根据伤残程度分别处理，以尽量减少因残疾造成的劳动能力和生活能力下降。⑥综合的人群健康管理：通过协调不同的健康管理策略来为居民提供更为全面的健康管理服务。

如今，美国逐渐形成了"管理式医疗保险制度（managed care）"，有健康维护组织（HMO）、优先选择提供者组织（preferred provider organizations，PPO）、定点服务计划（point of service，POS）等多种形式的管理式医疗保险服务提供者，可供消费者选择。管理式医疗保险重视疾病预防和健康管理，重视病人教育，在控制医疗费用方面发挥了显著效果。与传统模式相比，管理式医疗保险可节约10%~40%的成本。1987~1996年，美国加入管理式医疗保险的人数越来越多，医疗保险费用增长率从 1987~1990 年的 17% 跌至 1994~1996 年的 2%。

（三）美国政府在健康管理领域的政策实践

美国依赖"市场运作"来完成全民健康管理。政府的作用是建立了一套完备的市场规则体系，向"市场"不能有效地照顾得到的弱势群体提供基本的公共服务产品。

1965 年 6 月，美国总统林登·约翰逊签署法案，开创了"老人医疗保险"和"穷人医疗保险"，为 65 岁以上老年人、穷人和残疾人等提供广泛的医疗保健。1969 年，联邦政府出台了将健康管理纳入国家医疗保健计划的政策。1970 年 12 月，尼克松总统签署"职业安全与健康法案"（occupational safety and health act），同时成立美国职业安全与健康管理局（occupational safety and health administration，OSHA），通过制定一系列可执行的法律标准和其他规定程序，来帮助雇主和雇员减少职业伤害、疾病和死亡。

1973 年尼克松总统签署了《健康维护组织法案》（health maintenance organization act），鼓励通过健康管理等措施来控制疾病的发病率，试图发挥预防医学的作用，将疾病控制消灭在萌芽状态，在制度上确保了 HMO 的发展。1978 年，美国疾病预防控制中心（centers for disease control and prevention）授权美国密歇根州健康管理研究中心负责健康管理研究，在美国各地推广使用健康管理体系。1980 年开始，美国卫生与人类服务部（department of health and human services）每 10 年都会颁布一项全民健康管理计划——"健康人民（health people）"，各阶段的"健康人民"都包含了总体目标、优先领域和可测量的具体指标等内容。该计划从政府到民间，从专业组织到居民个人，都得到广泛地合作执行，不断循环，以逐步提高国民健康水平。2009 年年末，奥巴马总统签署了美国第一个《全民健康保险法案（united states national health insurance act）》，该法案明文要求建立全民健康档案，从"摇篮到坟墓"的健康信息都要被记录在案，且所有健康信息都要联网。

（四）美国健康管理人才制度

为了给患者提供更高水平的健康管理服务，美国实行团队式的健康管理模式。健康管理工作由医师、护士、社会工作者、心理学家、营养学家、医疗管理人员等不同职业的人群共同承担。2010年，美国约有 1/3 的医师（2090000 人）实施初级保健，包括内科医师 90000 人、家庭医师 70000 人、儿科医师 59000 人，还有执业护士 56000 人和助理医师 30000 人。美国健康管理的成功与其专业化、差异化、职业化、制度化的人才体系密不可分。美国在健康管理相关专业人才教育培养、职业定位与资格认定等方面均已发展得相对成熟与完善，这是美国健康管理取得成功的人才基础保障。

美国的健康管理人才可选择的职位有很多，常见的职位有健康照护系统管理员、心理健康辅导员、心理医师、医疗和公共卫生社会工作者、言语治理专家和职业治疗师等。在美国，如果只是一些简单的医疗卫生方面的服务，可以不需要执业许可证。大部分州要求健康管理师拥有学士学位，通过许可证考试，完成基本培训后才能上岗。即使获得执业资质，专业的健康管理人员也必须继续学习不断变化的医疗保健法及新技术，以适应行业的发展。

二、日本健康管理实践概况

（一）日本政府主导健康管理模式

20 世纪五六十年代，日本经济迎来高速发展时期。然而，此时日本国民的健康状况却不容乐观。在这样的背景下，1959 年八千穗村率先在村政府的组织下开展了健康管理活动。八千穗村政府建立了全村村民每户每人一册的健康手册制度，通过健康诊断和健康情况记载，增强村民的健康管理意识，改善村民的健康水平。目前，健康手册制度已在日本全国普及。

从日本健康管理发展历程来看，日本健康管理服务已经成为制度化、法律化的工作。日本从 20 世纪 70 年代末即开始着手全体国民健康管理。

1978 年发起"第一次国民健康营造对策"活动，1989 年发起"第二次国民健康营造对策"活动，积极推动了基层卫生服务机构开展健康管理工作和运动指导员培养工作。

20 世纪 80 年代制定实施了一系列"健康管理法规"，20 世纪 90 年代制定实施了《地域保健法》，为健康管理活动提供了法律保障。

1991 年，日本制定了居家上门访问护理医疗制度；1996 年厚生劳动省将"成人病"改称"生活习惯病"，也将防治工作的重点由"成人病"的早发现、早治疗转向了"生活习惯病"的早预防、早管理。

1997 年，日本制定了护理保险制度和家庭医师支援制度，医疗机构的经营模式随之转变，由单一的基础医疗服务向提供保健、医疗、福祉一体化的综合服务模式转变，使健康管理与医疗服务紧密融合。

2000~2002 年，日本分别制定了"健康日本 21 世纪计划""健康日本 21 世纪都道府县计划"和"健康日本 21 世纪市村街道计划"，作为"第三次国民健康营造对策"。

2003 年，制定《健康促进法》，依法扩大禁烟场所、控制食盐摄入量、减少生活习惯病的发生，从而达到增进健康的目的。

2005 年，制定《食育基本法》，并对"健康日本 21 世纪"计划进行了中间年度效果评价。

由于"健康日本 21 世纪"计划既没有制定法律条例也没有采取强制措施，2005 年中间评价结果显示，高血压、糖尿病等慢性病不但没有明显改变，还呈现加剧趋势。

2006 年，为加强预防保健，日本引入了基于科学依据的健康检查和保健指导的具体战略与方案。经过试点效果评价，2008 年日本宣布在全国范围内开始实行特定健康检查与保健指导并举的健康管理模式，并在法律中详细地规定了保险机构、被保险人、医疗保健机构、医师的权利和义务：保险机构具有特定健康检查、特定保健指导实施的义务；40~74 岁被保险人每年必须做与生活习惯病相关的体检，一般免费享受或交纳较少费用享受检查和指导服务；被保险机构委托的医疗保健机构或者中介机构，需通知被保险人做特定健康检查，并根据结果，筛选出高危人群和低危人群作为特定保健对象；保险机构向合乎特定保健指导要求的被保险人发放保健指导券，并通知他到指定机构接受特定保健指导；保健医师（保健士、营养管理师）根据健康状况制订改善计划，对高危人群做特定保健指导，对低危人群做一般保健指导，并开展跟踪随访，一般要求指导对象 6 个月后复查。政府和保险机构根据完成情况做出绩效评估，并给予相关机构经济奖惩。这种基于科学循证、通过改变人群生活习惯、从源头上降低疾病危险因素的新型健康管理模式，具有其独创性和先进性，起到了有效预防与控制慢性传染病的作用。

（二）日本健康管理策略措施

日本健康管理策略措施主要包括：

1. **健康调查**　通过健康调查，充分把握健康和生活状态，找出健康管理应该关注的问题，提出有针对性的健康管理服务方案。

2. **健康体检**　通过一年一度的免费健康体检，建立健康手册，记录有关健康的各种情况，对受检者的健康状态做出诊断和群体健康筛选，以期能够在早期发现疾病，降低潜在性疾病严重程度。

体检项目除了一般检查项目外，还包括心电图检查、眼底检查、痰和粪便化验等。同时，还对与健康密切相关的起居、工作、饮食、嗜好、家庭状况等多个方面进行问卷调查和健康咨询指导。

3. **体检之后的评估和帮助** 分为群体评估帮助和个体评估帮助。

群体评估帮助包括必不可少的检诊结果通知，健康状况咨询和结果报告会，并针对群体中突出的问题举行专题讲座，帮助和指导人们进行健康管理。

个体评估帮助主要是对检诊中发现的异常者采取进一步的康复和治疗措施。

4. **健康增进活动** 这是一种大众性的、围绕着如何在日常生活和工作中保持及增进健康的问题而展开的自我健康管理活动。其目的是创造一个全民健康管理的氛围，从而使每一个国民都生活在一个有利于身心健康的环境之中。

5. **健康教育** 健康教育是健康管理非常重要的一个环节，贯穿于健康管理服务活动的始终。日本以实效化、具体化、法律化的行动指南来推进健康教育。

日本早已把健康教育纳入法制化轨道，通过法律来保障健康教育的效果。日本法律明确规定了学校和教师在健康教育方面的法律责任，要求学校设立保健室，从小学三年级开始增加保健指导课程，定期修订指导大纲。

健康教育的内容非常广泛，包括良好饮食习惯的养成教育、学生性健康教育、预防艾滋病教育等。

（三）日本健康管理运行模式和相关组织机构

日本健康管理运作模式可以分为专业健康管理运作模式和农村社区健康管理运作模式。大企业设置专业机构独立自主地完成健康促进计划；对于需要付费聘请各种专业机构进行健康管理的中小型企业，政府会根据具体的健康检查项目，给予企业所付费用一半以上的补助，促使其配备健康检查人员、运动指导人员以及必需的设备设施。农协医院与社区行政部门配合来进行对农民的健康管理。

日本的都道府县设有保健福利部、保健所，负责辖区健康管理工作的规划、培训、监督、指导、评估；市町村设有健康推进课、保健中心，负责健康管理工作检查咨询等相关事宜的安排，具体的健康管理服务则由保健中心承担。

日本的保健所是开展疾病预防工作、健康促进工作、环境卫生工作和公共卫生工作的重要机构，是日本公共卫生工作的一大特色，其工作内容基本上包含了公共卫生领域的所有事务。保健所职员有医师、齿科医师、药剂师、兽医师、诊疗放射线技师、临床检查技师、保健管理营养士、保健士及事务员等。

保健指导医师、保健士、营养师、护士等负责居民家庭的健康管理工作，建立健康档案、长期跟踪服务。

国立学术机构对健康管理工作给予信息、技术、培训等方面的支持服务。

此外，日本的健康管理服务是一个开放的形式，允许民间资本的参与，一些有实力的非政府机构踊跃参与各类保健项目。

因此，日本从中央到地方不仅建立了齐全的健康管理工作组织管理机构，而且还建立了可及性很强的健康管理工作具体实施机构，确保国民能够得到较好的健康管理服务。

（四）日本健康管理人才制度

日本具有完善的医疗保健资格制度。1948 年日本出台了《保健士助产士护士法》和《牙科医师法》，随后又于 1951 年、1960 年分别颁布《诊疗射线技师法》和《药剂师法》，逐渐形成了系统的医疗保健资格制度体系。这是日本健康管理人才规范化、职业化管理的制度保障。

自 1992 年开始，日本将从事健康管理的专业人员称为健康管理士。执业护士，在经过 1 年公共卫生、人群健康和健康管理方面的培训之后，参加健康管理士执业资格考试，考试通过即可取得健康管理士执业资格。

自 2000 年以来，日本基本医疗卫生服务机构增加了健康咨询教育中心。健康咨询教育中心的主要工作任务是健康教育和健康管理，主要工作人员是保健士。

2006 年 1 月 13 日，厚生劳动省健康局召开了各都道府县保健指导负责人会议，将健康管理士和保健士定位为保健指导负责人。

保健士是日本进行健康管理的主力军，其学历要求比公共卫生护士较高。相关研究显示，55% 的保健士是大学毕业后参加全国保健士资格考试获得执业资格的；32% 的保健士是在社区护士的基础上再学 1 年，参加全国保健士资格考试，获得执业资格的；13% 是在短期大学专攻科毕业之后再学习 1 年取得保健士资格的。保健士的工作大体上分为家庭访问和家庭访问以外的活动，工作内容主要有健康诊查、健康咨询、健康教育、访问指导等成人保健事务，以及定期预防接种、婴幼儿保健咨询、环境清扫等有关居民健康和环境的事务。由于居民的高龄化、疾病结构的改变和需求的多样化，保健士的工作活动范围不仅限于保健方面，而且向着连带福利事业一并施行的方向发展。

日本在健康管理专业人才培养方面也发展得比较成熟完善。日本的健康科学（健康管理）专业致力于培养除临床医师、牙科医师和药剂师以外的，在医疗和社会福祉领域工作的专业人才。学生就业渠道广泛，一些学生进入医院的健康管理科，一些学生经过康复技巧的培训进入养老院，少数学生进入公务员系列的保健课、医疗保险课等官方机构，也有学生报考社会福祉士。

日本的健康管理在疾病预防和国民健康促进方面取得了显著的成就，在日本民众心中，健康不仅仅是无病无痛，而是追求一种身体的、社会的、精神的、心理的良好状态。2016 年，日本人平均寿命近 84 岁，女性平均寿命达到 87.14 岁、男性达到 80.98 岁，连续 20 多年人均寿命世界第一，其全国医疗费与国民生产总值（GNP）比值远低于欧美等发达国家。这些国民健康成就当中有健康管理工作的显著贡献。

三、中国健康管理实践概况

（一）中国健康管理服务行业发展现状

中国的健康管理思想古已有之。早在两千多年前，《黄帝内经》就有"治未病"的记载，健康管理思想火花就已在中国迸发。即使如此，我国现代健康管理行业的出现时间比美国和日本还是晚了很多年。直到 2001 年国内才注册了第一家健康管理公司；2005 年国家设立健康管理师职业资格；2007 年中华医学会成立健康管理学分会；由此，健康管理行业才得到快速发展。

目前，我国健康管理行业存在的主要问题是：

第一，健康管理服务规模明显偏小，缺乏健康管理服务专业人才，缺乏健康管理服务质量评价标准和评估体系。在健康管理服务市场上，还客观地存在着健康管理服务内容不规范、健康消费理念宣传不准确、误导居民保健消费的现象。

第二，健康管理服务分为健康管理医学服务和健康管理非医学服务，我国健康管理非医学服务（足疗、美容按摩、健康旅游等）形式多样，但是健康管理医学服务供给单一。健康管理医学服务内容多以一次性且不连续的健康体检服务为主，服务提供方多是医疗机构。健康管理（体检）机构不能以"健康管理中心"或"体检中心"名称进行注册登记，而只能以"门诊部"或"诊所"开展工作。

第三，健康管理服务缺乏社会医疗保险相关政策支持，商业保险机构与医疗机构合作，或以第三方角色介入医疗服务市场等不具有可依的法规细则。

第四，各地对健康管理探索较多，包括北京西城区什刹海社区的知己健康管理模式、上海市浦东新区 4C8H 社区健康管理新模式、湖北黄陂区健康管理联合体等。虽然取得了一定成效，但尚未形成具有中国特色的健康管理运营模式，难以向全国推广和落实。

（二）中国政府在健康管理领域的政策实践

2009 年 3 月，中共中央国务院印发《关于深化医药卫生体制改革的意见》，提出了促进基本公共卫生服务均等化的要求。2009 年 7 月，卫生部（现国家卫生健康委员会）、财政部、国家人口计生委联合印发《关于促进基本公共卫生服务项目逐步均等化的意见》，实施了国家基本公共卫生服务项目和重大公共卫生服务项目。"城乡居民健康档案管理、健康教育、预防接种、0~6 岁儿童健康管理、孕产妇健康管理、老年人健康管理、高血压患者健康管理、2 型糖尿病（T2DM）患者健康管理、肺结核患者健康管理、老年人中医药健康管理、婚前保健、免费提供避孕药具、健康素养促进行动"等健康管理类工作被纳入国家基本公共卫生服务项目，并向居民免费提供，有力推动了健康管理在中国的发展。

2013 年国务院印发《关于促进健康服务业发展的若干意见》，明确了发展目标："健康管理与促进服务水平明显提高，中医医疗保健、健康养老、健康体检等多样化健康服务得到较大发展。"

2015 年中国共产党十八届五中全会首次提出了推进健康中国建设，"健康中国"上升为国家战略，"健康中国"已经成为中国未来发展进程中的重要"关键词"。

为推进健康中国建设，提高人民健康水平，2016 年中共中央、国务院印发并实施了《"健康中国 2030"规划纲要》，确立了"以促进健康为中心"的"大健康观""大卫生观"，提出将健康融入所有政策，统筹应对广泛的健康危险因素，全方位、全生命周期维护人民群众健康。《"健康中国 2030"规划纲要》从总体战略、普及健康生活、优化健康服务、完善健康保障、建设健康环境、发展健康产业、健全支撑与保障、强化组织实施等方面做出了行动规划，并围绕总体健康水平、健康危险因素、健康服务与健康保障、健康产业、促进健康的制度体系等方面设置了若干主要量化指标，使目标任务具体化，工作过程可操作、可衡量、可考核。

中国共产党第十九次全国代表大会会议报告中强调要进一步实施健康中国战略，强调坚持预防为主，倡导健康文明生活方式，将健康提升到了前所未有的高度。健康中国策略的顶层设计，为健康管理事业的发展指明了方向，健康管理迎来了发展的春天。

（三）中国健康管理人才培养现况

自 2003 年 WHO 将工作重点转向慢性非传染性疾病以来，健康管理的理论研究和学科建设受到越来越多的关注。2007 年开始出版发行了《中华健康管理学杂志》，2009 年达成了《健康管理概念与学科体系的中国专家初步共识》。迄今为止，已有至少 6 家国家级的健康管理协会或学会在国内设立。由此，我国健康管理学科专业的发展框架得以确立。

高等院校健康管理专业本科教育，学制一般为 4 年，毕业授予管理学学士学位。

浙江农林大学于 2007~2013 年招收公共事业管理（健康管理方向）本科生，是全国第一所开设健康管理方向的高校。2009 年重庆医科大学最先在临床医学本科专业下面招收健康管理方向本科生；辽宁医学院、新疆医科大学、海南医学院等医科院校在公共事业管理本科专业下面开设健康管理方向，充分发挥了医学院校的教育资源优势。2015 年安徽医科大学开始在劳动与社会保障本科专业下面招收健康管理方向学生。

从 2015 年开始，在健康服务与管理本科专业目录下招生培养健康管理人才。2015 年，第一批成立健康服务与管理本科专业的院校有 5 所：浙江中医药大学、广东药科大学、成都医学院、滨州医学院、山东体育学院。至 2020 年上半年，全国已有 108 所医学和非医学院校建设了健康服务与管理本科专业。

杭州师范大学是全国首个设立健康管理学院及最先取得健康管理学硕士点和博士点招生资格的院校。

除本科教育和研究生教育之外，有一些高等院校也开设了健康管理专科专业，如北京中医药大学管理学院 2015 年开设了健康管理大专班、上海工会管理职业学院开设有健康管理专业；重庆机电职业技术学院、上海邦德职业技术学院、江苏卫生健康职业学院、广州工商职业技术学院等则都开设有健康管理方向的专业。它们在培养方向和内容上主要根据自己学校的特色特长，以及针对不同的技能来设置课程。

目前，我国健康管理学科建设和专业人才教育处在刚刚起步阶段，健康管理学历教育和人才培养模式缺乏参考规范。高等学校普遍存在着培养目标不清晰、课程设置不完善、师资队伍素质参差不齐、实践基地条件缺乏保障等问题；健康管理专业毕业生普遍存在医学相关专业知识不扎实、健康管理实践工作能力较弱的问题。

（四）中国健康管理师制度

健康管理师是 2005 年原劳动和社会保障部第 4 批正式发布的 11 种新职业之一，是国家创新健康管理服务新业态的一次全新探索，旨在通过培养鉴定健康管理人才，缓解健康管理服务人力资源不足的情况，从而达到提高全民族的健康意识和身体素质的目的。

2007 年原劳动和社会保障部、卫生部（现国家卫生健康委员会）共同制定了《健康管理师国家职业标准》。该标准规定：健康管理师分为三个等级，分别为：助理健康管理师（国家职业资格三级）、健康管理师（国家职业资格二级）、高级健康管理师（国家职业资格一级），基本文化程度要求中专毕业。具备以下条件之一者，即可申报助理健康管理师：①具有医药卫生专业大学专科以上毕业证书。②非医药卫生专业大学专科以上毕业证书，连续从事健康管理专业工作2年以上，经助理健康管理师正规培训达规定标准学时数，并取得结业证书。③具有中专以上医学相关专业学历，连续从事健康管理专业工作3年以上，经助理健康管理师正规培训达规定标准学时数，并取得结业证书。

2007年7月开始第一批职业资格鉴定考核试点工作。但是，由于职业定位不清、欠缺监督机制和教育培养基础，健康管理师的职业教育极不规范，职业鉴定乱象丛生，因此国家叫停了健康管理师的职业资格鉴定。

2011年开始，人力资源和社会保障部与卫生部（现国家卫生健康委员会）职业技能鉴定中心采取小范围试点的方式授权开展健康管理师职业培训和职业鉴定。至此，市面上开始出现人力资源和社会保障部、国家卫生健康委员会和各种培训机构颁发的健康管理师相关证书，名目繁多。后来，人力资源和社会保障部建立《国家职业资格目录》制度，健康管理师不在第一批拟发布的职业资格目录清单范围之内。

2016年国家暂停健康管理师职业资格鉴定工作。

2017年2月21日，人力资源和社会保障部发表《关于职业资格目录清单公示内容调整情况的说明》，在技能人员职业资格"关于健康咨询服务人员"中增加"健康管理师"，健康管理师职业资格鉴定工作重启，国家卫生健康委员会职业技能鉴定中心成为健康管理师职业资格唯一认证单位。

据国家卫生健康委员会人才交流服务中心的报告，近10年来，全国具有培训与考试资质的健康管理师培训中心已经规范化地培训了20000余名健康管理师，健康管理人才队伍不断扩充。与此同时，还存在着不少问题。其一，健康管理学科尚未进入国家医学学科目录及教育体系，健康管理专业没有列入医学职称系列和医学教育系列，职业培训体系也不完善，严重影响了人才队伍建设，是急需解决的人才培养问题。其二，由于职业定位不清，健康管理师的有效性和实用性不强，处在一个健康管理医学服务胜任力不足、非医学服务竞争力不强的尴尬地位。其三，医务人员兼任健康管理师工作的现象比较普遍。由于消费者不信任健康管理师的医学技能水平，国内较大规模的健康管理体检机构、医院的健康管理中心，其从业人员主要是医师、护士、检验师等医务人员。

由于健康管理师职业资格制度存在着上述一些问题，更由于健康管理师职业资格制度不符合建立起开放的社会主义市场经济制度的要求，2020 年 7 月，人力资源和社会保障部发布《关于对水平评价类技能人员职业资格退出目录有关安排进行公示的公告》，明确了年内将健康管理师职业资格退出《国家职业资格目录》。

（五）中国的家庭医师制度

现阶段，家庭医师的工作，在城市地区主要由基层医疗卫生机构注册全科医师（含助理全科医师和中医类别全科医师）承担，在农村地区由乡镇卫生院医师和乡村医师承担。与居民家庭签订医疗保健合约的上述医师，就被称为家庭医师。

2016 年国务院医改办、国家卫生健康委员会、国家发展与改革委员会、民政部、财政部、人力资源和社会保障部、国家中医药管理局联合发布了《关于推进家庭医师签约服务的指导意见》，指出：2016 年，在 200 个公立医院综合改革试点城市开展家庭医师签约服务制度试点工作，鼓励其他有条件的地区积极开展试点工作。重点要在签约服务的方式、内容、收付费、考核、激励机制等方面实现突破，优先覆盖老年人、孕产妇、儿童、残疾人等人群，以及高血压、糖尿病、结核病等慢性疾病和严重精神障碍患者等。到 2017 年，家庭医师签约服务覆盖率达到 30% 以上，重点人群签约服务覆盖率达到 60% 以上。到 2020 年，力争将签约服务扩大到全人群，形成长期稳定的契约服务关系，基本实现家庭医师签约服务制度的全覆盖。

2017年国家卫生和计划生育委员会（现国家卫生健康委员会）、国务院医改办发布了《关于做实做好2017年家庭医师签约服务工作的通知》，确立了工作任务和目标："2017年，以省（市、区）为单位要在85%以上的地市开展家庭医师签约服务工作，签约服务人群覆盖率达到30%以上……力争实现全部建档立卡的农村贫困人口和计划生育特殊家庭的家庭医师签约服务全覆盖。"

各地医疗机构的家庭医师服务签约率的完成情况都比较好，但是绝大部分地区都只是停留在"只签不约"的行政层面，甚至存在"被签约"的情况。

2018年4月2日，国家卫生健康委员会发布了《关于做好2018年家庭医师签约服务工作的通知》，聚焦家庭医师制度，指出：家庭医师签约服务原则上应当采取团队服务形式，主要由全科医师、社区护士、公共卫生医师（含助理公共卫生医师）等组成。签约服务采取团队服务形式，鼓励药师、健康管理师、心理咨询师、社（义）工等加入家庭医师签约服务团队，鼓励配备助手提供支持性服务，减轻家庭医师非医疗事务工作负荷。

2019年年末我国每万人口全科医生2.61人，与美国每万人口拥有约15名全科医生、英国每万人口拥有超过6名全科医生的数量相比，我国全科医师人数缺口还很巨大。

现阶段，我国基层卫生机构普遍存在着人才队伍数量不够、薪酬收入留不住、考核激励跟不上、诊疗信息连不上、社区居民信不过等诸多问题。同时，全科医师仍需承担很多诸如建立健康档案之类的非医疗工作的公共卫生事务，也直接导致了家庭医师团队的服务能力不足。

四、研究述评

对比美国、日本和中国的健康管理实践状况，从本国学习外国经验的角度，做出以下研究述评：

（一）美国和日本的健康管理工作经验值得借鉴

美国和日本是经济发达国家，从立法创造健康管理社会环境，到医疗卫生制度建设重点向健康管理倾斜，再到多层次、差异化的健康管理人才培养和职业资格制度，具有系统、科学、全面的特点，无不彰显了它们推广全民健康管理的决心和努力。我们中国正在走向经济发达国家，要学习、研究和借鉴它们的健康管理工作经验。

（二）我国发展中的健康管理工作问题应予以重视

我国政府高层对促进健康管理发展十分关注和期待，但出台的纲领文件多是指导性意见，缺乏具体实施规划、科学考核激励机制以及相应的配套支撑制度；地方政府热情度不高，部分地区虽然制定了一些贯彻意见，但成效不明显；特别是医疗机构尚未转变观念，仍注重医疗，对发挥自身优势开展健康管理服务不重视、不积极。在这样的国情下，拿来主义地照搬欧美国家家庭医师制度，或者简单地新建一个健康管理师职业，是完全不可行的。我国应该从总结经验入手，取长补短，系统科学地研究、完善和改进中国的健康管理制度体系。

（三）我国应该培育适宜本国国情的健康管理人才

健康管理涉及多门类学科，要求健康管理从业人员具备预防医学、临床医学、社会科学、循证医学、统计学、生物信息学、健康促进学等知识。

由于国情不同，各国对于健康管理人才的技能水平要求也不一样。相应的人才培养和职业资格要求也不一样。美国将健康管理从业人员分为有许可证和注册证的两类。日本对于保健士、健康管理士等健康管理从业人员的要求都比公共卫生护士高。与之比较，我国目前还没有足够多的高水平、多层次的健康管理人才队伍，培养健康管理专业人才的任务迫在眉睫。我国应当建立起来与国情相适宜的健康管理专业人才培养系统，健全健康管理相关职业资格体系。

（四）我国应该改善有关健康管理服务市场运行的法律和政策支持环境

美国和日本支持健康管理服务市场运行的法律和政策都比较健全，值得我国借鉴学习。

首先，应该完善相关法律法规，为健康管理服务市场运行提供一个完备的法律法规支持框架，以促进健康管理服务市场的发育发展。

其次，应该依托健康中国战略等全国性健康计划，加强健康教育力度，转变群众就医观念，建立一个全民参与的健康管理环境。

再次，依据国情，将卫生经济效益较大的健康管理服务项目纳入社会健康保险，发展商业健康保险机构，扶持民营健康管理服务机构。

最后，应该制定健康管理的具体阶段目标，注重年度科学评估，加大全民健康管理服务财政投入。

后　记

　　建立健康管理医学本科专业，最初是我想送给翰林学院的见面礼。我原本打算要在任职翰林学院经贸管理学系（现名卫生经济管理学院）主任期间，把健康管理医学本科专业创办起来并推向全国。后因故，我未出任经贸管理学系主任职务。本书因与翰林学院马骅处长结缘而起，谨以本书致谢马骅处长！

　　2017年7月28日~31日，我在桂林市榕湖宾馆参加学术会议，幸遇牡丹江医学院管理学院院长安祥林教授。就此设想，我与安教授彻夜长谈，商定要写一本健康管理医师制度研究的著作。谨以本书致谢安祥林教授！

　　2017年9月28日~30日，在昆明市呈贡区抗日战争时期西南联合大学旧址处参加学术会议期间，幸遇河南中医药大学管理学院院长张丽青教授和安徽中医药大学副校长魏骅教授，他们的积极支持和参与促使了本书研究工作的启动和顺利进展。谨以本书致谢张丽青教授、魏骅教授！

　　本书在研究写作中，得到了安徽中医药大学医药经济管理学院研究生刘雨同学和昆明医科大学公共卫生学院研究生赵曜同学的大力支持，他们承担了一些材料收集、文稿讨论和秘书工作。上海交通大学医学院郑寒星博士参与了本书第一次编写会议，做出了一定贡献。陕西中医药大学罗桂华教授写了部分内容。一并予以致谢！

　　本书属于作者自主研究的成果，得到了下列出版资助：安徽省教育厅高校省级质量工程项目（编号2015tszy016），安徽省教育厅人文社科重大项目基金项目（编号SK2018ZD019），河南省科协项目（编号 HNKJZK-2020-26C），河南省科技厅 2019 年软科学项目（编号 192400410214），河南省哲学社会规划办项目（编号 2019JC14），福建省创新战略研究计划联合项目重大项目（编号 2020R0132），福建医科大学项目库《福建省医养健康产业服务研究平台建设》项目（编号"闽医大发规办〔2019〕1 号，42"）。一并予以致谢！

轩志东

2021 年 5 月 1 日